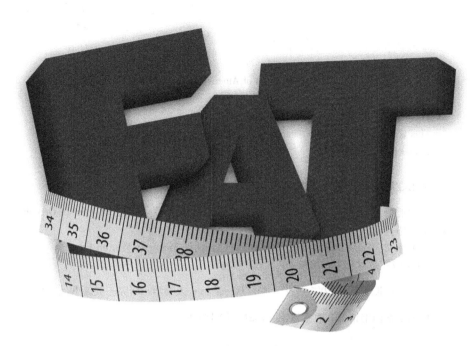

国"肥"论

由一场"肥胖歼灭战"引发的思考

FAT-TALK NATION

The Human Costs of America's War on Fat

[美] 葛苏珊 (Susan Greenhalgh) ◎ 著

毕达 ◎ 译

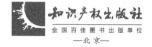
知识产权出版社
全国百佳图书出版单位
—北京—

Fat – Talk Nation：The Human Costs of America's War on Fat, by Susan Greenhalgh,
originally published by Cornell University Press.

Copyright © 2015 by Susan Greenhalgh

This edition is a translation authorized by the original publisher, via Chinese
Connection Agency.

图书在版编目（CIP）数据

国"肥"论：由一场"肥胖歼灭战"引发的思考/（美）葛苏珊（Susan Greenhal-
gh）著；毕达译. —北京：知识产权出版社，2021.9

书名原文：Fat – Talk Nation：The Human Costs of America's War on Fat

ISBN 978 – 7 – 5130 – 7676 – 0

Ⅰ.①国… Ⅱ.①葛… ②毕… Ⅲ.①肥胖病—防治—人类学—研究—美国 Ⅳ.①R589. 2

中国版本图书馆 CIP 数据核字（2021）第 183987 号

责任编辑：国晓健		责任校对：潘凤越	
封面设计：臧 磊		责任印制：孙婷婷	

国"肥"论：由一场"肥胖歼灭战"引发的思考

[美] 葛苏珊（Susan Greenhalgh） 著

毕 达 译

出版发行：知识产权出版社 有限责任公司	网 址：http：//www. ipph. cn
社 址：北京市海淀区气象路 50 号院	邮 编：100081
责编电话：010 – 82000860 转 8385	责编邮箱：guoxiaojian@ cnipr. com
发行电话：010 – 82000860 转 8101/8102	发行传真：010 – 82000893/82005070/82000270
印 刷：北京建宏印刷有限公司	经 销：各大网上书店、新华书店及相关专业书店
开 本：787mm×1092mm 1/16	印 张：22. 5
版 次：2021 年 9 月第 1 版	印 次：2021 年 9 月第 1 次印刷
字 数：332 千字	定 价：98. 00 元

ISBN 978 – 7 – 5130 – 7676 – 0

京权图字：01 – 2021 – 4137

作者序

在过去 150 年间，美国文化认为肥胖是值得贬斥甚至厌弃的。相比之下，中国文化对肥胖的容忍度更高：胖乎乎的孩子被认为是健康、可爱的，而肥胖的成年人——至少成年男人——在过去会被认为是"发福"的（从这个词的字面意思也能看出，并没有贬义）。然而在美国，肥胖不光意味着无吸引力，还意味着无责任感、不自律甚至不道德。

我生来是个苗条的人。在青少年时期，我偶尔也难免受身材羞辱文化影响，对他人的体重妄加评论，跟"太胖"的人开玩笑。我的所有朋友都是如此，我们中没人想过被我们"开玩笑"的人是什么感受。那时我虽没意识到，但我是"瘦人特权"的获益者——遗传了"理想"身材的人有权指摘那些因力所不能及的问题而多长了几磅肉的人，令其倍感难堪。

转变发生于 2010 年。那年我在洛杉矶南部的加州大学尔湾分校任教，开授人类学课程"女性与身材"。在探讨流行性肥胖这一新课题时，我用奖励学分的方式鼓励学生写一篇关于"日常生活中的节食、体重和 BMI 值"的文章。我希望可以鼓励他们跳脱出课程内容，思考一下席卷美国的抗击肥胖思潮对他们的生活造成了什么影响。我认为如果学生们将自己的经历看作"美国文化的参考书"，就可以看到，对胖瘦的广泛关注影响的不只是人们的身材，而是生活的方方面面。

他们的文章令我震惊，令我心碎。他们讲述的不是有关成功减重继而重获健康和快乐的故事。他们的故事有关痛苦的童年、空洞的生活，因为父母、医生、朋友因体重问题指责、欺凌他们——在那些多长了点肉的学生所写的文章中尤为典型。大多数人都写到自己非常在意席卷全美的"肥胖歼灭战"。并且，由于他们的身材不符合社会框定的苗条、健美的标准，他们感觉自己是失败者。阅读这些文章令我意识到，我曾以为我对他人体重的评判是无辜的、游戏性的，甚至可能帮助到他们，然而事实上，那种评判是很伤人的。学生们的故事令我看到了充斥着"肥胖谈"的世界，以及它对年轻人隐秘的伤害。确实，大多数口吐"肥胖谈"的人并无恶意。他们认为体重完全可以受个人掌控，"肥胖谈"对他人有益。我希望可以让人们看到，这种想法是错误的，"肥胖谈"弊大于利。因此，我在得到学生们的准许之后，决定将他们的故事公之于众，以期改变当今美国社会的文化话语。这就是本书的由来。

那么，我们来聊聊什么是"肥胖谈"。"肥胖谈"是任何形式（包括谈话、图片、视频）有关体重（不只是有关肥胖）的交流。"肥胖谈"经常伴随着鼓励他人节食、运动的具体建议。在美国，"肥胖谈"无处不在：家里、学校里、工作中；咖啡店、网络甚至社交媒体——各路名人滔滔不绝地对他人的身材指手画脚。在美国，"肥胖谈"的主要幕后推手就是政府的健康部门以及医学"大拿"，他们非常担忧迅速攀升的肥胖率会带来严重的慢性疾病。他们更在意的其实是经济利益。减肥会带来巨大的经济收益。制药业、生物技术业、健康业、食品业、餐饮业等各行各业都善于利用人们对肥胖的恐惧，宣传力保人们能获得健美身材的产品。"肥胖谈"之所以令人如此忧心，是因为人们认为自己只要足够努力，就可以控制自己的体重。然而，总体来说，体重不在个人的掌控内；基因和环境的影响是巨大的。这就是为何"肥胖谈"对人们造成了那么大的伤害。胖人被唠叨着减肥，却找不到有效的途径，然后又被说是失败者。难怪他们如此苦恼。

本书收录了四十多篇学生文章。这些故事尽管聚焦于个人，所展示的却远远多于几十人的焦虑和挣扎。他们遭遇的"肥胖谈"是近一二十年来"肥胖歼灭战"的重要组成部分。表面上，"肥胖歼灭战"是针对体重，但体重不过代表了一种新型的政治取向——或称公民主义，只不过，这种公民主义只有关乎身材特征，而无关乎法律地位。这种新型的公民主义被称为身体公民身份，它被社会责任所解释。"肥胖歼灭战"将美国人分为两类："好的身体公民"——健美苗条、有望对社会有益的公民；"坏的身体公民"——没能保持合适的身材、恐怕对社会有不良影响的公民。"好公民"的社会责任之一就是用"肥胖谈"劝服"坏公民"节食、减肥，以获得健美苗条的身材。由于身体公民主义事关政治取向，而无关个人虚荣或身材美丑，它就不再仅仅是"女人的事"；它开始影响所有性别。

然而，"肥胖谈"是基于谬论的。它假定人人都可以减肥成功，并保持下去。它假定减肥法一定是有用的，如果不奏效，定是节食者缺乏毅力，但这不是事实。事实上，广为流行的各种减肥法要么毫无效果，要么就只在短期有效。对大多数人来说，除非饮食和锻炼习惯发生重大的、持续终生的转变，否则几乎没有任何安全、可靠的方法能让人们减肥成功并长期保持。短期内，节食往往奏效，令体重降低 5% ~ 10%，但绝大多数节食者的体重会再长回来。锻炼对健康很有帮助，但几乎无法帮助人们减重。减肥药会造成严重的健康问题，且几乎无效。减肥手术很昂贵，还会引发严重的健康问题，长期来看效果未知，还须终生改变进食方式。如今，距离美国宣布肥胖症成流行病已过去了 25 年，却仍没有任何可靠方法能令人真正减肥成功。

"肥胖谈"不仅不能帮人减肥，它甚至是有害的。害处远远大于精神创伤——尽管精神创伤本身就已经够可怕的了。过度关注体重会导致年轻人忽视生活中其他更有意义的事。体重就成了他们生活的全部。生理上的负面作用也很普遍，许多减肥者都深受进食障碍所扰；也有许多减肥者每天投入大量时间运动，最终永久性地损伤了身体；更有减肥者为减重患上了严重的进食障碍。体重问题也对家庭氛围和婚姻关系造成伤害，家长为使孩子减肥，用尽了各种手段，亲子关系因此变得紧张。婚姻中对身材的侮辱不光会伤害到肥胖者，还会导致婚姻终结。这些后果令人震惊，且局外人几乎无从得知。

我专注于有关中国的课题研究，在我的内心，中国和中国人民占据着一个特别的位置。尔湾分校所处的南加州是一个多元文化社会，那里有许多华裔居民。在我收集的 245 篇文章中，将近一半的作者是东亚背景或东南亚背景，25% 的作者是东亚裔——其中绝大多数是华裔。令我感慨的是，在所有族群中，东亚和东南亚的青少年最受体重问题所困。许多亚裔女性被贴上"太胖"的标签，而许多亚裔男性被认为"过瘦"：这两个标签都有悖于他们的文化准则，而亚裔的文化准则比主流社会严苛得多。许多亚裔都要面对揪着体重问题不放的严厉的父母和亲属。更有许多亚裔居住在宗族式社区，凡是"有缺陷的"个体——如过胖或过瘦者——不光被看作是个人和家庭的耻辱，还被认为令整个社区蒙羞。亚裔青年被这种根本不受自己掌控的事情责怪、羞辱，变成了最痛苦的人。

2017 年，我惊喜地收到了毕达的邮件。毕达是一位年轻的在读人类学博士。她表达了对这项研究的兴趣，并希望可以翻译本书，让中国读者得以阅览，因为中国悄然兴起了"白、瘦、幼"的风尚，各式身材挑战层出不穷。这些年，她精心于翻译，而我逐渐赞叹于她的文学素养、同理心、对复杂问题的深刻认知以及她为了将这些理念完整翻译成中文所付出的努力。我非常感谢毕达，为她的卓绝见地和诸多贡献。

另外，我还要对两位同行致以真挚的感谢：就职于缅因州沃特维尔科尔比学院的张虹教授和就职于北京师范大学的王曦影教授。两位教授高超的中英双语能力为译本保驾护航，令其保持高超品质。通过前后共计两个星期的研讨会和诸多邮件往来，他们确保了译本选用的中文术语符合中国当前的学术标准。我们热切地希望，本书介绍的有关身材问题的全新概念和术语可以为这一问题引入新鲜的思维模式，从而激发对身材理念的多样性观点，并开拓科研的新领域。我们真切地希望，本书的出版不是结束，而是更多讨论的开始。最后，感谢康奈尔大学出版社和知识产权出版社，令本书和译本得以出版发行。

Susan Greenhalgh

Cambridge，M A

2021 年 5 月 30 日

译者序

近年来，无论中外，关于女性身材的舆论甚嚣尘上。从光鲜亮丽的女明星到默默无闻的普通女性，身材是否足够苗条甚至已经不单纯与外貌挂钩，而与个人品德紧紧相连。减肥不再单纯是为了"美"，那听起来多少有些虚荣。维持纤细的身材意味着违背人性本能地节制——节制饮食，即违背补充热量的天性；疯狂运动，即违背尽可能储备热量的天性——那么，能够减肥成功并维持瘦削身材的人被理所当然地认为是拥有崇高美德的。毕竟，无论是自古流传的"存天理、灭人欲"，还是现今盛行的"延迟满足"都教导我们，依从本性往往意味着懒惰、软弱、一事无成，成大事者必须拥有坚定强大的"意志力"。但是，在减肥问题上，这种观念还依旧行得通吗？

我是浙江大学人类学系的在读博士，"减肥人类学"是我的研究课题。之所以选择"减肥"这个看似没什么讨论价值的课题，是由于我和身边一些女性密友的切身经历。减肥似乎是每个女性（甚至男性）都躲不开的话题，我所接触到的女性，无论年龄、婚否、育否，大多曾声称自己要减肥了——有些可能只是说说而已，有些则是制订了严密计划去实践。我本人就是后者。在我大学毕业前后，下定了决心减肥，那时我身高166厘米，体重58公斤。表面上，我的动机许是朋友的一句戏言，许是家长的一些调侃，但更隐秘、更真实的原因是，我那时坚信"无法控制自己体重的人，也必定无法控制自己的人生"。我不想做失败者，我坚信绝不会成为一个失败者，所以我要拿体重开刀。

最开始，我只是少吃晚饭，周末安排一些适量运动，但一段时间过去后，我只感觉身体状况有改善，体重秤却无动于衷。我感到既挫败又震惊。于是，我渐渐加大了减肥的力度。从计算每天摄入的卡路里，并根据卡路里安排运动，到尝试各类网络上流传的减肥法，我逐渐开始不吃淀粉类主食，不敢碰任何带油的饭菜。体重秤上剧烈降低的数字给我带来了巨大的成就感，我饮鸩止渴般地全身心投入进去。最终，在两年的时间里，我坚持三餐只吃水煮蔬菜和100克的水煮优质蛋白质，并且，每天都要运动至少两个小时，或是游泳，或是跑步。

那么我成功减肥了吗？是的，最瘦的时候，我保持在42公斤左右，并维持了整整两年的时间。我因而获得了极大的精神满足吗？那时候我认为是的。我还清晰地记得，当我在操场上为了消耗更多热量以便今天能多吃一点点肉而一圈圈跑步的时候，体育老师训导他的学生们，"如果你们像这个女生一样有毅力，早就……"时，我的心中涌起的自豪感。那时我认为我的生活完全在我掌控之中，我的人生即将像我的体重一样，走向"巅峰"。

而背后的隐秘是怎样的呢？自从我瘦到50公斤左右，就开始闭经，去多家医院诊断，吃了各种药物，却毫无用处。那时，没有医生指出来，我其实是患了"神经性厌食症"，许是因为厌食症在那时尚未引起重视，也许是因为我看起来朝气蓬勃、精神良好。甚至，在我了解到医生给我开具的药物可能导致长胖之后，我就不再服药了。

同时，更令我不安的是，我完全无法控制自己的食量。为了保持极低体重，制造热量缺口，只敢吃水煮蔬菜和瘦肉的我变成了食不果腹的野兽。即使只能吃没有任何风味的蔬菜，我每顿饭都能吃掉正常成年男性五六倍的量。一旦外出吃饭，我完全听不到对面的朋友在聊些什么，我的大脑停转，只能像野兽一样本能地疯狂进食。然而，回到家之后又会为自己的"不自律"深深懊悔、自责，于是催吐。

现在回过头去想，那两年的时间，我其实没有做任何有意义的事情。

我的生命只剩下两个念头，"我好饿"和"我要瘦"。我把所有的精力都投入其中。

我无意于在此做生物学探讨，谈论减肥究竟是否真正可行，但自从我研究这一课题，看过太多的女性（包括我在内）为了减肥这件事承受精神压力并付出巨大努力。就是在这个时候，我看到了 Susan Greenhalgh 教授的这本著作。书中全新的观念和立场令我耳目一新。书中描述的美国现状与我国当前现状当然不同，但那些对减肥人心理的细腻记载、描写是足以令我们共情的。后来，我逐渐走出减肥的桎梏，找到了自己的梦想和愿意为之奋斗一生的事业，意识到那几斤肉相比于人世间其他有趣、有意义的事根本不值一提，懊悔于自己白白浪费了生命中宝贵的几年时间，并逐渐明白我其实是受"神经性厌食症"所苦。在这个过程中，这本著作给予了我重大的启发。

当下，"漫画腰""A4 腰""锁骨放硬币""反手摸肚脐"等各类身材挑战在明星、博主的带领下日益盛行，年轻女性相当容易受到影响，追求严苛、病态的瘦削。随着女性意识的觉醒，很多女性已经意识到过度追求美貌、苗条会导致外貌焦虑、身材焦虑，但大多数女性依旧认为减肥是女性的必修课——不光为了美，还为了健康，为了彰显自律。我真挚地希望本书能够引入新鲜的观念，帮助到为体重所苦的女性。书中那许多读来令人泪下的减肥案例道出了减肥人最隐秘、最真实的心声。通读此书，减肥人可能终将与体重和解。

原著的本意是创作一本既能为大众所喜爱又不失学术价值的书籍。虽然在国内，基于减肥课题的人类学研究还很少，但本书所归纳、提炼、升华的学术理论定将为学界引入系统性的参考理论。

在翻译过程中，我也尽量保持原著的原汁原味。在我翻译这部著作的过程中，遇到的最大难题就是书中的许多名词没有合适的中文对应。譬如，书中常出现的"identity"一词，曾困扰我很久。2018 年，我有幸在哈佛大学与 Susan Greenhalgh 教授面谈翻译中遇到的种种问题。此后，Greenhalgh 教授联络了两位中英文水平卓越同时具有人类学背景的教授——来自缅因州沃特维尔科尔比学院的张虹教授和北京师范大学的王曦影教授。在两位教授的帮助下，我们一起甄选了最合适、易懂的名词，修改了翻译文本，力求令译本达到信、达、雅的标准。译本中包含的"重要名词译文对照表"囊括了原著出现的最重要、最精炼的名词中英文对照。

在此，我郑重感谢我的导师庄孔韶教授，支持我完成了整个翻译；感谢 Susan Greenhalgh 教授，不厌其烦地解答我的各种问题；感谢张虹教授和王曦影教授，令本书的翻译水准得到保证；感谢知识产权出版社的国晓健编辑细致、耐心地帮助我们完成出版事宜。

毕达

2021 年 6 月 9 日

重要名词译文对照表

序号	原文	译文	备注
1	The Human Costs of America's War on Fat	美国人在"肥胖歼灭战"中承受的代价	
2	fat - talk nation	"肥胖谈"之国	
4	fat talk	"肥胖谈"	
5	war on fat	"肥胖歼灭战"	
6	war on obesity	肥胖症歼灭战	
7	anti - obesity campaign	抗击肥胖运动	
8	national campaign to fight fat	全美反肥胖运动	
9	battle against extra pounds	反超重战	
10	auto - ethnographies	自我民族志	
11	binge	暴食	
12	Binge Eating Disorder	暴食症	
13	Bulimia nervosa	神经性暴食症	
14	bulimia	暴食症	
15	(bio) abusive fat - talk	侮辱式"肥胖谈"	
16	(bio) pedagogical fat - talk	说教式"肥胖谈"	
17	bioabuse	身体侮辱	
18	biobully	身体欺凌	
19	biocitizen	身体公民	
20	biocop	身体警察	
21	biopolicing	身体巡查	
22	biomyth	身体迷思	
23	biopedagogy (ical)	身体说教	

续表

序号	原文	译文	备注
24	childhood obesity epidemic	儿童流行性肥胖症	
25	obesity epidemic	流行性肥胖症	
26	disordered eating	饮食失调	
27	eating disorders	进食障碍	包括神经性厌食症（Anorexia Nervosa, AN）和神经性暴食症（Bulimia Nervosa, BN）
28	epidemic	流行病	
29	Exercise Addiction	运动成瘾症	
30	fat personhood	肥胖人格	
31	fat subjects	主观肥胖者	
32	purge	净空行为（通过催吐、导泻等）	
33	selfhood	自我认知	
34	self – identified fat persons	主观肥胖者	
35	self – starvation	饥饿减肥法	
36	spoiled identities	被毁的自我身份	
37	the public health campaign	公共卫生运动	
38	virtually fat person	事实肥胖者	
39	the fat acceptance movement（FAM）	肥胖接纳运动	
40	overweight	超重	BMI 等级
41	normal	正常	BMI 等级
42	obese	肥胖	BMI 等级
43	underweight	过瘦	BMI 等级
44	lap – band	胃束带手术	手术减肥法
45	mandatory physical fitness test（PFT）	规制性体质测试	
46	skinny – talk	干瘦谈	
47	freshman 15	大学新生肥	
48	post – fat subjects	前主观肥胖者	
49	health freak	健康狂热者	
50	fat pride	肥胖骄傲	
51	healthism	健康主义	
52	obesogenic environment	致胖环境	
53	moral panic	道德恐慌	

前　言

"虎妈让7岁的孩子严格节食！"

"克里斯·克里斯蒂（Chris Christie）秘密做了减肥手术。"

"好消息？美国医学协会（AMA）宣布肥胖是一种疾病。"

"健身狂！"

这并非一本关于如何减肥或健身的图书。在寻找出版商的过程中，我遇到了一个又一个出版商经纪人，他们告诉我，关于肥胖这个话题，唯一能吸引读者的，就是关于如何减肥的书。他们说，我的书卖不出去——而且上面罗列的那些新闻条目，在我们恐惧肥胖的文化中早已司空见惯，这似乎也佐证着他们的观点。但我不敢苟同，通过与众多不同年龄段、不同背景的美国人交谈，我感受到对于被医学界愈来愈视为洪水猛兽、令人不安的流行性肥胖症及相关疾病，人们渴求破旧立新的思路，尽管无论是个人层面还是社会层面都对新的解决办法深闭固拒。我认为这种对新思路的渴望，可以反击那些所谓美国正面临一场"儿童流行性肥胖症"，并会给整个国家带来威胁，因而无论花多大代价都必须予以遏制的老生常谈，这种说法非常普遍，已成为认知肥胖的文化常识，并在无形中被当作理解和解决这一问题的唯一方式。

本书针对美国令人头疼的体重问题，响应了人们对新见解的渴望。本书探寻了美国"肥胖歼灭战"是如何开展的；它是如何以抵制肥胖为由，将我们所有人卷入到对肥胖人群的训诫、纠缠和羞辱中,并迫使他们减肥的;以及它是如何深植于我们的社会,重塑我们的国家——我们的文化、社会、经济、科学技术,乃至政治的。

在所有关于美国肥胖问题的讨论中,有一种声音几乎从未听到过,即来自那些被列为"肥胖歼灭战"打击目标人群的声音。遭遇了如此的仇恨、言语侮辱和公开歧视,体重过重的人群感受如何?我们不知道。他们也不敢轻易分享自己的感受,因为会有被进一步羞辱的风险。《国"肥"论》让那些被欺辱至缄口的人发声。它通过身体改造的主要对象——青少年的声音,讲述了当下"肥胖歼灭战"的故事。本书通过 45 篇个体与饮食、体重和"不正常的 BMI"抗争案例的深入记叙,展现了"肥胖歼灭战"如何造就了一代沉迷自己体貌和 BMI 值、越来越多地受体形和外表影响的年轻人。本书展现了不管是肥胖、超重、正常还是过瘦,几乎每个人都因自己的身体感到苦恼,几乎没人能有效地减轻体重且很好地维持。本书展现了尽管这场"肥胖歼灭战"的初衷是要使美国摆脱由肥胖引起的国家衰退,可正是它本身对青少年的身体健康造成了伤害,扰乱了家庭关系、恋爱关系。"肥胖歼灭战"给人类带来的创伤触目惊心——却几乎不为人所知。本书的目的,是通过揭露这场"战争"所造成的后果,改变当今美国的体重话语。

本书的研究对象除了身体改造的目标群体,也包括"肥胖歼灭战"本身。本书认为,如今的肥胖问题已经不再以身体健康问题为主,它已被用来决定一个人的道德高下、政治接纳或排斥,或公民身份的认同与否了。为了揭开当今肥胖政治的复杂动态,我引入了一系列概念——身体公民、身体迷思、"肥胖谈"、身体说教、身体侮辱、身体警察和主观肥胖,并展示这些身体现象是如何共同作用、如何在塑造瘦削与健康身材上掀起大量炒作及吸收巨额投资的。

我借鉴了肥胖研究、医学人类学、身体政治、医药与公共卫生方面的学术成果,目的是为这些领域的学术对话贡献新的声音。因为肥胖问题无形中在影响着所有美国人,如何理解和解决这一问题,无论对个人还是国家来说都利害攸关，所以我希望能通过此书影响到更为广泛的公众。尤其是，我渴望影响到这场"战争"针对的主要对象，即青少年，以及在他们成长过程中无处不在的父母、医生、教师、教练。读者若想全面了解不断涌现的肥胖政治相关文献，可查阅参考书目中列示的诸多资源。

许多关于肥胖文化政治的书籍至少会在某种程度上反映出其作者一生都在极力忍受肥胖招致的压迫。本书的起源与众不同，甚至有些令人难以置信。它诞生于阳光明媚、对身材执着的南加州中心地带——绿树成荫的加州大学尔湾分校的一间教室。当时我执教"女性与身体"课程，正在讲授这新兴的"流行病"与国家发动的"肥胖歼灭战"。在这门课上，学生们描写自己或亲朋好友亲身经历的文章，让我获知他们日常生活中与体重相关的动态；让我获知他们为降低体重、将体重控制在"健康 BMI 值"范围内所做出的大多徒劳无益的努力；让我获知当他们眼睁睁看着快乐的童年或前景光明的运动生涯化为泡影，却转而迷失在减肥之中时所经历的创伤。直到读了他们的文章我才知道，仅仅是因为体重增加，青少年承受了非同寻常的痛苦。这些文章让我既震惊又难过。体重更多的是由遗传和环境因素决定的，而非个人身体层面的美德，可为什么胖人往往饱受责备和侮辱，瘦人却被当作健康英雄？读了学生的文章，我才把"肥胖歼灭战"视为社会正义问题，并促使我承担起这项研究课题，以期将他们的经历引入"肥胖歼灭战"及迄今为止我们是如何与其相抗争的这一国家性话题之中。谨以此书献给这些年轻人，特别是 2010 年和 2011 年选修了"女性与身体"这门课程的大约 600 名学生。

除分享他们扣人心弦的故事外，我的学生还以数不胜数的其他方式为这项课题做出了贡献。在加州，莱蒂西娅（莱蒂）·桑切斯（Leticia Sanchez）和劳拉·斯蒂皮克（Laura Stipic）既是我得力的研究助手，又是他们同龄人的身体的文化导师。在美国另一边的马萨诸塞州剑桥市，我在哈佛的学生们让我进一步了解到"肥胖歼灭战"在南加州以外区域的情况。本科生海伦·克拉克（Helen Clark）、玛丽莎·科米内利（Marissa Cominelli）、帕克·戴维斯（Parker Davis）、阿玛利亚·邓肯（Amalia Duncan)、查尔斯·贺（Charles He）、考特尼·胡顿（Courtney Hooton）、安妮·卡罗尔·英格索尔（Anne Carroll Ingersoll）和布莱娜·杰库塞维茨（Briana Jackucewicz）通过积极参加课堂讨论、仔细阅读我的阶段性文稿，帮我对个别表述做了微调，印证了我加州学生的生活故事很具代表性这一判断。我在加州大学尔湾分校的助教——艾尔莎·范（Elsa Fan）、凯特琳·弗拉特（Caitlin Fouratt）、科特尼·修斯·林克（Cortney Hughes Rinker）、伊勒姆·米雷什吉（Elham Mireshghi）、艾琳·莫兰（Erin Moran）、丽迪雅·蔡赫尔（Lydia Zacher）和阿瑟·齐亚（Ather Zia）——以及我在哈佛的助教——尼尔·阿卡苏卡（Neal Akatsuka）、马蒂·亚力山大（Marty Alexander）、辛西娅·布朗（Cynthia Browne）和周艾迪（Zoe Eddy）——促进了解美国当今身体政治的积极对话者。我开设的"身体政治"和"肥胖时代的身体"这两门研讨课上的研究生也不断激发新的思路。课堂上，与王光亮（Non Arkaraprasertkul）、萨拉·亨德伦（Sara Hendren）、梅丽莎·莱夫科维茨（Melissa Lefkowitz）、雅各布·摩西（Jacob Moses）、詹姆斯·萨雷斯（James Sares）、贾森·西尔弗斯坦（Jason Silverstein）、索尼娅·索尼（Sonya Soni）和金伯利·苏（Kimberly Sue）的热烈讨论，让我们所有人都对现今将肥胖症视作医学问题这一观点的矛盾本质有了更深的理解。

来自不同领域的许多同事——包括从事肥胖研究的埃丝特·罗思布勒姆（Esther Rothblum），从事医学人类学研究的梅根·卡尼（Megan Carney）和苏珊娜·古德昌（Suzanne Gottschang），从事美国研究的贝卡·斯科菲尔德（Becca Scofield），从事叙事医学研究的莎拉·格利·格林（Sarah Gurley Green）以及康奈尔大学出版社的两位审稿人——完整地阅读了手稿，并提供了宝贵意见；当然其中也包括我的挚友、南加州本地人加里·索尔（Gary Sohl）。感谢疾病预防控制中心的凯瑟琳·弗莱戈（Katherine Flegal）和辛西娅·奥格登（Cynthia Ogden）对肥胖及其成因的科学原理的洞见。与安妮·贝克尔（Anne Becker）和布琳·奥斯丁（S. Bryn Austin）就进食障碍和肥胖之间尚不甚明确的联系的讨论，与亚瑟·凯博文（Arthur Kleinman）就社会污名导致社会死亡的讨论，也让本书受益匪浅。

我曾有幸将一些阶段性成果向如下单位的成员展示：加州大学圣地亚哥分校科学技术研究项目，加州大学圣巴巴拉分校的社会、行为与经济研究所，纽约新学院大学社会研究学院（NSSR）人类学系，哈佛大学社会人类学小组，清华大学公共卫生研究中心和科技与社会研究所。我还在美国民族学会（AES）年会以及由伊利诺伊大学厄本纳香槟分校批评与解释理论部❶主办的"身体：生命·死亡·政治"大会上展示了本研究衍生的论文。我特别感谢纽约新学院大学社会研究学院的米丽亚姆·蒂克汀（Miriam Ticktin）和丽莎·鲁宾（Lisa Rubin）、纽约新学院大学帕森设计学院的哈泽尔·克拉克（Hazel Clark）、加州大学尔湾分校的瓦尔·珍尼斯（Val Jenness）、加州大学圣塔芭芭拉分校与密歇根大学的莎拉·芬斯特马克（Sarah Fenstermaker）、加州大学伯克利分校的保罗·拉比诺（Paul Rabi-now）、伊利诺伊大学厄本纳香槟分校的阿尔玛·戈特利布（Alma Gottli-eb），以及加州大学圣地亚哥分校和哈佛大学的内奥米·奥利斯克斯（Naomi Oreskes），感谢他们在这些活动中的意见和鼓励。第一章和第四章中的一些内容，取材于我的文章《沉重的话题：美国肥胖歼灭战的身体政治》（美国人类学家39（3），2012（8）：471－487）。

最后，还要感谢康奈尔出版社的策划编辑弗兰·本森（Fran Benson）。她对本研究项目富于感染力的热情，以及对篇章结构和写作手法提出的关键建议，使本书得以最终成文。

---

❶ 译者注：伊利诺伊大学厄本纳香槟分校的一个跨学科研究项目。

目　录

第二部分　我的 BMI 值，我的自我

第三部分 无法预见的成本与遥不可及的目标

第一部分

美国与肥胖有关的政治和文化

第一章
仇胖的身体公民社会

我早产了一周，但一出生就有 8 磅重，这似乎已预兆了我生来就没有苗条的命。我在高中和大学时期就一直为自己的体重而感到烦恼和羞耻。我发现我唯一的精神寄托就是食物，而我也纵情满足我的食欲。焦虑时，我吃；沮丧时，我吃；愤怒时，我吃；无聊时，我还吃——这就形成了一个逐渐失控的恶性循环，使我越来越不像自己。利用食物来慰藉我的生理和心理是病态的，因为一旦我在暴食后碰巧长胖了，即使只胖了一二磅，我的情绪也会开始不受控制，并且开始自我厌弃。我胃中的每一道褶皱都翻涌着强烈的不适和恶心感，仿佛在怨愤地嚎吼着，告诉我我已经够胖了，质问我为什么还要吃这么多，这种念头就像利刃一般刺伤了我的自尊心。

我坚信肥胖问题是我自小就有的。我父亲那边的亲戚非常势利，并且以貌取人：如果你不富、不美、不瘦，你就入不了他们的法眼。我母亲却是个大块头的女人，所以祖母并不喜欢她，甚至常常故意忽略她。孕育我兄弟和我令她的体重增加了 60 磅，于是祖母对她愈发肆无忌惮地口出恶言，连当时仅二年级的我都看出来祖母嫌我母亲太胖了，不配和她儿子在一起。随着时间的推移，我母亲没有变瘦，我却越来越圆润，祖母开始对我发表淬了毒般的刻薄言辞。我永远都忘不掉五年级时那段痛彻心扉、令人作呕的回忆。当时，我和祖母、父亲一同在餐厅进餐。我正在吃一份嫩鸡儿童餐，但祖母仍旧认为这超出了我应有的食量。所以吃到一半的时候，她盯着我说："不要再吃了，否则有一天你会变成那种模样的。""那种模样"指的是餐厅中一个非常肥胖的妇女，而我祖母的手笔直地指着她。我感到困惑又受伤。我的脑海不断回荡着这个念头："我知道自己块头不小，但我肥胖吗？"那一天改变了我的一生，我对自己的看法就此天翻地覆。

　　　　　　——摘自爱丽丝（Elise，20 岁，白种人，来自加州舍曼奥克斯）的
　　　　　　　　　　　　　　　　个人陈述《压垮我意志的顽石》

　　十岁那年，我去医院做常规体检。万万没想到，这次经历竟然会成为我一生中最痛苦的记忆。我知道自己体重并不标准，但还是平生第一次被人直呼"胖子"。当时，医生还告诫妈妈，如果不立即采取措施，我有患上高血压和糖尿病的危险。这些话给我带来了无休无止的伤痛，尽管当时的我并没意识到会承受这样的后果。我的自信心被击得粉碎。从那以后，我一直嫌自己块头大，即使在成功减掉 35 磅以后，我还是觉得自己过于胖大。

　　社会对超重人群可谓冷酷无情，对小孩子尤甚。我上小学时，一名男生的所作所为就摧毁了我的自信。那天，课间休息时，我和同学们一起在户外玩篮球，我很想接球和大家一起玩，但没人愿意把球传给我。后来，我请求他们把球传给我，这名男生却说："你要球干吗？你那么胖，我敢保你连球都扔不出去。"我愣住了，足足好几秒。我不敢相信，竟会有人对我说这么麻木不仁、蛮横粗鲁的话。我跑进洗手间掩面痛哭。那一天我永远都不会忘记，他把我击垮了。此后多年，我一直觉得自己又丑又胖、令人作呕，哪儿都不够好；我以为所有的男孩都尖酸刻薄、轻慢无礼，和那个男生没什么两样。于是，我开始大吃。食物是那么鲜美，感觉真是好极了！毫无悬念，我的体重不断增加，已经接近肥胖症了。

　　——摘自劳伦（Lauren，19 岁，美籍萨尔瓦多人，来自加州林恩伍德）的
　　　　　　　　　　　　　　　　　　个人陈述《战胜恶言》

全美减脂之战

众所周知，肥胖正如瘟疫般席卷美国：当下，肥胖或超重者在成人中占到三分之二，在青少年中占到三分之一，且这个比率不断上升。从20世纪70年代后期到2012年，美国成年人中肥胖者的比率从15%上升到34.9%；未成年人中肥胖者的比率从5%上升到16.9%。❶尽管近来某些群体中肥胖的扩散趋势已经减缓或趋于稳定，可是肥胖仍旧被权威人士认为是威胁全美的重大问题。由美国政府、公共卫生机构、媒体等引导的主流舆论宣称，肥胖正在侵蚀大众健康、影响国家经济，甚至威胁国防安全——因为健壮的新兵越来越难招募到了。（美国联邦公共卫生办公室，2001；Carmona，2003；Brownell 与 Horgen，2004）2001年，在美国联邦公共卫生总监的全力主持下，打响了一场紧迫的、全国性的健康保卫战，力求令人们——尤其是青少年——健康饮食、积极运动，以维持"正常"的 BMI 值（体重身高指数）。（美国联邦公共卫生办公室，2001）为此，以美国联邦公共卫生办公室为首的一切与公共卫生相关的政府机关开始不厌其烦地强调，包括家长、政要、学校、保健专家、非营利组织、私人公司在内的各个社会角色都应致力于倡导减肥事业，因为肥胖已经给社会造成了沉重负担。美国第一夫人米歇尔·奥巴马（Michelle Obama）近期发起了一场"让我们一起动起来"的运动，以期达到"在30年内让儿童远离肥胖"的目的。近15年来，美国一直在针对愈演愈烈的大肚腩现

---

❶ 通过全美健康与营养调查（简称 NHANES）得到的全国代表性数据被认为是衡量美国人体重情况的黄金标准，数据显示，2011—2012年，20岁及以上的成年人中有34.9%肥胖、33.6%超重。在2—19岁的青少年儿童中，有16.9%肥胖、14.9%超重（Ogden 等人，2014）。另外，有证据显示，成年人的肥胖趋势在2014年发生新一轮暴涨（联合健康基金会，2014）。

象采取措施，而这一运动无非是常规方针的最新实践罢了。❶

美国人的仇胖历史由来已久。约 150 年来，肥胖就被看作是对文化、道德、美学准则的违背，肥胖者被认为是不负责任、不道德和不美观的；美国前联邦公共卫生总监查尔斯·埃弗雷特·库普（C. Everett Koop，任职于 1982—1989 年）甚至曾用"丑八怪"这种不得体的词汇来描述他们。（Loar，1995）然而，值得注意的是，在过去几十年里，我们对肥胖的关注点发生了一个很重要的文化上的转变，即从"自律"（也就是道德的角度）转变到了"健康"。其标志有三：其一，体重过重如今普遍被认知为一种疾病；其二，相关领域的医学研究迅速扩张；其三，与肥胖相关的新闻不断激增。❷ 就像社会学家阿比盖尔·萨吉（Abigail C. Saguy）所说的：从生物医学角度来解读肥胖问题已如此深入人心，以至于人们似乎忘了，它只是一个概念模型，肥胖问题还有许多其他的解读方式。（Saguy，2013）

体重已经成为一种医学上的指标，也就是说，体重被认为需要检测且可以用体重来衡量人的健康水平；超重和肥胖被认为是病态的，被当作疾病诊疗。从前，肥胖的人们不过是与"懒惰"挂钩，现如今的舆论却宣称，肥胖是一种生理上的缺陷，是一种慢性疾病，还容易引发其他病症，并需要长期治疗。对体重过重的"疾病化"以及"肥胖症会令美国衰退"的言论令美国政府理直气壮地动用纳税人的钱对"流行性"肥胖症采取措施。三分之二的成年人和三分之一的未成年人被划为不正常群体，需要特殊治疗。这似乎成为政府拨出税款用于治理肥胖现状的坚实依据：仅仅开展公共卫生事业还不够，政府还得拨款支持雨后春笋般涌现的、以探索这种新型疾病的原因和后果为目标的各种科研项目。将体重问题视为一种疾

---

❶ 白宫，2010，www. letsmove. gov/及 www. whitehouse. gov/.

❷ 将体重过重医疗化约起始于第二次世界大战期间，但出于对体重过重可能危害公共健康的担忧，在 20 世纪 90 年代中期至 21 世纪初愈演愈烈（Sobal，1995；Jutel，2006；Boero，2007；关于医疗化的总体讨论，Conrad，2007；Clarke et al.，2010）。世界卫生组织、美国国家医学院、美国食品药品监督管理局等机构都已将肥胖列为一种疾病。在 PubMed 上以"obesity"（肥胖）为关键词对篇名和摘要进行检索，可以发现相关研究的数量在 20 世纪 90 年代中期迅速增长，至 2000—2010 年已呈指数式增长（Saguy，2013：108 - 9）。对于较早历史的论述，参见 Farrell，2011；Stearns，2002。

病，一种需要政府介入才可能得以控制的疾病，并没有淡化人们把体重与个人品格挂钩的观念，"疾病论"反而为"品格论"推波助澜，进一步给大众施加瘦身的压力。（Boero，2007）

个人健康在美国文化中意义极大，可以直接与优质生活画等号，因而将体重问题医疗化就产生了巨大的社会影响。全民都在因肥胖问题而焦虑，社会学家——如娜塔莉·波埃罗（Natalie Boero）——认为，这种焦虑是一种道德恐慌，其标志是，人们过于担忧肥胖对他们身为美国人的核心价值是一种威胁。（Boero，2012）在这样的社会背景下，却鲜有人注意到将体重问题疾病化会造成道德恐慌等更广泛的影响，但这些影响理当被密切关注。随着人们对肥胖的主要关注点转变为健康问题，就会有越来越多的社会力量加入治理肥胖现状的大军中来。于是，"肥胖谈"突然风靡全美。在这里，我把"肥胖谈"定义为以体重为主题的一切形式的交流（包括口头交流、书面交流、图片交流、视频交流）以及相关的实践（比如节食、运动等）。"肥胖谈"一般在哪里发生呢？

报道肥胖的新闻呈爆炸式增长。从 20 世纪 90 年代开始到 2010 年，有关肥胖的新闻报道从几乎为 0 激增至每年 6000 则。❶ 各类新闻、女性杂志和科学杂志上经常刊登特写文章，还配上胖嘟嘟的婴儿抱着大份炸薯条，或是小孩子狼吞虎咽双球冰淇淋甜筒的封面(尽管近年来这类封面不再那么常见了)。在立法层面上，美国联邦政府以及州和市一级政府均陆续出台了反肥胖立法：限制儿童食品广告；要求餐馆使用营养成分表；改变人们依赖车辆的现状。自此，人们不断争论政府究竟有没有权力唠唠叨叨地指导美国人该吃什么，体形胖大的官员是否真的有能力执政。对新泽西州州长克里斯·克里斯蒂（Chris Christie）胖大身材的媒体报道数量激增，这远非他应当承受的。（Chapman，2009；Perez - Pena，2011；Zernike 与 Santora，2013）

---

❶ 数据基于在 LexisNexis 美国新闻数据库中检索标题、引言中是否出现关键词"肥胖"。2004—2010 年，媒体对肥胖的关注度虽未继续增涨，但仍居高不下。

　　"肥胖谈"之所以愈演愈烈，与企业追逐利益脱不了干系。瘦身已发展成为一个庞大的利益链。诸如制药、生物科技、健身、食品以及餐饮等行业都开始巧借医学辞令（"这对你的健康有好处"），利用人们对肥胖病的恐惧心理进行营销，因而每年创造约 600 亿美元的利润。（Rae，2010）❶在当今图像泛滥的世界，美国企业用窈窕的身姿和诱导性的信息炮制广告，使人们越来越迷恋减肥。以瘦为美的文化久已根深蒂固，❷ 而新医学驱动下的减肥运动，又把肥胖问题推到流行文化的风口浪尖。减肥实况类电视节目遍地开花，《减肥达人》（NBC 电台）、《一起来称重》（食品网络电台）、《名人健身俱乐部》（VHI 电台）是其中的佼佼者，余者数不胜数。在日常生活中，"肥胖谈"几乎成为习惯性的日常会话：人们相互打量，对身材胖瘦、衣着合身与否、饮食方式如何等的评论司空见惯，每个人都根据自己信仰的苗条的理想标准去衡量别人。爱丽丝祖母对她的严厉警告，劳伦同学对她的残酷刺激，都是"肥胖谈"的完美例证。毫不夸张地说，在美国政府发起"肥胖歼灭战"以来的 15 年时间里，美国人的眼里和心里都是肥胖。这意味着什么？太糟糕了！我们无论是作为个体或是作为整体，都应该行动起来以求摆脱这种局面。总而言之，我们已经变成"肥胖谈"之国，"肥胖谈"无时无处不在，给美国人贴上好或坏、褒与贬的标签。

　　这样一来，21 世纪初紧急启动的公共卫生行动，已演变为一场大规模的社会性反肥胖战争，美国社会各个阶层几乎都深陷其中，生活的方方面面几乎都被触及。20 世纪 90 年代末，前联邦公共卫生总监库普，这位最直言不讳、最具影响力的"反烟草斗士"，创造了"肥胖症歼灭战"一词，以彰显应当以与当年的"烟草歼灭战"同样大的力度，动员全美向肥胖宣战（健身吧，为了美国！1997）。2004 年，"911 事件"过去后不久，时任联邦公共卫生总监理查德·卡莫纳（Richard Carmona）就提出，不断攀升的儿童

---

❶　关于此趋势的深入探讨详见 Jutel，2009。
❷　美国人对苗条的执着被众多学者探讨过，其中包括历史学家 Schwartz，1986、Brumberg，1997、记者 Fraser，1998 与 Wolf，1991。

肥胖症发病率"给我们带来的威胁毫不逊色于恐怖主义，只不过这种威胁源于我们自身。"（转引自 Balko，2004）这一比喻并非无稽之谈。卡莫纳把肥胖人群（包括肥胖儿童）与恐怖分子相提并论，以此佐证针对肥胖者的火力全开的战争的合理性，而这场战争把肥胖者当作美国人和美国生活方式的真正敌人。其潜台词是，肥胖者不配做美国人，所以针对身材胖大者的严厉打击是理所当然的，是必要的，也是利于"我们所有人"的。

　　本书中，我把这场大规模战役称为"肥胖歼灭战"。我用"歼灭战"一词，不仅因为政府和公共卫生部门经常用这样的比喻，还因为这一措辞契合大多数肥胖者的切身体验——外到体形，内到人格，都将长期蒙受攻击。我之所以用口语化的词"胖"，是因为很多体重过重者对这一称谓更为习惯，他们认为正式名称"肥胖症"将他们过分物化了。❶ 我把此书的重点放在"肥胖歼灭战"上，而非肥胖症歼灭战，是因为这场战争不仅针对肥胖症患者（即 BMI 值定义的肥胖范畴），而且还针对所有多了几斤赘肉的人；只要看起来多了几斤赘肉，无论 BMI 值落在肥胖、超重还是正常范畴内，都会遭遇"肥胖谈"的指责。21 世纪的"肥胖歼灭战"对我们身处其中的政治、经济、社会和文化环境都造成了重大影响，而我们尽管身处其中，却从未深入理解。本书虽然以美国为背景，但民众体重增长的问题却遍及全世界，世界卫生组织称这种现象为"遍布全球的肥胖症"（世界卫生组织，2011），因此，各国政府和跨国机构都应为此而不懈努力。所以，肥胖也不仅仅是美国的问题，而正在逐渐演变为全球性问题。美国对肥胖症所采取的战争态度，会给世界其他地区树立正面典型吗？公共卫生界论坛上几乎找不到有关这类问题的讨论，但这确实值得反思。

　　不管在其他诸方面的成效如何，"肥胖歼灭战"分毫没能让国民的腰围变小。虽然美国在减肥上投入了巨大的公共资源与民间资源，但是肥胖症比率却没怎么减少。2003—2004 年、2011—2012 年，成人和青少年群体

---

　　❶　Marilyn Wann 积极支持肥胖权利，她认为："称别人'肥胖症'会令人类多样性医疗化，进而，人们会为这种实为正常的差异寻求错位的'疗法'。"

中的肥胖症比例没有发生明显变化；尽管 2～5 岁的学龄前儿童肥胖症比例大幅减少，终于让人看到了一线曙光，但具体原因却尚未明确。❶目前还不清楚为什么肥胖症比例在大多数群体中没有持续上升；增速放缓可能与基本的生物学原理相关——基因注定会被美国如今的环境影响，而发胖的人口密度已达到饱和也许是原因之一——而这并不是"肥胖歼灭战"的功劳。（Power 与 Schulkin，2009）❷ 可是社会和国家对这个现象的回应不是退一步，并反思"肥胖"这个敌人的本质究竟是什么，以歼灭战的方式反肥胖是否合适。恰恰相反，目前给出的回应是更固执地把歼灭战坚持下去，而且还要加大力度。例如，某些地区的卫生官员开始把矛头瞄准肥胖儿童及其父母。2013 年末，"亚特兰大儿童健康中心"发布了一段颇受争议的视频，名为"展现未来"，旨在描绘孩子吉姆的未来，以警醒那些粗心大意的家长。视频中的吉姆以垃圾食品为主要食物，体重大幅增长，最终诱发了心脏病。❸ 随着大家越来越认识到饮食与运动是存在局限性的，以及与肥胖有关的疾病发病率显著上升，除了手术和药物外，抗肥胖阵营几乎江郎才尽，没什么有效的减肥疗法了。虽然减肥手术非常昂贵、风险高，术后对患者一生的饮食习惯都有严苛的限制，但还是在被持续滥用，目标群体甚至扩展到那些年仅 12 岁但严重肥胖的少年。❹ 从 2012 年开始，

---

❶ 美国疾病控制与预防中心（CDC）对全美健康与营养调查的数据分析显示，对比 2003—2004 年、2011—2012 年，青少年和成年人的肥胖率总体变化并不显著。但对比这两个时间节点，发现 60 岁及以上的女性肥胖率从 31.5% 上升至 38%；而只有一个群体的肥胖率是降低了的，即学龄前儿童（2—5 岁），从 14% 降至 8%，下降了 43%，此发现于 2014 年初公布时引起了媒体的广泛关注，也在科学界引起了争议。高、初中生群体的肥胖率却并无明显变化。另有数据表明，2008—2011 年，在十八个州中，参与联邦营养项目的低收入家庭学龄前儿童群体的肥胖率显著降低。详见 Ogden et al.，2014。相关媒体讨论见 Tavernise，2014。

❷ 增速放缓也有可能是因为与"肥胖歼灭战"无关的生活环境变化。

❸ 这段视频如病毒般传播开来，引发了网络舆论的极端抵制。详见 http：//www. strong 4life. com/en/pages/LearnAssess/RewindtheFuture/ArticleDetails. aspx? art icleid = Rewindthe Future&sectionid = Overview.

❹ 2011 年初，胃束带手术的体重限制放宽了，从而使得 BMI 值处于肥胖的下限（即 BMI 值为 30 及以上），且有一项肥胖并发症的成年人也被允许接受手术。这项手术的费用为 20000～35000 美元，如果需要营养咨询、健身指导、进行去除多余松弛皮肤的整形手术，费用还要翻一番（www. webmd. com，2013–07–25）。

食品和药物管理局（FDA）又批准了四种新减肥药：氯卡色林、魁司米亚、纳曲酮和赛科森达。1997 年下架的芬咻，已被证明会严重损害心脏瓣膜。与此类似，所有减肥药都有可能导致心血管病及其他问题，而且减肥效果都不明显。（Pollack，2012a，2012b）❶ 如今，大部分美国人已被认定处于病态，但安全有效的疗法却尚未出现，人们还越来越依赖昂贵而危险的减肥手段，可以说当前的抗肥胖战略几乎不可能带领我们走上一条创造健康、充满活力、振兴美国的希望之路。

青少年的心声

在关于那些既肥胖、懒惰又不负责任的人们是如何拖累全美的众说纷纭中，有一个群体的心声却不为人知，即他们就是"肥胖歼灭战"的目标群体。像爱丽丝和劳伦这样的青少年女性是"肥胖歼灭战"的主要目标，她们的经历却几乎不为人知。几乎每一天我们都会听到这样的新闻：医学家和政府官员宣称又发现肥胖症对健康的一大威胁，或是他们力争提高含糖软饮的税收；广告商和代言人大力推销减肥产品；焦虑的父母和老师为圆滚滚的孩子们忧心不已。有关控诉"仇胖文化"的言论凤毛麟角，仅仅偶尔出现而已。譬如，2012 年秋天，女权主义者耶洗别（Jezebel）在博客中发表了一篇言辞激烈的文章，名为《作为一名肥胖的孩子已经够难了，政府还责怪你加剧了肥胖症的蔓延》。❷ 该文尖刻地批驳了孩子们之所以肥胖是因为吃了太多比萨和巧克力的流行观点。作者自己曾经是一个肥胖的孩子，现在也是一名肥胖的成年女子，她认为"肥胖歼灭战"可以说是一场反人类的、弊大于利的战争。与此同时，珍妮佛·利文斯顿（Jennifer

---

❶ http：//www.fda.gov/NewsEvents/Newsroom/PressAnnouncements/ucm413896.htm.

❷ 《作为一名肥胖的孩子已经够难了，政府还责怪你加剧了肥胖症的蔓延》，Jezebel，n.d.，http：//jezebel.com（2013 - 07 - 25）.

Livingston)，密尔沃基电台新闻主持人，也是个丰满的女人，在一次节目中用了长达好几分钟的时间回应一名男子通过邮件对她进行的人身攻击。❶那名男子称 "肥胖是一个人所能做出的最坏的选择之一"，并称她是少女们的反面教材。利文斯顿试图以此来警醒人们，回应称这样的攻击是令人难以接受的，我们应该教育孩子们向善而不是向恶。她获得的潮水般的支持，证明在我们的文化中，对超重人群的欺凌已经引发深沉的抑郁和激愤。然而，表达同情的渠道还是太少太少。在网络时代，捍卫肥胖的言论出现得有多快，消失得就有多快，留不下任何持续的文化批判，也不能与批判肥胖的主流观点长久抗衡。对于体重过重的成人来说尚且如此，"肥胖歼灭战" 的目标群体——体重过重的青少年，他们的心声更何以为人所知？

肥胖接纳运动

　　针对当今肥胖群体的遭遇，更广泛的文化批判还很少，肥胖捍卫者的呼声无外乎是控诉 "肥胖歼灭战" 给其自身带来的影响，而远非对这场战争本身做系统性的批判。这种分析即使几乎不为美国人所知，但确已存在，即 "肥胖接纳运动"（简称 FAM）。FAM 的主要机构是 "全美肥胖接纳促进会"，这一机构已经存在了数十年。支持 FAM 观点的研究者和活动者建立了批判 "肥胖歼灭战" 的两大主流观点：其一着眼于政治层面；其二则着眼于科学层面。

　　在政治层面，FAM 称我们面临的真正问题不是肥胖，而是肆无忌惮的肥胖耻辱化和体形歧视化，将肥胖问题危机化更加剧了问题的严重性。❷

　　❶ Associated Press, "Wisconsin News Anchor Strikes Back after Being Called 'Fat'", *Chicago Sun - Times*, October 4, 2012, www. suntimes. com（accessed July 25, 2013）.
　　❷ Rothblum 与 Solovay 就 FAM 的观点进行了一次范围广泛的调查，即《The Fat Studies Reader》（2009）。另外，Marilyn Wann 的反讽著作《Fat! So?》（1998）与全美肥胖接纳促进会的网站（www. naafa. org/）也值得关注。

FAM 研究者以庞大的数据量为基础，指出肥胖群体在生活的方方面面都遭遇歧视，包括教育、求职、就医，这导致他们的社会地位和经济状况每况愈下，影响他们的恋情，危害他们的健康。❶ 对肥胖问题的常见治理方法长期来看不仅是无效的，而且许多方法还可能使体重更重，乃至严重威胁到肥胖者的健康。FAM 辩称，脂肪和体重本就因人而异，肥胖根本就不是一种病，也就不需要治疗。就像身高一样，体重也是相对恒定的，是我们的个性特征，是应该被接纳并尊重的生理情况和遗传情况。与其虚掷时间和金钱寻求人为设定的纤瘦标准，我们不如去追求"在自己体重水平上追求健康"。（Bacon，2008）FAM 试图改变肥胖被当作法律问题和政治问题的现状，力求消灭体形歧视，为肥胖群体寻求人权上的法律保障。通过公开揄扬肥胖骄傲，不断展示肥胖者欢闹、"爆秤"和与喜欢肥胖女子的正常身材男子交友的照片，FAM 斥责美国文化对肥胖者的诋毁，并力求为肥胖群体建立新的、积极的自我身份和社会实践。❷ FAM 宣扬"每种身材都可以是美的，无论胖瘦都可以是健康的"这种包容和鼓励的观念。

这种不同的范式值得我们认真思索，但目前，却尚未对肥胖问题的普遍认知产生显著影响。在 FAM 运动的影响下，一些公共卫生运动确实更敏锐地意识到对体重过重者外形的侮辱会带给其毁灭性的伤害。❸ 但 FAM 更重要的论点，即肥胖不是疾病，而是个体的体形差异，是人权应当维护的一部分，这一观点却鲜被注意，尽管科学研究也显示，基因在体重问题上起决定性的作用，且身体会自发地阻止减肥。这场运动几乎没有引起公众的关注（当然，有一些对这场运动知情的博客发文蔑视这场运动，称这是"哗众取宠"）。FAM 运动在加州诞生并主要在加州开展，然而我在加州大学的学生却几乎从未听说过它。在课上了解到 FAM 之后，也几乎没有人认为这个运动跟他们有关。这有可能是因为在课堂上，我所展示这场运动发

---

❶ Fikkan 与 Rothblum（2012）撰写的体重羞辱文献综述发现，肥胖女性的待遇要远远劣于较瘦女性，更劣于所有体重的男性，造成了众多有害影响。

❷ 见 Rothblum 与 Solovay，2009，第 IV 部分。关于"爆秤"运动，见 Bahadur，2013。

❸ FAM 的成员积极参与批判"佐治亚州，别在粉饰了"的运动。

言人的照片大多是中产阶级的大块头中年白种女性。除了这些发言人与我的学生们并无太多相通点外，更严峻的问题是，与我打交道的年轻人都不愿意认同自己的肥胖者身份并为肥胖者争取人权，他们只想变成符合社会期望的正常人。也许由于"肥胖歼灭战"是立足于科学的，而FAM更强调政治和人权，后者才会如此轻易地被肥胖问题的主流研究者所忽略。此外，这场运动中的一些发言人的自身条件也限制了其言论的传播。他们都太胖了，因而被痛恨肥胖的主流文化所侮蔑，他们的话语也就无人肯信。这仅仅是因为他们多长了些肉，何其哀凉。❶

历史学家埃米·厄德曼·奥法雷尔（Amy Farrell）的研究可以帮助我们更好地理解为什么在主流文化中，肥胖者没有发言权。在《肥胖之耻》一书中，她开创性地描述了肥胖文化在美国的历史。奥法雷尔说，将肥胖与羞耻挂钩是早已有之的，这种观念传承至今已然根深蒂固，因而人们认为肥胖者毫无信誉可言。（Farrell，2011）肥胖不光是外形上的耻辱，还是品格上的耻辱，因而其他人在某种程度上是可以用非人的方式对待肥胖者的，肥胖者被认为不配得到正常意义上的尊重。肥胖即耻成为歧视肥胖者的正当理由，并进一步导致了肥胖者在社会上难有立足之地。她还说，主流文化只愿意给肥胖者有保留的接纳，也就是说，他们可以有言论自由，但前提是他们只待在自己的圈子里，并且必须接受抵制肥胖的文化给他们施加的限制。在如今的美国，值得肥胖者学习的公众榜样为数不多，值得肥胖者效法的积极的社会身份也少之又少。他们可以是"又胖又有趣"的，就像CBS电视节目《麦克和莫莉》中的主角一样。他们也可以接受关于肥胖症的主流话语，表现得"又胖又羞耻"、拼命减肥，就像NBC真人秀《减肥达人》中的竞争者一样。他们还可以在网上发布有趣的或辛辣的言论，就像在汤博乐这种意见相似的人进行言语交流和图片互动的博客网站上发表以"别再痛恨你的身体"的为主题的微博一样。但只要他们试图

---

❶ Saguy（2013，29－36）认为，在针对肥胖的辩争中，苗条的女性和高大健壮的男性的说辞被认为更可信。为肥胖者争取权利的积极分子如果自己也肥胖，其观点就常常被忽略，因为他们会被认为有私心，或是试图令自己的体重合理化。

踏出这种有边界的圈子，也就是说，站到更广义的文化背景中批评自己遭受的不公待遇时，他们就会被惩斥、被羞辱，直至他们一言不发。这就解释了为什么几乎没有肥胖者想要融入主流社会中去。当他们屡屡面对刻毒言辞和道德谴责时，他们该是何感何知？我们只能猜测，他们不可能告诉我们，因为他们害怕被伤得更深。

与这些政治活动密切呼应的是一系列新兴的肥胖研究领域的跨学科研究，这些研究可能还未能为大众所知，但已经在学术界构建起有关美国这场所谓"流行性肥胖症"的学术框架。❶基于政治、文化、科学等各方面的大量素材，以及精挑细选的访谈，本书旨在揭示美国面临"流行性肥胖症"这一说法是源起于某些人物，这些人充当起道德家来，制造了对肥胖问题的道德恐慌。本书还显示，"危机"论在美国对肥胖问题的看法上一直占支配地位，即使"危机论"的理论依据是经不起推敲的。（Saguy，2013；Boero，2012）此外，本书还披露了"危机论"带来的后果，包括对肥胖者越来越过分的侮辱和歧视，以及在性别、族裔和社会等级等方面越来越激化的不平等现象。

尽管这些研究是本书的理论基础之一，但是我的关注点却不尽相同。我探讨的不是肥胖本身及其在文化或政治上的表现，而是"肥胖歼灭战"究竟是如何进行的，以及它带来的后果，尤其是对青少年所产生的后果，这就使我的研究不同于其他较为普遍的公共卫生研究。年轻一代（即90后）正是这个研究的重点关注对象。波埃罗在研究减肥中的成年人时发现，被研究者并不把"肥胖"与"个人健康威胁"挂钩，也不觉得"肥胖"会导致"公共卫生危机"，也就是说，公共卫生领域的观点几乎没有对一般的美国大众造成影响。（Boero，2012）然而这本书即将向大家证明，这个结论在美国的年轻一代中并不适用。作为在铺天盖地的"幼年肥胖危机"宣传中成长起来的第一代，"危机论"对年轻人的影响比对成年人的

---

❶ 这一开创性的研究是指 Rothblum 与 Solovay，2009。在这一迅速发展领域中，大量讨论产生在创刊于 2012、主编为 Esther D. Rothblum 的新期刊 Fat Studies：An Interdisciplinary Journal of Body Weight and Society 中。

影响更为深彻入骨、痛彻心扉，因而这种影响是切实而深远的。当他们长大成人，他们的生活经历将日益决定美国人整体的自我认知。

为了研究"肥胖歼灭战"对日常生活的影响，我使用了一些特殊的素材，界定了一系列相关的概念。基于美国一个地区年轻人的真实生活，我引入了人类学研究方法，仔细聆听他们描述自己的世界和人生，并以此作为我的研究素材。我还引入了一系列相互交联的概念，这些概念都与主体性密切相关，而这一研究视角在肥胖研究领域尚未真正展开。此外，我介绍了一系列新的概念来解释与体重相关的道德、政治和科学是如何影响我们的日常生活，这样可以丰富学界的相关研究。就像在本书《前言》中说的那样，我希望本书的读者不仅是研究美国社会问题的学术界同仁，而且还包括普通大众，他们不经意间被卷入"肥胖歼灭战"，却发生了可能连他们自己都不曾察觉到的改变。为了吸引到这部分读者，我使用了通俗语言，并将参考文献和学术探讨放在了本书的最后。

不论身材如何，都不满意

我在洛杉矶地区（现在波士顿地区）做了多年的大学教授和科研人员，倾听了很多年轻人的故事，他们从孩提时代就被列为"肥胖歼灭战"的对象。在加州大学，我开设了"女性与身体"课程，接触到不少学生，他们的减肥故事是我知之最深的。按照 BMI 值的标准，他们大多数人的体重是超重或正常的，少数是肥胖或过瘦的。但不管属于哪个类别，他（她）们几乎都对自己的身体不满意。他们中的大多数都对席卷了整个社会的"肥胖歼灭战"很敏感，"肥胖歼灭战"令他们感到自己是"残次品"。一位超重的年轻姑娘——安娜希德，曾这样描述自己的感受："当关于肥胖问题的议论无处不在时，人会感到自卑。即便你确实是个好人，也会感到失落，既然全美都认为超重可耻，那肯定就是可耻的了。这会令你产生自我怀疑，感到自己似乎做错了什么。这种感觉糟糕透顶，让人觉得自己很失败，更重要的是，你会觉得自己辜负了别人的期许。"[SC 92]❶。几乎每个人都期待拥有某种体形和身材，并为此感到连绵不断的压力。

下面几个章节将深入呈现 45 个人的体重斗争史，他们大多在 20 岁上下，不过也有一些中老年人，他们中有男性也有女性，分别来自许多不同的族裔。每个案例都很独特，这许多案例放在一起，却讲述了一个更为宏大的、令人不安的故事，一个有关"肥胖歼灭战"对其目标群体造成的影响的故事。这个故事中并没有老生常谈的减肥成功、重获健康和快乐的桥段。恰恰相反，从爱丽丝和劳拉的哀诉中可以看出，她们得到的不过是悲伤的童年、单调的生活。

在 20 世纪 90 年代与 21 世纪之初，"抗击肥胖运动"刚刚开展，它的提倡者的主要目标是令人们注意到新近发现的美国肥胖率的攀升，以及为控制现状争取更多的资源。库普和卡莫纳这样的大人物，确实用了"危机"和"战争"等辞藻，这些辞藻也确实令人倍感压力，然而，他们应该并没料到，因为肥胖问题是与美国人的文化、道德观血肉交融的，开展一场抗击肥胖的运动竟会形成如此庞大的利益链，诱发越来越多的社会力量参战。然而，正如本书所呈现的，他们没料到的事情确实发生了，还导致这场抗击肥胖运动快速膨胀，规模越来越宏大，后果越来越严重，完全超出任何人的预期和理解能力。这些年轻人的故事，不仅应该让抗击肥胖运动的推动者知晓，而且还应让那些加入了这场战役的一切小卒知晓——包括他们的家长、老师、教练以及朋友。这本书，既应该让那些正积极控制全美体重的人读读，更应该让所有那些厌恶体重过重者的人士读读——因此大多数美国民众也都应该读读。

基于受访者的自述等材料，本书讲述了被卷入"肥胖歼灭战"的个体的故事，这些故事揭示了"肥胖歼灭战"背后的隐藏推手，以及其难以估量的经济成本。虽然我分享了 FAM 的某些关注点，尤其是体重歧视所造成的危害，但本书试图把这种关注从肥胖群体扩展到全美民众，论述其对不

---

❶ 译者注：作者对收集的民族志文章进行了编号。

同体重、不同性别、不同族裔、不同阶层的美国人所造成的影响。如前所述，本书还提供了一个博大的理论框架，用以理解 "肥胖歼灭战" 在美国的运行机制，以及因而产生的意想不到的结果。本书聚焦于年轻人的心声和故事，并将其与公民权和国家问题挂钩，作为研究 "肥胖歼灭战" 的理论依据，以期改变美国的肥胖话语文化。我将证明，"肥胖歼灭战" 虽然给肥胖和超重人群造成了重大伤害，但受影响的远远不止他们。我们每个人其实都受到了影响——无论是在个人层面还是社会层面——影响的方式相当令人担忧。

自我民族志的价值

正是民族志启发了我从人的角度来研究 "肥胖歼灭战"。民族志是人类学的经典工具，是一种调查研究方法，要求对某种文化进行深入了解，主要利用访谈等定性研究手法进行研究。这一术语还指一种写作体裁。无论作为研究方法还是文体，民族志都试图捕捉和反映被研究者自己的生活观点，以及造就他们的大环境。在自我民族志中，被研究者自己描述、分析他（她）的生活和世界。❶

接下来，我将主要根据自我民族志——我收集的那些与饮食、锻炼、控制体重、进食障碍做斗争的个人故事——让大家重新认识美国的肥胖问题。读者也许会问，个案故事怎么可能挑战科学原理呢？由于本书提出的观点革故鼎新，所以读者必须全面了解本书立足的根基，这是至关重要的。基于民族志的论述方式与医学界针对肥胖症通常采取的论述方式，生物医学界（和公共卫生领域）试图采取量化的研究方法，以数据为论据，这些数据的取得基于所谓中立的科学客观性，被认定是科学事实。量化数据一般擅长呈现整体情况，但往往会模糊个体差异、对于被调查者所处的

---

❶ 关于自我民族志在人类学中的作用，可见 Reed – Danahay，1997。

不同生活背景也不加以区分。在医学研究中，人们无非是科学家的研究客体而已。科学家替大众代言，把自己对事情的缘由和原因的理解强加于人们身上。他们的观点可以产生巨大的影响力，但科学家认为要紧的，也可能对于一些人来说，在他们的生活中并不那么重要。

相形之下，自我民族志以个人故事为例证——因为这些个案贴近人性，具有相当的说服性——它们不光有生活气息，而且还利用了记叙的笔法展现个体生活是如何展开的。民族志的描述充满主观色彩，从多维视角（性别，年龄，等等）展开，不仅能产生共鸣，而且还会使读者有强烈的代入感。科学数据的正确性是通过其他科研人员的可复制程度检验的；而民族志的合理与否则有赖于读者的感觉：只要它与读者的世界观产生共鸣，只要它足以取信，只要它被我们的文化和社会中的任何其他证据支持，它就是合理的。

民族志素材相比量化的科学数据具有一定优势。自我民族志令我们得以从"肥胖歼灭战"的目标群体的角度入手研究此战，展现此战役是如何影响个体身体及其生活的。在自我民族志中，人们不再是研究客体，而变成了主体，可以告诉读者他们认为什么对自己而言才是最重要的。通过自我民族志，读者可以经由受访者自己的声音了解到受访者的自我认知和主体性——人们对"自己究竟是谁"的自我感知——而这正是理解美国人在"肥胖歼灭战"中承受的后果的关键所在。在民族志文章中，人们不再是冷冰冰的量化数据，因为民族志文章捕捉了许许多多离奇的、难以估量的事物，而正是这些事物令受访者成为一个个活生生的人。通过揭示个人生活与广义的历史和文化背景之间的因果关系，民族志还帮助读者跳脱个人经历的局限，去追寻个人阅历与大背景之间的联系。

民族志的主要局限性，在于只能关注少量个体；由于"样本"并不是严格按照科学方法择定的，就很难类推到较大范围。本书通过大量而多样化的案例来弥补这一缺陷。我收集了多达 245 个人的民族志记录，受访者来自各种各样的族裔背景，涵盖除赤贫与巨富之外的各个收入阶层。大部分民族志的主人公是青年人，也有小部分是中老年人。尽管这些案例具有独特性，但我相信，他们与减肥斗争的过程跌宕起伏，这一点却具有普适性。自我民族志也有局限性，因为研究者不能带有引导性，也不能一一在社会背景下观察受访者，以保证其叙事的真实性。因这些文章在我的研究中被用作"素材"，我们必须假定案例的作者表达了他们所见的社会真相。

　　在接下来的章节里，我将基于这些案例回答三个问题："肥胖歼灭战"在美国是如何进行的？是否达到了预期目标？它除塑造了一批过瘦或者正常体形的人以外，还塑造了些什么？话说回来，那些过瘦或者正常的体形真的应该归功于"肥胖歼灭战"吗？换句话说，它给社会带来了哪些更为广泛的影响？"肥胖歼灭战"的支持者们专注的仅仅是打击肥胖（以及揭示肥胖对健康的危害），他们从未退缩一步，想想此行动本身会对肥胖人群乃至社会大众产生怎样的影响。然而，从社会角度出发，我们需要提出这样一些棘手的问题："肥胖歼灭战"是做了它应该做的吗？是因为疏忽大意而产生了负面影响吗？好处是否大于意想不到的代价？

　　这些来自学生们的民族志已经告诉我们，对于强大的主流话语，仅去挑战它是不够的，我们必须用一种更具有说服力的讲述来取代它。在下文中，我试图颠覆美国范围内大家对肥胖问题的认知，不再斥责肥胖、不再宣扬健康、不再关注经济成本，我要从道德和政治归属感、个人代价和社会成本及社会不公等众多层面，讲述一个更值得深思的故事。为此，我们先来看看"肥胖歼灭战"是怎么运作的。

"肥胖歼灭战"是如何运作的
——第一部分：健美、苗条的身体公民

　　那么，"肥胖歼灭战"是怎么运作的？在试图将全美都变得纤瘦的过程中，它究竟做了什么？

身体公民的诞生

要回答这些问题，我们需要追溯到约 150 年前，即 19 世纪晚期的美国，那时候肥胖刚刚被当作一个突出的政治和文化问题。在埃米·厄德曼·奥法雷尔描写的肥胖文化史中，记载了仇胖文化的演变过程。19 世纪 60 年代，仇胖文化渐渐抬头，当权者开始将体形当作重要标志，衡量一个人是否有资格享有完整的公民权益和权力。（Farrell，2011）肥胖开始被比喻成会给美国带来威胁（例如：贪婪和腐败）。20 世纪初，肥胖者被认为是绝对适应不了现代生活带来的压力和乐趣——包括公民责任和权益。也就是说，只有苗条才被认为是符合现代文明的。20 世纪初的美国，拥有正确体形——纤瘦——的人才被认为是优质公民，才会在公共场合拥有一席之地，才被认为有资格享有公民的权利和义务。至少从那时开始，体重问题在美国彻头彻尾成了政治和道德问题。

社会思想家创造了"身体公民主义"一词，用以描述按照体形特征划分的新型政治类别和公民观。美国和其他西方国家有影响力的理论家认为，公民不应再单纯被定义为拥有法律地位和宪法赋予权利与义务的主体。与此同时，公民还是一个社会存在，需要承担社会责任、具备集体意识。（Rose，1999；Rose and Novas，2005）自 20 世纪初，高尚的（身体）公民的社会责任之一，就是要保持特定的体形：最初仅仅是要瘦；及至 20 世纪末，就演变为健美而苗条。在本书中，我将这些卷入"肥胖歼灭战"旋涡中的新型身体公民称为健美而苗条的身体公民。❶ 如今高尚的身体公民的基本任务就是管理好自己的健康，保持医学意义上的"正常"体重和

---

❶ 另有学者（Halse，2009；Guthman，2011）使用"身体公民"一词形容当今世界中为体重感到焦虑的人们；而本书中的"身体公民"并不一定是健美苗条的。笔者采用了其他学者的理论基础，但也通过本词阐述了"肥胖歼灭战"究竟是如何展开的，以及给人们的现实生活带来了怎样的影响。

健美身材。值得注意的是，这需要公民的积极参与和社会的广泛关注。高尚的身体公民有两大相互关联的职责。首先，管理好自己的饮食、运动和体重，因为自己的身体是要为包括自己在内的整个社会服务的。美国前卫生与公共服务部部长直言："所有美国人都应该减重 10 磅，以示爱国。"（Rosenblatt，2001）不能控制体重的人就被看作是劣质公民，因为这就意味着此人无视构成良序社会（即健康而富有生产力的社会）所必需的共同利益。

对高尚身体公民的要求也越来越高。如今，要成为健美苗条的身体公民，就需要持续监测自己的体重，执行严格的饮食与运动计划，避免一切可能给体重带来风险的行为，以稳定在正常的 BMI 值范围内，进而拥有健康的体质。（BMI 值即体重身高指数，是用人的身高和体重计算出的一个数字，广泛用于衡量人体肥胖程度以及健康风险。具体来说，体重身高指数等于体重除以身高的平方。）因为理想的完全健康状态是永远不可能达到的，所以需要付出不懈的努力，永保高度的警觉。有一个名词是用来定义过度关注身体之现象的，即健康主义。熟悉这个词语的美国人可能寥寥无几，但很多人都在依此行事。健康主义是由政治理论家罗伯特·克劳福德于 1980 年定义的，它描述了自 20 世纪 70 年代中期开始，美国中产阶级将健康赋予道德意味的现象。（Crawford，1980）随着健康危机被一再强调，以及一系列新型健康运动（包括自救自助运动、天然食物运动、全身心健康运动、妇女健康运动及跑步潮、节食潮及美体潮）的兴起，健康主义者将健康定义为一种高于一切的超价值。（Crawford，2006）❶ 健康成了生活中一切美好事物的标志，定义优质生活及追求优质生活的标准之一——甚至往往是唯一标准——就是是否专注追求个人健康。人们越来越倾向于按照在健康实践中的成功程度进行自我定义，因此健康也成为自我身份的重要决定因素。

---

❶ 尽管表述方式不尽相同，但 Metzl 与 Kirkland（2010）也论述了健康正逐渐转变为"新的道德准则"。

尽管经济、政治、环境等对人的健康水平更具决定性，健康主义却不着眼于这些条件，而是局限在个体层面讨论健康和疾病的问题：健康被说成是所有个体的道德义务，不健康就意味着个体的失败。他们给出的消除健康隐患的办法也同样是个人层面的。（Crawford，1980、2006）在 20 世纪 90 年代及 21 世纪初，"肥胖歼灭战"不仅吸纳了美国文化中的健康主义观念，而且整个战役都是以健康主义思潮为中心建构和展开的。如今，人们拼命想要保持苗条、健美、健康，这正是健康主义的鲜明体现。"肥胖歼灭战"强调，要对体重负责的是每个个体，而不是社会整体，从这一点上也可以看到健康主义色彩。大多数公共卫生领域的政府官员不去规制食品公司，不去重建人们的既定生活环境，甚至不去管控对健康有害的食品，反而都把精力花费在指责甚至羞辱个人、以敦促他们"对自己的健康负责"上。尽管随着时代的发展，事情开始发生变化，但将体重看作个人责任的观点却仍不容动摇。

自 20 世纪 80 年代起，无论是价值观还是社会机构都被市场经济（或"新自由主义"）理念所引领，这就弱化了国家的功能，同时强化了市场经济中个人的作用，个人可以自行决策，且需要为此负责。以苗条、健美为主要标识的健康成为在极富竞争性的政治经济环境中证明个人能力的一种方式。政治经济学家朱莉·格思曼在她的代表作《体重是个门槛》一书中指出，20 世纪 80 年代兴起的保健管理引发了对优质公民的重新定义，加入了这样的要求：优质公民就是最少占用国家医疗和福利资源的。（Guthman，2011）在保健管理语境下，健康必须服从市场逻辑，不健康就意味着加剧保健系统的经济压力，从而被认为损伤了国家利益。优质公民就是那些通过调整自己的生活方式，对自己的健康负责，从而为政府的保健事业减轻压力的人。之所以治疗肥胖症的成本被认为是庞大的公共负担，与源起于"肥胖歼灭战"宣扬的个人应该为国家所承担的公众健康成本着想的理念不无联系。自 21 世纪以来，医疗新闻和医疗广告不断在强调我们面临越来越多的健康危机，这就不可避免地导致我们越来越担忧自己的健康状况。（Crawford，2006）如今，健康是如此正确的价值取向，以至于不接纳它，或是不进行毫不松懈的自我监管、不遵守健康信条简直就是不可理喻。由于体形可用以衡量个体健康（至少如某些论调所言），如今我们追逐的不光是米歇尔·福柯和底波拉·拉普敦相继提出的"必须健康"（Lupton，1995）❶，而且还是"必须苗条"。

追求完美身材具有深刻的道德意义。"肥胖歼灭战"的核心关注点——我们都应趋之若鹜的标准的或"正常"BMI 值——有说教的作用，它将我们划分为两类美国人：低 BMI 值者和高 BMI 值者（瘦子和胖子），好人和坏人。苗条被认为是极有价值的、令人向往的、必须保持的，苗条和肥胖代表着道德水准的两个极端，前者是高尚的自律和自控，后者是卑劣的自我放任。❷ 对优质公民的奖赏无止无休。那些拥有健美、苗条身材的人在文化层面被歌颂，在社会层面被赞扬。无数证据显示，他们在生活中的方方面面都享受特权：他们更容易获准参军、从政、从警或其他相关职位；他们所需交付的医疗保险金和医疗补助金更少；他们享受的保健医疗水准更高；他们的收入更高，升职机会也更多。❸ 无论是在广告、娱乐、新闻等传媒界还是公共卫生通告中，他们都被塑造成正面形象，并享受着被誉为"优质美国公民"所带来的荣誉感。劣质公民——不光指那些极胖者，所有 BMI 值不在正常范围内的都被视作劣质公民——则在文化上被贬斥，在社会中被排斥，承受着生活中无处不在的肥胖歧视。在某些方面，他们无法享受国家提供的服务和雇用机会；他们被保健机制羞辱，被雇主歧视。而且，对肥胖的歧视现在越来越严重，根据一项调查，在过去十年中，对肥胖的歧视已经增长了三分之二。（Puhl 和 Heuer，2010）这一结论是许多研究不约而同发现的，也为奥法雷尔提出"如今的肥胖歧视已经严峻到肥胖者经常被当作非人对待了"的观点提供了实际依据。人们不光认为侮辱肥胖者是可以接受的，而且

---

❶ Foucault 的原文是"健康的重要性：既是个人的责任又是集体的目标"（1984，277）。
❷ Halse（2009）将有 BMI 的说教称作"美德教育"，以强调其与生俱来的道德特质。
❸ 关于此问题在女性群体中的研究（见 Fikkan 与 Rothblum，2012）。关于公共卫生中的体重羞辱，研究文献迅速增多，有代表性的见 Puhl 与 Heuer，2009，2010；Puhl 与 Latner，2007；Puhl，Peterson 与 Luedicke，2013。

还认为这样待他们是理所应当的，因为这些肥胖者被看作是危害社会的异类而邪恶的人。如今，肥胖已经变成了损害个人信誉和违反生命规律的耻辱象征，以至于人们要极力消灭它。

身体公民社会：社会成员互相监管

"肥胖歼灭战"的最直接目的就是将肥胖、超重的美国人变成苗条、健美、得体的身体公民，以保证美国无论是在体格上还是在经济上都重新健康强壮。鉴于减肥疗法收效甚微，更现实的解决办法是预防肥胖。这意味着孩童和青少年都成为重点关注对象。将肥胖描述为"流行性的"甚至是"来自美国内部的恐怖主义威胁"——这两种说法都将肥胖看作是失控而危险的公敌——还使用了军事用语来强调"肥胖歼灭战"的紧迫性，打着消灭威胁和重复美国人的健康的旗号来强调"肥胖歼灭战"所采取的极端性和歧视性手段的正当性。

由于健康是如此重要的——甚至可以说是首当其冲的——价值取向，所有相关的社会机构都应该负起打击肥胖的责任。事实上，"肥胖歼灭战"的发起者也确实成功地动员了美国社会的所有主要部门参与"肥胖歼灭战"。可以说，美国政府当今最重要的任务之一就是打击肥胖，这一说法并不过分。除了白宫这个"让我们一起动起来"运动的起源地以外，还有健康和公众服务部门（DHHS）下的至少九个联邦政府机构都将肥胖问题提上了议事日程。❶ 但政府举措只是全社会已经展开并将持续展开的视肥胖为洪水猛兽的"肥胖歼灭战"的开始。在联邦公共卫生总监办公室发出的"行动起来"的呼吁，部署了一系列涉及家庭、社区、学校、保健企业、媒体、网络、和工作单位的战略方针。（美国联邦公共卫生办公室，

---

❶ "Organizational Chart of Governmental and Non‑Governmental Agencies Addressing Food Policy and Obesity", May 2010, yaleruddcenter. org/resources/（accessed July 25, 2013）.

2001）社会各界也确然积极配合。学校成为了抗击肥胖运动的主力军，开展体测以监控学生的体重情况，在学校食堂提供健康食物，并限制自动售货机供应垃圾食品，建立体重报告卡机制等等，措施不胜枚举。医生正在用种种手段处理肥胖症问题；与此同时，科研人员夙兴夜寐地研究肥胖的生物学原理及其对健康的影响。各个领域的企业都在研制并推广种类繁多的减肥产品——包括跟踪饮食和运动情况的手机软件、降低食欲的减肥代餐❶等——甚至为自家员工设立减肥健身项目。如此种种不胜枚举。减肥无疑已经蔚然成风。

　　然而，这场改革的推动者却是如你我一般的普罗大众。如前文所述，身体公民必须留意他们自己的饮食、运动和体重，甚至光是留意自己还是不够的。就像社会学家克里斯汀·哈尔斯所说的那样，帮助身边人——包括家人、朋友、同事甚至是全然陌生的人——减肥并敦促他们成为优质公民以维护国家福祉，这也是身体公民的责任。（Halse，2009）如果肥胖正在危害美国，那么帮助体重过重且（显然）不健康的群体减肥并保持健美就是优质公民的公民义务和道德责任。因而，一个优质公民肩负着两大社会责任：监督自己和敦促他人。在接下来的章节中，会出现监管幼弟幼妹的长姊、训斥侄儿侄女的婶婶、嘲讽"懒惰"运动员的教练、平常并无往来却置喙他人晚餐营养搭配的邻居。这些人不是天生刻薄多嘴，他们只是遵从文化准则，帮助他人做出健康的抉择，保持苗条的身材。在他们这样做的时候，每个人都感觉自己的选择和体形占据着道德制高点。

　　这些朝乾夕惕的身体公民是我们理解"肥胖歼灭战"的进行方式及结果如何的关键所在。"肥胖歼灭战"的进行方式就是创造自命高尚的身体公民并要求他们不仅自己保持医学规定的健康体重，而且还需劝诱他人通过节食和运动达到正常体重。也就是说，"肥胖歼灭战"让个体和社会背负着塑造此战定义的理想身材的主要责任。结果就是整个社会都成为了一

---

❶ 最新研发见 Weintraub，2014。

个关注甚至痴迷于体重和体重控制的身体公民社会。这也正是我们的社会现状。"肩负双重责任的身体公民"这一概念从未被应用到美国（或其他任何国家）的"肥胖歼灭战"中，但我们即将看到用其描述美国社会的现状是多么的合契若神。

"肥胖歼灭战"是如何进行的
——第二部分："肥胖谈"、肥胖论、肥胖学

"肥胖谈"是自命高尚的身体公民用来游说"劣质""病态"公民蜕变为优质公民的最重要工具。人类学家咪咪·李希特在她 20 世纪 90 年代的身体文化代表研究《"肥胖谈"：姑娘们及她们的双亲是如何看待节食的》一书中，创造了"肥胖谈"一词，用以描述几乎家家户户都在发生的这样一种谈话：少女们总是说着自己的身材不好，最具代表性的话语就是"我太胖了！"（Nichter，2000）本书延伸了脱胎于此的"肥胖谈"的意思，用以指代以体重为主题的日常谈话——一切与体重相关的谈话都涵盖在内，并不限于那些声称自己太胖了的谈话——这些谈话通过日常交流、媒体、网络、书面材料、图像、视频等途径在我们的流行文化中传播。"肥胖谈"并非"说说而已"，还往往伴随受法律和道德支持的具体实践。比如，医生会根据病人的 BMI 值判断病人的体重是否正常，据此决定病人是否需要减肥，医生的整个诊断流程是不容置疑的，因为法律赋予了医生诊断、治疗肥胖症的权责。与"肥胖谈"相伴相生的此种无言的实践不胜枚举：教师将运动作为作业布置给学生，家长将家里的糖果清理一空，更有甚者，没有人愿意和肥胖的同学做朋友。"肥胖谈"及与之相关的文化实践对社会的影响巨大，但又是无形的。

"肥胖谈"

正如前文所述，这场全民参与的抗击肥胖运动令"肥胖谈"蔚然成风。关于体重、节食、运动等的议论在社会生活的每个领域都无处不在。"肥胖谈"逐渐成为社会常态，成为人们建立友谊、发生争论乃至相互交流的"开场白"。用现实生活中发生的一个例子来佐证这个观点再合适不过了。卡丽（化名），一个来自加州长滩的 18 岁姑娘，曾自省自己究竟有多经常嘲讽他人的体重，而她的结论却令她自己都感到惊讶，因为她似乎无时无刻不在这么做。

　　我好像一直在有意无意地拿别人的体重找乐儿，当然，我拿他人的体重开玩笑并不意味着我要故意去伤害他人；这不过是我展开对话或调侃对方的友好方式。意识到这一点后，我开始反思这样的玩笑开了多少次，针对过多少人？结论是，我几乎频繁地取笑过同［宿］舍的每个人。

　　本学期刚开学，我和一群舍友去吃午饭。坐在我旁边的是山姆，他沉默寡言，我都不知道怎么和他搭话。过了一会儿，我注意到他吃了皮佐科饼干❶，接着又吃了一块。我要找的话题终于来了！我假装被这个小胖子连吃两块高热量皮佐科饼干的行为彻底惊呆了，开始以此开玩笑。此后，每次见到他，我都会拿胖取笑他，特别是他正吃东西的时候。最近，他开始报复，也针对我的体重开玩笑。每见到我，他都装作跌跌撞撞的样子走过来，说我太胖了，产生了这么强的万有引力场。虽然我知道我很瘦，这仅仅是一个玩笑，但自己吃东西的时候还是会受这句话的影响。［SC 255］

---

❶ 皮佐科饼干，即一种在温热的巧克力饼干上浇冰淇淋的甜品。

所有关于体重和食物的玩笑，即使既友善又含蓄，也都会对人产生实际影响，唤醒人们的体重意识，进而促使人们痴迷于节食和锻炼。著名的《新英格兰医学杂志》在 2007 年刊发了一份研究，该研究认为，体重问题是社会性传染病，通过社会交际传播；如果你的挚友、兄弟姐妹或配偶患上肥胖症，那么你自己患此症的概率也会变大。然而，邻居的体重对你几乎不构成影响，这就排除了环境造就此种影响的可能。（Christakis 与 Fowler，2007）关于体重相互传染的原因，学者们各执己见。（Hruschka 等，2011）❶ 该研究的作者认为，人们会趋同于自己挚友的体重。这确是实情，但这还可能与生物学传染机制有关系。（Power 与 Schulkin，2009）胖（和瘦）通过社会交际传播的另一个重要渠道就是"肥胖谈"。让我们继续讲述卡丽的故事：

> 山姆可不是唯一被我嘲笑体重的人。由于我一直对朋友们的体重品头论足，他们也似乎开始评论我的体重。他们是在开玩笑，可我的脑海里却时刻存留着他们的玩笑。上大学前，我一直都觉得我的体重相当完美，可是当我发现自己的体重增加了 10 磅时，我真的吓坏了。我觉得我变胖了，而且还在继续发胖。每次吃东西我都有心理负担，担心吃下去的东西是否会让我发胖。可能是我被纤瘦标准洗脑了吧。在这里，每个女生似乎都是超级骨感的，而且吃得特别健康：拒绝软饮，只喝白水，总是吃沙拉。所以当我自己吃了带有软饮的垃圾食物时，我开始觉得害臊。在上大学前，我从没在意过我穿什么和怎么吃，可是这所大学满眼都是骨感的女生，我变了。[SC 255]

卡丽认为，通过"肥胖谈"，人们先是有了体重意识和饮食意识，随后，这种体重焦虑开始产生传染性，在朋友圈内快速传播。

---

❶　一些学者也在方法论层面质疑了研究成果（Lyons，2011）。

肥胖论

尽管卡丽描述的这种"肥胖谈"值得注意，但这只不过是"肥胖论"中的一小部分，谈话部分而已。我把"肥胖论"定义为一套复杂、自成体系、跟时代相关的知识体系，构建了该如何讨论体重及与体重相关的话题，并引发了众多后果，其中许多都是本无意引发的。❶ 肥胖问题从来都不是独立的，但它所依托的话语体系今时已不同于往昔。比如，在中世纪，肉感是活力和富有的象征，贪食却被宗教定义为一宗罪。（Stearns，2002；Vigarello，2013）19 世纪，肥胖则是违反审美准则的。如今，随着体重的医疗化，"肥胖论"越来越倚重科学理论，以最大化人体生理机能为目的。在如今的"肥胖论"中，科学深深影响着政治决策。

基于体重的科学定义，如今的"肥胖论"建立了以 BMI 值为标准的体重对照表：BMI 值处在 18.5 ~ 24.9 被划为"正常"，25 ~ 29.9 属于"超重"，30 及以上则为"肥胖"，而 18.5 以下属"过瘦"。"肥胖论"不止规定了理想身材的标准，并劝诱所有人都追求正常身材，还划分了评判身材的法则，令人们据此自行归类。尽管苗条久已是文化情结，如今超重和肥胖的人——也是"肥胖论"的主要目标——不再只是被认为不具吸引力（以及品格有瑕疵），还被一些基本的生理常识定义为"异常"或是"有缺陷"的。因为他们有缺陷，所以他们就需要治疗。由于"肥胖论"是基于生理医学的，异常的体重被认为是一种慢性疾病，需要根据最先进的医学实践治疗，主要方法就是节食和运动。（Barlow 与专案委员会，2007）如今，定期监测所有就医人士（包括成人和少年儿童）的体重、诊断并治疗体重"疾病"已经成了医生的天职。（美国卫生研究院、美国国家心肺

---

❶ 笔者对"论"的理解是受到了 Foucault 的影响，尤其是他关于诊所（1975）和性（1978）问题的科学医学论的影响。

血液研究所，1998）因此，"肥胖论"首先瞄准需要使体重减到正常指标的肥胖人群，并指导他们采取节食、运动等各种措施以达到正常体重，成为生理意义上的正常人。这就是我前文提到的"政治决策"的含义。

核心的"身体迷思"

"肥胖论"是关于身体——或者说，生物学——的一套理论，"肥胖论"使各路专家（包括医生、公共卫生专家、体育老师等）得以成为体重问题和体重管理问题的权威人士。这些专家倚仗生物科学和生物医学在普罗大众中仍不容撼动的文化权威性，所言皆被奉为真理，几乎没人挑战他们的权威。

然而，科研人员和医护人员却面临着这样的困难：尽管他们能够确诊超重或肥胖之病，却找不到可靠的办法治愈此病并让他们的患者恢复"正常"或"健康"。当肥胖问题在 20 世纪 90 年代中期首次引起关注时，人们的关注重点是缺乏对抗肥胖的有效疗法。比如，1994 年的《美国医学会杂志》（JAMA）在描述 20 世纪 70 年代以来愈演愈烈的肥胖现象时，就使用了"尚未发现长久、有效、可操作的预防或治疗手段"的语言。（Kuzcmarski 等，1994）然而，当抗击肥胖运动上升到一场全美战役，人们需要更多的希望而不是无奈时，就没多少人关注有效疗法的缺失了；而到了 21 世纪初期，公众人物又将注意力转移到了儿童身上，（理查德·卡莫纳）声称肥胖是"完全可以预防的"，（米歇尔·奥巴马）声称幼年肥胖是"可以解决的"（Carmona，2003；White House，2010）——尽管在找到治疗或预防肥胖症的有效方法上并无重大进展。

遗传和环境是肥胖的重要决定因素。因此，不难解释为何在生物科学领域至今仍未找到肥胖的根治方法。事实上，专家文献阐明，对大多数人来说，安全、可靠、效果持久的减肥方法几乎不存在。一篇针对限制卡路里摄取的节食方法的研究的文献综述显示，节食通常只有短期效果，起初虽能减少体重的百分之五至百分之十，但绝大多数节食者的体重还会反弹回来。（Mann 等，2007）❶ 约有三分之一到三分之二的人，反弹后的体重会超过节食前。而且，随着测重的时间不断拉长，他们的体重也相应增加。奇怪的是，即使那些一直坚持低卡路里饮食的人，过一段时间，体重也会反弹。体重的增加，包括令人生厌的体重不断反弹（体重增减无常），本身会导致健康问题。总之，节食既不能保证持久的体重降低，而且对健康也没什么好处。运动对健康和健美倒是有明显的好处，似乎有助于保持减肥的成果，但光靠运动来减肥却几乎不可能。如前所述，减肥药可能导致严重的健康问题，而且减肥效果微乎其微。至于手术减肥法，如胃束带手术或其他减肥手术，都非常昂贵，健康风险极高，长期效果也不明确。（Pfeifer，2011）对那些想帮助病人减肥的医生来说，这种情况确实令人沮丧。

然而，许多——甚至大部分——医疗和公共卫生从业人士仍然深信，肥胖症的确是一个公共卫生危机，严重威胁了患者的个人健康。他们因而采取了两种应对措施。第一种是承认个体治疗效果极为有限，因而应该对所谓的致胖环境进行社会性干预。这一措施的著名倡导者包括前任纽约市市长迈克尔·布隆伯格（2002—2013 年在任）。为了对付肥胖症，他们禁止餐馆使用反式脂肪酸；严格控制营养标准，不向市属学校、老年中心、医院等单位供应垃圾食品；在城市道路上增加自行车道；发起醒目的广告宣传以提高公众的减肥意识；争取禁售含糖的家庭装大瓶饮料（尽管失败了）。❷ 在公共卫生领域，肥胖症研究员凯利·布劳内尔，耶鲁大学 "路德食品政策与肥胖研究中心" 的创始人，提出了一系列措施，以期对有害环境进行改造。❸ 这些措施，以及其他各种为预防儿童肥胖做出的各项努力，

---

❶ 有关减肥手术的研究见 Puzziferri 等，2014。
❷ 关于布隆伯格的健康方案，见 Gratzer，2012。
❸ Brownell 与 Horgen，2004；也可见 www. yaleruddcenter. org。2013 年，Brownell 离开了耶鲁大学，到杜克大学任教。2015 年，路德中心迁至康涅狄格大学。

尽管理想很美好，然而现实收效却相当有限。❶

第二种措施仍认为，体重过重者能够成功减肥，并能保持减肥成果（或是坚信只要确保儿童时期不肥胖，一生也不会超重），这种肥胖疗法不如称之为"经验式"疗法，是一种侥幸的减肥疗法。"经验式"疗法基于一些医生的某些经验，他们宣称，通过众所周知的低卡饮食和增加运动，可能会起到减肥的作用。在 20 世纪 90 年代末期之前，尽管肥胖者为数不少，肥胖却从未被当作真正的疾病来治疗，因此，那些被认为或许有效的"疗法"只是一些零星分散的信息。为了倡导此种措施，美国儿科学会的专家委员会曾制定了一套初始的诊疗儿童超重的指导方针，并承认这些准则并不基于医药理论，只是为响应公众的急切呼吁的一种实用主义办法：

> 儿童和青少年的肥胖是最棘手的疾病之一；这里给出的办法是为那些渴求评定和控制孩子体重的人士提供的重要的尝试性实践建议；这其中的许多办法也可以被用于预防肥胖。由于有关肥胖问题的研究很少，我们给出的评估和治疗方法几乎都没有实证基础；然而，它们的确代表了一组治疗儿童和青少年肥胖症的专家的共识。（Barlow 与 Dietz，1998）

从那以后，针对儿童肥胖症的医疗指导方针就越来越多，且越来越富实证基础。（Barlow 与专家委员会，2007）但是这些指导方针仍将重点放在强调其局限性上，尤其强调在保健医疗中预防肥胖和治疗肥胖的局限性。对于成人来说，虽然治愈肥胖症仍不敢想，但医生强调，新研制的药物和医疗设备已经可以在一定程度上减轻体重以提升生活质量。

官方倡导以 BMI 值为诊断肥胖和健康风险的主要标准也具有类似的实用主义性质。尽管有着众所周知的局限性（接下来就将详述其局限性），

---

❶　在面向儿童的方案中，在学校开展的预防项目取得了有限的成果。美国国家医学院认为，美国在评估对肥胖症的预防成效上比较落后。

但儿童肥胖诊症疗准则和与之相似的成人肥胖症诊疗建议也都推荐以 BMI 值为诊断标准，因为它容易计算，且世界通用。（美国联邦公共卫生办公室，2001）

这种个人体重管理的"经验式"疗法意味着"肥胖歼灭战"引入的许多科学理论被提出者本身都认为是可疑而有争议的，但因"解决肥胖症刻不容缓"，只好向这些实用主义的疗法妥协"。于是，这些理论在医院、学校、新闻、推广节食及运动产品的广告、公共传媒和日常会话中广泛流传——它们打着的科学的旗号而且附和者众，因而看似真实、可信。我把这些指引着医学干预和大众行为的关于身体、体重、健康的真理称为"身体迷思"——之所以用了"迷思"一词，是因为它们是文化常识的一部分，即使在医学界存在争议，仍被推崇着。

本书描述的案例基于六个核心身体迷思：

1. 体重是可以为人所控的；通过节食和运动，每个人都能够减肥成功并保持减肥成果。减肥疗法是有用的；如果没用，一定是因为减肥者的意志不够坚定。

2. 父母（或是其他的监护人）可以控制孩子的体重——至少可以起到极大地影响作用。

3. BMI 值是检测肥胖程度和健康威胁的可行可靠手段。

4. 肥胖或超重不光是其他疾病的诱因，它们本身就是一种病。

5. "正常"体重意味着健康；"异常"体重一定是不健康的。

6. 肥胖和超重会导致一系列的其他疾病，其中不乏严重的、甚至致命的疾病。

不幸的是，这些没有一个是正确的。或者说，每一条都是屡遭非议的，因为体重科学本来就是充满矛盾和争议的。让我们对以上的"迷思"一个一个讨论，并引入一些肥胖研究泰斗的研究成果，其中有些人士参与了肥胖接纳运动（FAM）。❶ 生物、基因、环境（包括社会环境、人为环境、自然环境）对体重都存在影响，这意味着个人对体重的影响力是有局限性的。前文引述的研究显示，尽管一些人天生就幸运地拥有好基因，因而能够拥有"正常"体重并保持下去，但大多数人都没这么幸运，常见的减肥疗法收效不大，且不能持久（这与身体迷思 1 形成了鲜明的对比）。医学界都明白，想长久维持减肥成果是非常困难的，但在"肥胖歼灭战"立足的政治经济愿景❷中，人们都坚信科技可以解决一切问题，因而维持减肥成果的困难性并不曾被宣传给家长和公众。如果人们对自己体重都只有有限的控制能力，他们的监护者就更无能为力了（参照身体迷思 2）。当然，父母可以控制孩子吃什么，并教育孩子要选择健康食品、养成运动习惯，但除此之外，他们很难有其他建树。

BMI 值的局限性在生物医学和公共卫生界已尽人皆知，它被看作是一种有用但并不十分准确的肥胖症测定手段。事实上，BMI 值就是为监测——而非确诊——肥胖症所造的。然而，BMI 值如今却被广为应用于确诊肥胖。即使确有"理想身材"，但 BMI 值没有将身体组织（肌肉、骨骼、肥肉）的差异性以及性别和种族/族裔的区别考虑在内。BMI 值所能准确测定的成年人体脂肪水平至多不过 60% ~ 75%（Ross，2005），且它没有办法测定脂肪的性质和贮藏位置，然而，众所周知，不同性质、不同贮藏位置的脂肪对健康的影响也大不相同（身体迷思 3）。❸

肥胖（以及超重）真的如身体迷思 4 所言，本身就是一种疾病吗？越来越多的机构将肥胖认定为一种病——2013 年 6 月，美国医学联合会（AMA）也如此认定，但这一定论是充满争议的。诚然，AMA 是依据成员

---

❶ 关键的肥胖症研究学者做出的主要学术贡献包括：Gaesser，2002；Campos，2004；Gard 与 Wright，2005；Oliver，2006；Campos 等，2006。主流的医学和公共卫生期刊中有时也会出现对于此学科的评论。

❷ Novas（2006）在关于患者组织对所患疾病的相关科学发展的支持的著作中使用了这个词语，意指相信科学技术终能带来解决方法、相信政治和经济的重要性。

❸ Lavie 和 Loberg（2014，54 – 63）实践性地论述了体外脂肪（相较于内脏脂肪或腹部脂肪）有较低的共病风险。

的投票结果将肥胖定义为疾病的，但其专家委员却执反对的观点，认为肥胖不应被定义为疾病，因为用以界定它的指标，BMI 值，过于简单化且有缺陷，此外，肥胖并没有明确的发病症状。（Pollack，2013）由 BMI 值范围界定的肥胖、超重、正常、过瘦之间并无明确的可区分症状，因而不应将体重状况直接与健康状态挂钩（身体迷思5）。其实，BMI 值和新陈代谢之间的关联也极富多变性。在如今的美国，足足三分之一的肥胖者代谢正常，而四分之一的体重正常者有代谢问题。（Lavie 与 Loberg，2014）在日常生活中，将 BMI 值与健康挂钩是很有问题的。

　　最后一个迷思看似是最强有力的，似乎也是最靠谱的，但它实则也是有问题的。无论是成人还是儿童，肥胖都与一系列严重的疾病有数据相关性。疾控中心（CDC）称，肥胖儿童更容易患上心血管疾病（高胆固醇、高血压）、前驱糖尿病、骨骼病、关节病和呼吸困难。长期来看，他们有患上成人肥胖症的风险，因此成年之后罹患心脏病、2 型糖尿病、中风、癌症以及骨关节炎的风险就更大。然而许多学者强调，尽管这些疾病与肥胖有相关性，但是却并无因果关系。科学研究显示，并非肥胖本身导致了这些疾病，致病的是迅猛增重的过程导致的一系列复杂的新陈代谢变化。本应处于惰性状态的脂肪组织随着增重变得活跃，其新陈代谢越来越活跃，直至无法与其他的器官系统相平衡，就导致了可能危害健康的一系列变化。（Lavie 与 Loberg，2014；Power 与 Schulkin，2009）心血管疾病专家卡尔·J. 拉维认为："'肥胖'像是中间人，它可以恶化已有的健康问题，还可以加重慢性疾病，导致早逝。"（Lavie 与 Loberg，2014）生物学家迈克尔·鲍尔和杰伊·舒利金针对以 FAM 为代表提出的"肥胖者也可以很健康"的言论指出，肥胖者在短期或中期内确实可能代谢正常。然而长期来看，他们身上多余的脂肪还是很可能令他们生病。（Power 与 Schulkin，2009）❶

---

　　❶　这一论点的依据来自于一项研究的结果，该研究对比了新陈代谢正常的肥胖者和体重正常者，发现长期看，肥胖者即使新陈代谢水平正常，面临的健康风险也越来越高（Kramer 等，2013）。然而，并非所有人都认同这一观点。

"肥胖悖论"使得问题越来越复杂，"肥胖悖论"显示，对于那些身患重病的人来说——无论是心血管病、关节病、肾病、糖尿病还是癌症——肥胖或者超重实则可以起到保护作用，肥胖的患者比苗条的患者活得更久。（Lavie 与 Loberg，2014）拉维，《肥胖悖论》一书的作者，是这样解释这一谜题的：当我们年轻而健康之际，患上肥胖症自然会在几年后导致疾病。然而，对于上了点年纪的人来说，还是多长些肉好。若是理想体重单以健康和死亡率衡量，就很难给出一个通用标准，应当根据年龄、性别、基因、心血管情况和病史等具体情况进行具体分析。（Lazar，2013）以拉维为代表的一些科学家极力主张，在讨论包括心血管疾病在内的健康问题时，应当把关注点从体重和 BMI 转移到新陈代谢状态上来。

尽管这些常识存在各种问题，对此的争议却仅仅局限于专业著作中。几乎没有一本是大众读物（也许拉维的书是个例外）。大约十年前，包括保罗坎·波斯，格伦·加塞，埃里克·奥利弗，和其他一些评论家与 FAM 联手，试图将这些争议点公之于众，但他们的意见总是被医学界边缘化，甚至干脆被忽略。❶ 公众对这些问题一般不太在意，除非某家科普读物刊登了挑战"身体迷思"的、具有争议性的新发现，才会引来人们的短暂关注。然而，当一个有争议的话题出现在主流媒体时，普通大众却很难分辨是非曲直。

举例来说，2013 年初，JAMA 上发表的一篇论文依据最新数据证实了由来已久的发现，即 BMI 值落在超重和轻度肥胖范围的人相比于 BMI 值正常的人死亡率更低——这个发现是可以质疑肥胖者和超重者面临更高的健康危机的说法的。（Flegal 等，2013）这些由 CDC 的科学家研究得出的结论迅速登上了《纽约时报》等报刊的健康版面，并得到了广泛关注。（Belluck，2013）然而它们立刻就引发了争议，几位颇具影响力的肥胖症研究专家称，这项研究在方法论上存在漏洞，因而不足为信。（Miller，

---

❶ 关键的肥胖症研究学者做出的主要学术贡献包括：Gaesser，2002；Campos，2004；Gard 与 Wright，2005；Oliver，2006；Campos 等，2006。主流的医学和公共卫生期刊中有时也会出现对于此学科的评论。

2013）在全美公共广播电台的一个采访中，哈佛公共卫生学院的一位著名营养学家把这项研究称作"根本不应该浪费时间去读的一团垃圾"，还特别召开了一个专家研讨会来批判它。几个月后，大不列颠顶级的科学期刊——《自然》——罕见地在一篇编辑部社论中公开批评了此营养学家，因其使用了"垃圾"这种充满轻蔑且黑白分明的语言。（Swidley，2013）显然，在肥胖症可能导致的健康问题上，科学界也是各持己见的。事实上，回顾由肥胖研究专家（以及一些当年的参与者）划定的肥胖研究的一些历史关键阶段，可以看出在这一领域中，有关基础理论的争论激烈而广泛，虽历经数十载却未曾平息。❶ 但普通大众却并不知晓这些争议。即使一些相关争论被公之于众，一般大众也因并不具备获取内部研究数据的渠道而感到迷茫又忧虑，也缺乏真实的信息以支持自己的行动，因而还是会选择相信已经根深蒂固的"身体迷思"。

尽管具有影响力的公众人物正在投入越来越多的努力，力求改变这个致胖环境，减肥过程中的个体责任却依旧被医生、学校、社会媒体和公共文化一再强调。因而，主流的身体公民主义仍像过去 15 年来一样影响深远。抗击肥胖运动是建立在有争议的根基上的，这引发了令人担忧的伦理问题，以致体重过重者被认为是病态的，并不断被敦促着减肥，然而现有的减肥手段非但对大多数人无效，还可能严重危害他们的健康。事实上，体重过重者是被要求完成不可能完成的任务，还因其没能完成而遭到整个社会的惩罚。有关医学伦理和社会正义的问题应该得到针对性讨论。

说教式和侮辱式"肥胖谈"

"肥胖歼灭战"背后错综复杂的驱动力可以帮助我们理解其强大却被

---

❶ 如 Lavie 与 Loberg（2014，esp. 92 - 117）关于超重与死亡率的论争，又如 Boero（2012，16-39）对将肥胖与否作为首要健康指标的抗争。最系统的分析当属 Saguy（2013）对把肥胖当作一种问题的可信性提出的质疑。

熟视无睹的社会影响。第一，这可能是最重要的，就是对自我认知和主体性的影响。这里的主体性是指令我们变得与众不同的个人能动性——我们的观点、情感、信仰和希望。主体性决定了我们的行为——我们采取什么行为，我们如何对待他人，等等。人都是有多重不断变化的身份的——家庭身份、职业身份、身体身份，等等。研究发现，人们的个体意识是通过所在环境中的社会舆论（包括科学言论和政治言论）决定的。（Butler，1990；Bordo，1993）譬如，教堂中的宗教言论可能会使聆听者变为经常去做礼拜的虔诚信徒。而有关体重的言论可能会使聆听者为自己身上的脂肪羞愧不已，变为一个焦虑的减肥者。本书将展示，人们基于体重的主体性是如何产生的——尤其是对于肥胖者来说，以及体重又是如何成为人们的生活重心的。

　　为了理解自认为肥胖的人是如何产生这种认知的，我们需要研究社会话语是如何围绕肥胖展开的，人们又是如何与之互相影响的。其中之一就是关于 BMI 值的话语。社会话语按照 BMI 值给人分类，并鼓励人们依此给自己贴上标签。然而，在社会更大范围内传播的话语也扮演了很重要的角色，尤其是将科学言论传播到普通大众的生活中。在加州的研究中，我发现了两种"肥胖谈"，这两种"肥胖谈"对自我身份的形成有不同影响。第一种是"说教式肥胖谈"（biopedagogical fat‑talk），以令对话者了解到其身材现状（"太胖了""太瘦了"等）为目的，并教育他们如何达到正常体重。❶"说教式肥胖谈"通常来自有责于青少年成长的权威人士：医生、健康和体育老师、教练，等等。家庭和朋友也是这类"肥胖谈"的说教者，他们每天都针对对话者小腹的赘肉和零食的脂肪含量等做出不经意的评论。"说教式肥胖谈"可以批评（"你再这么吃，就要像那个人一样胖了！"），也可以恭维（"哇！你瘦了！你看起来美极了！"）。体重是如此敏感的话题，无论是积极还是消极的"说教式肥胖谈"都可能对被评论者造成巨大影响。"恭维式肥胖谈"——那些关于我们的身材和减肥成效的积

---

　　❶　"biopedagogical" 一词是 Evans 于 2008 年提出的。

极评价——看似有益，或者至少无害，但与承受羞辱相似，人们接受认可后也可能做出极端反应。

第二种"肥胖谈"是"侮辱式肥胖谈"（fat abuse），即通过各式各样的身体欺凌（biobullying）展开。"你不应该买那个甜甜圈！"甚或"你胖得连一个街区都跑不下来！"就是常见的例子。❶ 值得注意的是，这两种"肥胖谈"都被"肥胖歼灭战"鼓励，因为在"肥胖歼灭战"中，我们的职责就是做高尚的身体公民，应当不遗余力地谆谆教诲肥胖者为何减肥、如何减肥，以期将他们也变为高尚的身体公民。如果教诲不见成效，我们就应当增加压力，哄诱他们减肥。如果依旧无效，那么无论是羞辱、嘲讽还是辱骂，只要能激励他们减肥（毕竟减肥被认为是既有利于他们自身又有利于整个国家的），任何形式的欺凌都是正确的。

每个人都知道侮辱人是错的，但在体重问题上，我们却一直都在侮辱别人。肥胖羞辱在美国已然无处不在。在传统媒体和社交媒体上，对肥胖者的斥责都是常事。在日常生活中，许多人对体重过重者进行羞辱，他们这样做的时候几乎是不假思索的。大量文献显示，体重过重的青少年常常遭受残忍的言语羞辱，且体重越高的青少年遭遇的羞辱越重。（Lumeng 等，2010；Taylor，2011）提到身体欺凌，我们的第一反应是学校走廊或操场上的刻薄孩子。但最近有关耻辱的一项研究显示，对青少年进行肥胖羞辱的不只是同龄人，还有老师甚至家长。（Puhl 和 Latner，2007；Puhl，2011；Puhl、Peterson 和 Luedicke，2013）这是很可悲的，但也并不令人感到意外，因为我们都被鼓励做"身体警察"，不断监控别人的体重，通过针对性的说教或羞辱来"帮助"那些不高尚的身体公民变成高尚的身体公民。公共卫生研究显示，羞辱性的评论极少激发人的减肥愿望，但美国文化却坚信羞辱是有效的。❷

---

❶ "fat abuse" 一词引自 Royce，2009。"biobullying" 一词是我创造的，来自和伊利诺伊大学香槟分校的 Alma Gottlieb 的一次讨论。

❷ 公共卫生文献显示，羞辱不但不起作用，反而可能导致肥胖情况恶化，因为羞辱可能令人们吃得更多、拒绝节食。可见 Puhl 与 Latner，2007。

尽管有些读者会觉得不安或不快，但我还是要用"身体侮辱"和"身体警察"这两个词形容那些为了让自己的孩子减肥而使用尖刻的言辞和极端的办法的家长。这种遣词冒犯了那些珍视孩子的热心家长，但至少一些被羞辱者会觉得这样的遣词是确切的。为了试图帮助他们所关心的青少年减肥，父母与老师、教练以及其他育儿专家真是没什么不同——他们都被鼓励这样对待肥胖孩子的身体迷思误导了。所以，我明知道这样的遣词会令人感到不舒服，也会引起争议，但是我还是要这么说。

本书将会展现这两种"肥胖谈"是如何共同作用，将超重或肥胖的人变成主观肥胖者的。主观肥胖者不同于肥胖者。肥胖者是 BMI 值在 30 及以上的人。主观肥胖者则是无论胖瘦，都自觉肥胖，以肥胖为生活重心，并认为自己具备肥胖者的典型特征。几乎没有社会话语关注究竟何为"正常"（除医学定义的理想健康以外），但即便是正常体重的人也难以免受"肥胖谈"之害。有关长胖之危害和肥胖对健康之影响的警告接二连三，体重正常者也因此认为自己的健康状况岌岌可危，因为他们有变胖并因此患上相关疾病的风险。这些人就此变成主观潜在肥胖者或主观易肥胖者，他们对自己的身材保持高度警惕，热衷于预防性节食和运动，以避免长胖的厄运。极瘦的人则受到"肥胖谈"的一种变体的影响，我称之为"干瘦谈"——说他们瘦得病态。被这么取笑的人往往先是认为自己"体重反常地轻"，或者用日常表述来讲，"皮包骨"，并因此开始多吃以期变得"正常"，不再被那样侮辱。本书收录的自我民族志将会展示在美国青少年中无处不在的"肥胖谈"是如何将他们所有人都多多少少变成了主观肥胖者，并因此引发一系列"肥胖歼灭战"的发起者意料之外的后果的。

本书内容简介

本书分为四个部分，十个章节。从美国加利福尼亚州南部（南加州）

开始，众所周知，这里的人身形优美，身材压力极大。在第二章中我会展示，南加州是美国的缩影，那里的居民和全美有着一样的梦想（拥有标准的身材以享受优质的生活），但南加州的居民面临更严苛的标准和更强大的压力。我将呈现加利福尼亚州的抗击肥胖运动——这场运动由前州长阿诺·施瓦辛格精心策划、悉心开展——是如何推行的，以及这场运动对加州青少年的影响。据我所知，这场战役被认为是非常成功的，它将加州的年轻人变成了优质的身体公民，他们大多知道自己的 BMI 值，相信身体迷思，极度关注自己的体重和健康状况。接下来，我将描述我的研究计划，并简要介绍抗击肥胖运动对不同社会群体所产生的不同作用（按照族裔、收入、性别和所在地区划分），以提供后面几章必需的背景信息。

第二部分，深入探讨自我认知这一核心问题，展现这样一个现实：人们已经内化了 BMI 值的概念，因此无论胖瘦，人们都越来越倾向于按照体重确定自己的自我身份。第三章探讨 "肥胖" 者，第四章探讨 "超重" 者，第五章探讨 "过瘦" 者，第六章探讨 "正常" 者。这一部分展现了 "肥胖歼灭战" 是如何将几乎每个人都变成某种意义上的主观肥胖者，并就此构建了一个人人都高度关注自己的体重，但几乎没人能够成功减重（或增重），也没人对自己的身材和生活状态感到满意的社会。

在 "肥胖歼灭战" 中，健康问题和全美抗肥胖经济成本得到了最广泛的关注，但 "肥胖歼灭战" 本身带来的代价却几乎无人提及，更别提得到系统地整合分析了。在第三部分，我将深入分析 "肥胖歼灭战" 给青少年——这场战役的主要目标群体——带来的难以估算的危害。第七章揭示了 "肥胖歼灭战" 是如何对青少年施加 "务必要苗条、健美" 的巨大压力，而令他们的身心健康都蒙受巨大威胁的。第八章披露了抗击肥胖运动如何打破我们的最基本底线。"肥胖歼灭战" 导致母女之间、兄弟姐妹之间离心离德，导致体重过重的孩子无法融入自己的家庭，导致夫妻之间发生令受害者崩溃、令婚姻破裂的肥胖羞辱。

即便如此，从社会整体角度来看，"肥胖歼灭战" 只要能够改善肥胖现象，仍不失其价值。在第九章，我进一步探讨了这场战役最核心的策略——

高尚的身体公民去劝说、哄诱、逼迫体重过重者减肥——是否真的能帮助到那些面临极大健康危机的极端肥胖者。不幸的是，答案是否定的。事实上，所有案例都显示，身体公民计划弊大于利。它之所以失败是因为它无力改变导致现如今肥胖问题的最重要因素：贫困、基因以及心理压力。第九章将揭示"肥胖歼灭战"在当下现实生活中的局限性。

第十章是结论篇，我提出，"肥胖歼灭战"将三分之二的美国成年人和三分之一的美国少年儿童诊断为"超重且病态"，与此同时却没有提出治愈此病的可行性办法，因而严重违背了医学伦理，导致了极端的社会不公。出于对社会正义和社会苦痛的考量，"肥胖歼灭战"不应当再继续下去了。最后，我提出了一系列终结"肥胖歼灭战"的建议，以期达到抛砖引玉的效果。

第二章

塑造苗条而健美的身材
——南加州的文化观

整个南加州都为形体美而神魂颠倒。

为求如明星那般凹凸有致，我们攻苦食俭，得偿所愿者却是凤毛麟角。

男性也同样免不了为身材困扰。

——2011 年，南加州年轻人对他们所属社交圈的描述

南加州：（虚幻的）完美身材乐园

我虽非土生土长的加州人，却在那里生活、工作了 17 年之久（1994—2011 年）。我居住在奥兰治县（OC）。如果说幅员辽阔的加州南部地区（简称南加州）是个王冠，那么海滨那富饶的奥兰治县就是王冠上极为璀璨的一颗明珠。奥兰治县有 2300 万居民，足足占了加州总人口的 60.9%，全美总人口的约 7.4%。❶ 了解美国流行文化的人都知道，南加州因举世瞩目的好莱坞明星文化，以及奥兰治县慵懒的沙滩文化而成为 "健美之都"。对于各个年龄层的女性来说，其身材是否苗条、凹凸有致都是评判其个人价值和社会成就高低的核心标准，且如今，身材精壮、健美与否对于男性而言也越来越被赋予同样的意义。那些诸如《奥兰治县海滨》和《摄影杂志》等光鲜的宣传杂志里刊载的照片也宣扬：作为南加州人，我们有幸居住在这片阳光普照的胜地，在美轮美奂的太平洋景观豪宅中生活，在律所、银行或是投行工作，在奢华的健身会所锻炼，在闻名遐迩的商场（比如南海岸广场购物中心）购物、用餐。我们沐浴在加州的阳光中，享受着户外生活，苗条健美、肌肉分明的身材因此唾手可得。这样的身材受到全美的艳羡，甚至引领全球大部分国家和地区的审美风向。在这些照片的影响下，南加州人坚信，完美身材造就完美生活。

---

❶ 本书出现的南加州地区包括：洛杉矶、奥兰治县、圣迭戈、文图拉、圣巴巴拉、圣路易斯－奥比斯波等沿海县，以及科恩、圣贝纳迪诺、里弗赛德、因皮里尔等内陆县。人口统计数据来自美国普查局，http：//quickfacts. census. gov/qfd/states/06/06059. html（2013 - 07 - 29）。

南加州：气候宜人，但身材压力沉重

毫无疑问，将身材和生活水平挂钩的观念在美国无处不在。各种数据显示，在美国，身材苗条的人几乎在方方面面都占上风。在南加州，对身材的狂热崇拜甚至更为极端。不但完美身材的标准更苛刻——对于女人来说，要达到理想身材，必须得纤瘦、胸部丰满、身材修长、马甲线分明、肤色健康；而对于男人来说，则必须得高大、健壮、精干、黝黑——他们的身材压力也更沉重。在美国的每个角落，年轻人都会受到媒体报道的影响，那些成功而苗条的光鲜形象和全美流行性肥胖症传达的公共健康噩耗形成鲜明对比，令年轻人警醒，要不惜一切代价防止长胖。诸如此类的劝诫也席卷了南加州，且南加州地区的文化格外强调保持苗条健美身材以及避免发胖增脂的重要性。我在南加州的受访者表示，南加州的流行文化从三个方面强化了完美身材的必要性：首先，（肯定）是沙滩和气候；其次，（也必然）是好莱坞；最后，就是当地领先的经济水平。

借由"沙滩男孩"1963年风靡一时的单曲《全美冲浪者》（"圣奥诺弗雷和森赛特，雷东多比奇，洛杉矶，男女老少都去冲浪，全美都要冲浪"），南加州标志性的沙滩和温暖晴朗的气候创造了一种经久不衰的文化期望：这里的人们都应时刻保持"完美的、适合穿比基尼的（对于男性来说就是适合穿泳裤的）沙滩身材"❶。沙滩环境以及全年和暖的气候意味着：人人都应该裸露肌肤，衣着短小、清凉，以展现坚实的腹部、分明的肌肉、深深的乳沟。另一位受访者称："加州是沙滩气候，遮住自己的双腿、手臂、皮肤会被认为是'古怪的'。"这里物质至上的价值观造就了"炫耀文化"，人们热衷于炫耀自己的所有物——豪车、别墅、奢侈的玩具，以及"3T"身材（即古铜色（tanned）、线条分明（toned）、紧致

---

❶　此节的引述来自2011年的期末调查，笔者将会在下一节详细描述此调查。

(tight) 的身材)。就如一位年轻女性所说："南加州的每一位姑娘都想拥有苗条的身姿，好看的小腹，丰满的双乳，这样她就能身着比基尼昂首阔步了。"男性也有类似的追求，且更强调健美："男人都希望拥有肌理分明的身材供他们在沙滩上炫耀。他们常常在健身房练习举重以增肌。"

这里是好莱坞的所在地，好莱坞的巨大影响力及那些令人神往的关于花花世界、迷人魅力及美好生活的照片在不断提醒着人们，好身材可以带来无数好处。一位受访者说："在南加州，身材很重要。由于我们临近好莱坞，这里的文化就是要不惜一切复制那种完美身材。"毋庸置疑，洛杉矶的文化就是明星文化，那些光鲜亮丽的明星，比如电视真人秀明星无处不在电视里、影院中、杂志封面上、互联网、社交媒体网站乃至城市繁华区域的大街边。对于那些生长于斯的人来说，这些明星无论是在现实还是在虚拟世界都"天天在我眼前晃来晃去"，另一位名叫安吉丽娜（Angelena）的受访者如是说。在参与我 2011 年调查研究的 255 位加州年轻女性中，足足有 45 位称她们就是在不断比较自己和偶像的身材中长大的。她们被灌输的观念就是，所有女性看上去都应该和明星一样美，这不光是为了过上美好的生活，还为了被人认为配得上过那样美好的生活。南加州距离好莱坞及影星很近——几乎就是触手可及，并不遥远，于是，年轻人不仅幻想，而且还竭力追求拥有明星般的身材和生活。

南加州还是个经济发达的地区，此地最大的三个县家庭平均收入是全美均值的 1.07 ~ 1.44 倍。❶ 特别是沿海地区，不少人都很富有，足以支付塑造美好身材所需的各项开销——新鲜的有机食材、健身房的会员资格、私人健身教练、肉毒素注射以及手术整形。一位受访者言简意赅地概括道："南加州文化就是追求人靓物丰。这就是纯粹的消费主义文化，认为人们只要有钱就可以拥有一切。"而另外一位受访者认为，财富支撑着"健康狂热文化，即崇尚瑜伽、运动、素食主义和有机食品等健康观念的文化"。漂亮又富有的人们无处不在，不仅为大众树立了身材标准，而且

---

❶ 基于美国普查局的数据，http：//quickfacts. census. gov（2013 – 07 – 29）。

还引导人们——其中甚至包括并不富有的人——相信这种完美身材是可以企及的。

尽管身体意识和对身材苗条、线条分明的渴望风靡于全美年轻人，但实现理想的压力在这里却格外沉重。其严酷性在如下言论中可见一斑："在洛杉矶生活非常艰难。这里有各种各样的压力，时刻要求人们保持苗条。在一个外形至上的城市出生和成长真是痛苦。"男性也未能幸免："小伙子们同样极重视体型，他们积极健身，努力把外形保持在最强壮、最巅峰的状态。他们希望与［电视真人秀节目］《泽西海岸》中那些人相媲美。"

对于大多数女性来说，流行的理想身材永远可望而不可即。然而，她们却做不到不去在意，于是，她们只能自惭形秽，甘拜下风。正如一名受访者所说："这里的文化令我自我感觉非常肥胖，铺天盖地的节食广告令我萌生了必须解决'体重问题'的愿望。"在这种点滴瑕疵都被放大的氛围中，不完美、不属于美国社会主流的感觉对于有色人种来说更难熬，她们永远都没办法得到无瑕的纯白皮肤——也无法得到高挑苗条的身材。一名墨西哥裔美国女性这样写道："洛杉矶的纤瘦身材崇拜文化令我觉得自己不够好，不能融入这个社会，且必须做出改变。"一位中东人士则写道："在洛杉矶出生、成长对我产生了决定性影响，大大削弱了我的自尊心。每个人看起来都像模特一样，而我却达不到这种标准。"

有些人可能会说，南加州人的梦想（即拥有美好身材以得到美好生活）其实和美国其他地区没什么两样，但实际上这里的身材标准更严苛，压力更沉重。因而，肥胖丰腴者也就更焦虑。我们可以从南加州人对身材的极度痴迷中看清纤瘦文化是如何运行的，造成了哪些预期之中以及意料之外的影响。南加州并不是特例，而是与身材相关的各种因素在美国社会所起作用的缩影。南加州在扩大好莱坞的知名度方面也相当重要，因为这里代表着这样一种前沿文化：借由好莱坞媒体之力，向世界各地输出完美身材和完美生活的梦想。好莱坞文化在极大程度上就是美国文化。

南加州的身体政治工程

1995—2011 年，我在加州大学尔湾分校任教期间●，开设了一门"女性与身体"课程，吸引了众多学生。这门课以当今美国社会为背景，从性别、性取向、变性、族裔、阶层等方面剖析了因身材引发的文化和政治问题。出乎我意料的是，在"女性与身体"课堂上，大家深入探讨了南加州关于纤瘦健美身材的政治问题，选修这门课程的学生 78% 都成长于南加州。事实上，这门课也成为了民族志的田野考察场所，并为我在南加州开展更深更广的田野工作奠定了基础。2005 年，我在课堂上引入了新内容："流行性肥胖症"的兴起及此后如海啸般席卷了南加州的"肥胖歼灭战"。

年轻人是抗击肥胖运动的最主要目标群体，而这堂课为学生提供了难得的机会，让他们来学习这场运动如何运作，及其对主要目标造成了何种影响。由于我们的社会不断指责体重过重者，年轻人一旦被贴上"过胖"的标签，就会产生巨大的羞耻感及挫败感，从而羞于与他人交流。即使是旨在深入了解社会生活的人类学研究方法（访谈、与受访者深入接触）也很难挖掘这种个人感受。2010 年，我承诺给愿意提交一篇 3~5 页民族志短文的学生奖励学分，要求他们描写有关节食、体重以及体重身高指数（BMI 值）对某一位他们熟识的人的生活有何影响。我要求他们"提供高度细节化的记录：描述这个人的感受，他（她）说了什么、做了什么，以及他们的感受和所作所为如何影响其他人，等等。"（全部写作要求详见附录。）我布置这篇民族志本不过是出于教学需要，而学生们提交的内容却大大出乎我的意料。大量民族志描写了"肥胖歼灭战"是如何主导了——甚至摧毁了——加州人的童年生活，学生的民族志文章读来令人瞠目、令

● 加州大学尔湾分校（UCI）坐落于奥兰治县的中心。

人不安，有时甚至令人心碎。

　　多年来，有关"摧毁美国未来"的"儿童肥胖症危机"的新闻层出不穷，为抗击肥胖而发起的公共卫生运动也挂上了道德的旗号，这一直令我倍感担忧。这就是我将"流行性肥胖症"这一部分引入课堂的原因——我希望学生们知道，关于肥胖问题还可以换个角度去看待。但那时，我还没决定将肥胖作为研究课题。学生的文章让我看到"肥胖歼灭战"对个体的影响——他们向隅而泣、悲痛不已。我的身材一向纤瘦，因而从未洞晓体重过重的孩子们所遭受的欺凌、侮辱及折磨是多么残忍、无止无休，而这不过是因为他们块头大一些罢了。这些文章令我清楚地看到，抗击肥胖运动将铺天盖地的指责和羞辱强加到肥胖者头上，而我的学生在这种价值观的指引下，开始为减肥做出无尽的——但大多是无用的——努力。我从他们的控诉中看出，这种打着公共卫生旗号的社会不公正还在不断渗透。结合我自己的经历，我认识到这种社会不公是双重的：一方面，肥胖者的肥胖问题绝非自己能够控制的，他们却因此遭到不公正地惩罚；另一方面，与其说纤瘦者的苗条身材该归功于个人努力，不如说是得益于基因、环境等客观因素，然而，纤瘦者却被赞誉有加。我很纳闷：为什么没人去深究那些不过是生来苗条的人何以成为健康英雄——有责任感、自律、道德高尚、通过照顾好自己进而为整个国家做出贡献的身体公民的？这些令人不安的问题应该得到关注。

　　学生们的文章令人心酸。我感觉到，他们向我吐露了一些非常私密、往往十分痛苦的秘密，并因秘密的吐露而如释重负，因为这就意味着他们不再是孤独面对自己的恐惧了。因为是我无意中鼓励他们将这些烦恼的事情诉诸笔端，我有责任将他们的声音公之于众，确保他们的故事广为人知。我因"肥胖歼灭战"所导致的社会不公十分担忧，加之我深感对学生负有不可推卸的责任，于是我在2010年夏天启动了南加州身体政治项目。2011年，我在加州大学尔湾分校又开设了这门课程。我利用这个机会，又一次通过短文奖学分的方式，在全班收集更多的、更为系统化的、反映年轻人所面临的有关体重政治的信息。

本书的信息来源有四种：民族志文章、针对性访谈、调查问卷及非正式访谈和经历。第一，也是最重要的来源，就是 2010 年、2011 年收集的民族志文章。大多数文章（四分之三）都是有关本人经历的自我民族志；其余则描写了兄弟姐妹、父母以及其他亲属或密友。其中 222 篇的作者允许我使用其文章（我试图征求许可的文章共计 264 篇，其中 236 位作者做了回复）。因一些文章描述了多个个体的身体事件，本书共记录了 234 名个体的个人经历。由于我收集到的有关加州的一个重要族裔——拉美裔——的材料比例过少，于是我又深入地访谈了另外 11 名学生，因而共计得到 245 位个体的经历。为了得到更为系统的有关青少年的身体实践，他们的父母、医生、老师对其所施的影响，南加州地区更为普遍的体重文化的信息，我还专门设计了问卷在课堂上发放，本书利用了三组此类问卷：2010 年、2011 年的前期调查（在学生对课程内容一无所知时发放，共计 601 份），以及 2011 年的期末调查（询问了一些事实性问题，这些问题不大可能被课程中传达的主观因素影响，共计 303 份）。最后，本书还吸纳了我在南加州生活的 17 年间所做的不计其数的非正式访谈、偶然经历及观察发现。

共计超重 3.6 亿磅："肥胖歼灭战"席卷加州

南加州人一向追求健康而健美的身体，而抵制肥胖的公共卫生运动更是火上浇油。正如我们所看到的，联邦政府的重要机构为动员全美大众以及美国社会各部门抗击肥胖——尤其是青少年儿童肥胖——做出了巨大努力。然而，真正把"肥胖歼灭战"与个体身材、个人生活联系起来的是在各州以及地方层面。各州都被鼓励以个人、家庭、学校和社区为单位开展抗击肥胖运动，还得到了疾病控制与预防中心（CDC）的资金和技术支持。❶ 2013 年，有 25 个州得到了 CDC 的这类资助。加州做出了十分迅捷的响应——加州有 3800 万人口（2012 年），占美国总人口的 12.1% 左右。如果仔细研究加州所做出的努力，可以清晰地看出：创造苗条健美的身体公民，已经不仅停留在理论层面，而成为加州——乃至全美国——的一个政治现实。

主导加州做出此种响应的关键人物是前健美运动员、动作片主演、前加州州长阿诺德·施瓦辛格。在州府萨克拉曼多七年有余（2003 年 11 月—2011 年 1 月）的执政生涯里，施瓦辛格把消灭流行性肥胖症当成了个人事业。在这位州长介入之前，预防肥胖工作开展得东一榔头西一棒子。而施瓦辛格凭借自己的"明星效应"，于 2005 年发起了一系列创新性的抗击肥胖行动，他期望能够借此使加州成为解决体重过重和运动不足问题的先进地区，令加州成为全美国最健康的州。［加州健保局（CDHS），2006 - 04］

愿景：由优质身体公民组成的模范州

2005 年，这位州长发布了他的"加州愿景——健康生活十步曲"，要求全州共同努力，将加州塑造成生活方式健康的国家楷模。为此，他还召开了"健康、营养与肥胖峰会"。2006 年，加州健康服务局发布了《加州预防肥胖计划：明日之美好愿景，今天之战略行动》（简称 COPP，下文简称《计划》），引导全州对越来越普遍的肥胖现象采取行动。《计划》坚称，各个社会阶层都需要在加强健康饮食、增强体育锻炼、打击肥胖现象等方面，履行自己的责任。《计划》还为每个社会阶层制定了行动指南。仔细研究这个《计划》可以发现，州政府为动员全社会投身到抗击肥胖中来做

---

❶ 美国疾病控制与预防中心于 1999 年成立了营养、运动及肥胖部门（DNPAO），此部门选定了几个州，资助其抗击肥胖计划。加州自 2000—2002 年接受了资助，从 2008 年开始履行一项为期五年的新协议。见美国疾病控制与预防中心，州计划，http：//cdc.gov（2011 - 01 - 18，2013 - 07 - 29）。

出了巨大的努力。

　　加州的抗击肥胖计划所体现出的将肥胖问题危机化的态度及提出的对策可以反映出全美范围内开展并采取的措施。文献显示，近十年来，加州人共计超重了 3.6 亿磅，因此三分之一的儿童、四分之一的青少年、过半的成年人都超重或肥胖。所有人都被流行性肥胖症影响，但同时，低收入群体和少数民族群体遭遇的影响尤甚。体重过重者极大地增加了公共成本——增加了医疗卫生支出，减少了劳动生产力，约合 280 亿美元，因而加重了加州和加州纳税人的负担；报告指出，他们要么不负责任，要么受教育水平低下，所以他们必须改变他们的观念和行为。由于肥胖儿童很可能变为肥胖成人，儿童应当是受改造的关键目标。（CDHS，2006 – 04）加州的应对方式是，"动员所有加州人"变成如前文所述那样的苗条、健美，对自己、家庭、加州和美国负责的身体公民。州政府可以为消解肥胖威胁起到带头作用，但这一重大事业成败与否的关键却是取决于加州的每个人、每个组织、每一社会部门。（CDHS，2006 – 04）

《计划》：灌输新标准、改变旧环境

　　加州塑造优质身体公民的举措主要包括两个方面。其一是规模宏大的公众教育运动，以改变社会标准，使摄入健康食物、养成运动习惯成为"新常态"。加州一向以"健康和健美之州"著称，因此这种生活模式被定义为"加州生活"。（CDHS，2006 – 04）为确保加州人都充分关注自己的体重以及健康的含义，公民必须把自我意识建立在体重之上，进而让所有加州人都知道自己的 BMI 值，理解 BMI 值对自己和社会的重要意义，不断监测之，并以将其控制在正常范围内为己任。BMI 值也是加州及其代理机构在抗击肥胖中采用的关键工具。BMI 值是评估、检测、调整身体情况以及研究肥胖对健康之影响的核心工具，因此，它被广为宣传，并开始被全州广泛应用在与身材管理相关的各种场所，如诊所、学校、家庭等。健康保险公司被建议以其为关键参数，并将其记录在病人的病历中。卫生与体育老师被要求将 BMI 值的评估加入到规制性体质测试（PFT）中，每名加州学生在五年级、七年级和九年级都须进行测试。❶ 父母也应监控孩子的体重和 BMI 值，确保它们在"正常"范畴内。❷ 像所有其他大力管控肥胖问题的政府项目一样，加州也引入了 BMI 值，并肯定其权威性，将它宣传为一个评估和管理肥胖及其健康影响的可靠工具。

此外，《计划》还致力于改变全州的环境，以便令人们可以自由选择健康的饮食和运动。COPP 号召全社会——从政界、商界到农业、教育、土地利用与开发、建筑、运输、零售、公共安全、医疗保健以及媒体——共同努力，创造健康环境。❸ 家长被赋予这样的义务：确保家庭成员选择营养食物，限制卡路里摄入，每天全家一起吃至少一顿健康餐，限制看电视和玩电脑游戏，每天都组织全家参与体育活动。教师和学校管理人员则被要求承担起确保孩子们接受优质的体育教育，制定健康饮食标准，以及供给有营养的早餐和中餐的责任。医生和健康保险公司被要求致力于预防（而不仅仅是治疗）肥胖，尤其是少年儿童肥胖，并依照文化、年龄和能力的差异，遵从不同的医疗保健标准。于是，加州的《肥胖预防计划》制定出一个创造模范身体公民社会的程式，其中有三个理想化的社会角色——优质、具备责任心的父母，优质、关注学生健康的老师，优质、关怀病人体重的医生——他们在塑造新一代健康、健美、苗条的加州身体公民上都起着重要作用。

自 2005 年起，这位州长还引入了一系列的创新性政策，使得加州成为全美预防儿童肥胖方面的"领头羊"。❹ 在美国前总统比尔·克林顿（Bill

---

❶ 法律要求学校将 PFT 结果纳入《学校责任报告卡》中，并告知学生自己的测试结果（加州教育局，n.d.）。

❷ 这项有关 BMI 的讨论部分基于高学分绩（3.5 以上），鼓励众多机构宣扬 BMI 意识（CDHS：2006，16–23）。

❸ 同上，9–12。

❹ 加州开创了全美最严苛的学校营养改革政策，是首个要求快餐餐厅和大型连锁餐厅在菜单上展示营养成分信息的州，也是首个采纳了学校体育教育标准的州（州长办公室，2010）。

Clinton）出席的 2010 年第二次高层峰会上，这位州长重申了他对这一事业
的承诺。根据最新数据显示，及至 2006 年，治理超重和肥胖问题的开销已
升至 410 亿美元，但体重不健康的加州居民比例也在上升，加州故此升级
了 COPP，为应对新挑战实施新举措。❶

　　加州的 "肥胖歼灭战" 显然给加州人带来了更大的压力，促使他们十
分注意饮食、运动及体重。之所以会有这样的现象，是因为体重问题的病
态化，即体重过重被当作必须通过医疗手段治疗的慢性疾病；是因为家
长、老师和医生被赋予随时监测和控制孩子体重的任务；是因为政府开始
关注并治理体重问题。加州如此重视体重问题，以至于对儿童体重问题的
关注已经变得更加结构化、制度化和医学化，卷入了越来越多的社会部
门。拿参与我调研的年轻人来讲，对流行性肥胖症的忧惧以及 "肥胖歼灭
战" 占据了他们成长经历的重要组成部分。我的受访者在 2010 年的平均
年龄为 20 岁，也就是说，持续扩张的肥胖现象引起联邦政府的警觉时，他
们 4 岁；加州依照 BMI 值进行标准化健康测试时，他们 6 岁；卫生局局长
宣布打响 "肥胖歼灭战" 时，他们 11 岁；加州为抗击肥胖开始在学校、
诊所和工作单位等场所全方位、系统性地开展改革时，他们 15 岁。联邦
政府和州政府的这些行动以及进而引发的更广泛的文化浪潮促使 "肥胖
歼灭战" 深刻地影响了加州年轻人的生活。尽管细节可能不尽相同，但
类似的事情在全国各地都在发生。

塑造优质的身体公民

　　加州的 "抗击肥胖计划" 勾勒出了一个理想的身体公民社会。社会现

---

❶ 加州开创了全美最严苛的学校营养改革政策，是首个要求快餐餐厅和大型连锁餐厅在菜
单上展示营养成分信息的州，也是首个采纳了学校体育教育标准的州（州长办公室，2010）。

实与这个美好愿景的符合程度如何呢？在南加州开展的研究给出了惊人的答案。

身体公民社会

在身体公民社会，体重是测定公民健康水平和素质高低的核心标准，也与个人认同感、社会价值和政治地位息息相关。在这样一个社会，体重意识必定很高。的确，根据我在南加州的调查，将近60%的女性和30%的男性称她（他）们"几乎无时不在"或"大多数时候都在"关注自己的体重（见附录的A.1表格），另外的35%～40%（男性和女性都是如此）表示他们偶尔关注。对体重的不满程度普遍很高。超过50%的女性和30%的男性说她（他）们觉得自己"实在太重"或"有点儿太重"。担忧自己体重过重的女性远比男性多，担忧自己体重过低的男性远比女性多。约20%的男性自我感觉"实在太瘦"或"有点儿瘦"；只有约5%的女性觉得自己过瘦。

如果一个优质身体公民立志把自己的体重控制在正常范畴内，他（她）就必须知道自己的BMI值及其在"过瘦"到"肥胖"之间属于哪个范畴。令人震惊的是，我调查的年轻人中，92%都知道自己的BMI值。其中大多是在年幼时就了然自己的BMI值——初中（约40%）或高中（35%）。这一数据几乎不因性别而差异，见表A.2。前文提到的学校健康测试是体重意识及BMI值意识萌芽的温床。超过半数学生（大约55%）表示他们是从教师那里得知了自己的BMI值，见表A.2。在大多数情况下，向学生传递这类信息的是主持学校健康测试的健康教师或体育教师。少部分情况下，则是教练或者健康专家。

体检室里的体重警告

由于肥胖和超重被定义为慢性疾病，医学界成为了"肥胖歼灭战"的主力。调查显示，大约20%的年轻人是从医生那里第一次了解自己的BMI值情况的，通常是在常规体检中了解，见表A.2。同样，大约20%的年轻人称他们曾被医生告知，自己的体重或BMI值得忧虑，且应努力改善，见表A.3。这两项数据几乎不因性别而存在差异。

家长灌输的体重意识和身体公民主义

加州家长和美国其他地方的家长一样，大多非常关心自己孩子的体重。家长们之所以如此忧虑，除家庭医生或学校护士给予的压力外，还有更为迫切的理由。孩子的体型不仅被认为会对自身健康情况和社会生活造成深远影响，而且还是评判父母是否尽责的标准：肥胖孩子的父母被认为是一手造就肥胖孩子的"坏父母"或者"坏母亲"。"父母可以控制他们孩子的体重"这一假设（身体迷思2）如此深入人心，近年来其他州的一些家长甚至把自己极度肥胖的孩子关起来，送进社会服务机构去接受"更好的培养"。❶ 在我调研的加州年轻人中，足足五分之三曾因体重问题被父母责骂过，见表A.4。关于这一问题，数据存在巨大的性别差异，因体重问题被责备的年轻女性比率超过60%，而年轻男性低于40%。换言之，家长对女儿的体重比对儿子的体重监控得更密切。

年轻人也会通过父母的言行学习身体观念和身体实践。为了了解体重

---

❶ 在《美国医学会杂志》上有一篇极富争议性的文章，哈佛大学公共卫生学院的两位研究院呼吁将肥胖的孩子带离父母身边，而这一举措在某些州已经被实践了（Murtagh 与 Ludwig，2011）。

观念的代际相传，我询问过我的学生，在他们成长的过程中，父母是否关心过他们的体重。他们中三分之二的人说，妈妈非常关心他们的体重，见表 A.4，相比之下，爸爸却远没有那么关注孩子的体重，这也体现了不小的性别差异。这一比率在南加州的父母和其他地方的父母（大部分来自北加州地区）之间差异极微。孩子们倾向于复制与自己性别相同的那一方父母的理想身体和体重控制行为，这和预期刚好吻合。相当关注自己体重的母亲和女儿比例非常接近，父亲和儿子也非常接近（68%的母亲和57%的女儿；31%的父亲和30%的儿子）。

节食和运动

优质的身体公民是指过健康主义生活的人：吃营养的饮食、进行必要的节食、做规律的运动，保证体重"正常"、拥有线条分明或健壮的身材。2011年初，我调查的40%的女性和30%的男性曾在前一年秋天节食，通过减少食物摄入来控制体重。这个数据听起来似乎不高，但只有那些认为自己体重过重的人才可能节食。自我感觉体重过重的人数和进行节食的人数十分接近，这意味着大多数认为自己体重过重的人都在努力减肥。具体人数以及他们采取的节食策略参见表 A.5。持续节食的人数约为特定时段节食人数的两倍。而足足三分之二的女性和将近一半的男性曾尝试节食，见表 A.5。

运动既是为了控制体重（姑且不论奏效与否），也是为了练就肌肉分明、健美的身材。毫无疑问，男性特别热衷运动，因为"真正男子汉"的定义，就是拥有轮廓分明、肌肉发达的身材。将近40%的男性称，在前一个秋季，他们一周运动三次或三次以上；另外，25%的男性则一周锻炼1~2次。运动在女性中也很普遍，但比男性略少一些，见表 A.6。根据他们的身体实践判断，这些年轻人普遍是极高尚的身体公民，女性更注意节食，男性更注意锻炼。

身体公民主义的核心信条

最后，一个优质的身体公民还要接受针对肥胖问题的主流公共卫生说教，并且向全社会宣传这种观点。在一项调查中，我问学生们是否同意这个观点："每个人的体重都可以被安全有效的控制；能不能保持正常体重取决于个人意愿。"这是身体迷思 1 的加强版。即使如此，足足 55% 的调查对象认同这个观点。另外的六分之一者称不一定，而超过四分之一的调查对象则不认同。相比于女性，男性对控制自己体重的能力更有信心；将近三分之二的男性相信体重可以被个人控制，但只有二分之一的女性这么认为，见表 A.7，A 部分。男性之所以更认同这个身体迷思，是因为他们尝试减肥（然后失败）的经验较少。

被洗脑比较彻底的身体公民还相信，BMI 值是衡量体脂、体重和健康危机的有效、科学、完善的指标。我问学生们是否赞同这样一个加强版的 BMI 值身体迷思（身体迷思 3）："BMI 值是一个可靠的、科学的、有效的测量体脂率的指标，它适用于一切人，不论体型、族裔等差异。"表示非常相信 BMI 值的超过四分之一；对其科学价值表示不确定的 30%；对其可靠性和广泛适用性存疑的超过 40%。同样，男性比女性更相信其科学性，见表 A.7，B 部分。

"肥胖歼灭战"的另一核心观念是，在身体公民社会，每个人都有责任教育、劝导、必要时强迫别人去节食和减肥，以得到健康、苗条、线条分明的身材。南加州的年轻人们是否相信他们有义务去身体说教和身体欺凌同龄的美国人呢？令人吃惊的是，答案是肯定的。我问学生们是否同意这个观点："如果家庭成员或者朋友超重，我们有责任让他们知道，这事已经引起了我们的注意，并向其提出节食、运动及其他减肥方法的建议。"超过五分之二的学生赞同，而另外四分之一的学生却不太确定，见表 A.7，C 部分。不同意的占三分之一。二分之一的男生对"我们有劝说他人成为苗条而健美的身体公民的义务"这一观点表示认同。

因此，调查显示，"肥胖歼灭战"正在南加州如火如荼地进行。医生、教师和家长在尽职尽责地灌输健康意识和体重意识。年轻人知道他们的BMI值，过着合理的健康主义生活，他们中的大多数人信仰"肥胖歼灭战"中的核心信条。这就是整体现状。为了解更细致和更复杂的情况，我们接下来看看来自个体的自我民族志。

民族志文章

在得知写日常生活中关于节食、体重和BMI值等问题的民族志文章可以得到额外的学分奖励后，课上几乎一半的学生（2010级的274名学生和2011级的332名学生，共计占了学生总数的48%）都写了长度从3页到12页不等的文章。

自选题目

学生有绝对的自由自行决定其民族志文章的题目、安排结构、选择事例。由于我并不给这些文章打分（所有上交一篇文章的学生都可以得到额外的一个学分），且我没有具体指定任何特定内容；关于文章该如何架构没有任何干预性诱因，也没有类似于"写我想听到的内容"的引导。（事实上，他们以为，我甚至可能都不会去读这些作业。）有相当一部分作者没有完全遵循指导意见，只不过看到题目后，想到什么就写了什么。❶

---

❶ 22%的学生选择了有关进食障碍的题材，而这并不在写作要求之列。另外，我提出的要求本是选择一个主人公、叙述他/她的经历，但四分之一的学生写的是离题的、对体重文化的反思，或是笼统地描写了一类人（比如摔跤运动员）。这证实了我的观点，即我给出的提示并不会过度地影响民族志文章的内容。

这门课程对他们的写作肯定是有影响的，尽管很难明确具体是什么影响。这个奖励学分的文章早在讲流行性肥胖症的部分时就布置了，但是截止日期则是在我们讲完那部分以及进食障碍部分之后。这期间有三节课时，我们专门讨论了流行性肥胖症这一课题，呈现了有关这个问题的两个方法论（公共卫生和接受肥胖），还介绍了包括体重医疗化、肥胖欺凌以及 BMI 值的局限性在内的一些概念。在阅读学生的民族志文章后，我确信这些观念就是许多学生写下自己经历的动力所在。在这三个课时之前，许多体重过重的学生根本没什么经历可讲；相反，因为主流观念已经在他们心中根深蒂固，他们认为自己是懒惰、不负责任、因为没有成功减肥而值得批判的。后因认识到这个观念是有问题的，对体重问题的批判可能会演变成羞辱，学生们释放了长久埋藏的感受和记忆，对曾经的情绪和经历产生了新的理解。尽管学生们只是开始质疑那些他们一直以来都以为是正确的事情而已，这个课程让他们意识到对被欺侮感到不平是正当的，也给了他们一次讲述以前不能言说的故事的机会。然而，课堂上用到的材料却是很宽泛的。阅读材料和讲义中并没有关于体重和体重控制问题在真实生活中如何展开的内容。研究这个问题是他们的作业，每名学生都用自己的方式完成。因此，阅读他们听课和阅读相关材料时的所思所想非常有意思。

在最初的分类中，我根据主题把学生的民族志文章分为五组。首先，把两年的文章放到一起，数目最多的（57% 的文章）是被归纳为"日常体重斗争"的。这组文章描写的人物大都是超重或者正常的，但却面对瘦身的巨大压力，并且痴迷于减肥。这组文章的作者中有很多是某类运动（比如体操、舞蹈和摔跤）的运动员，为了达到极致形体而承受了不小的压力。其次，（22% 的文章）是有关进食障碍的，主要是暴食症和厌食症——这类主题是写作要求里没有提到的。较少一部分文章则两极分化，要么感觉自己"太胖"（7%），要么感觉自己"太瘦"（7%），这两类人都迫切希望自己变得正常。最后，还有 8% 的文章是关于其他话题的，包括"肥胖谈"、医疗误诊和来自配偶的肥胖羞辱。

对于社会人类学家来说，那些被"肥胖谈"敦促改变体型的人群所写的文章有助于洞悉"肥胖歼灭战"是如何在他们生命的头 20 年——在这一研究领域相对较长的时间跨度里——影响了他们的实践、认同感和人际关系的。就像日记里会写下那些若亲口告诉别人会感到不自在的内容一样，自我民族志的作者会写下来那些在访谈中他们觉得太尴尬、不愿意公开承认或谈论的内容。就像我们接下来将看到的一样，在其所生活的社会里，这些年轻人不仅是体重这一微政治问题极其敏锐的观察者——很多情况下还是分析者。

新的声音、新的自我

对于很多年轻的受访者来说，撰写这篇自传性质的民族志文章是一次有积极意义乃至治疗意义和激励意义的经历。很多人是第一次写下那些可能从未想过的难题，这帮助他们组织、理清自己的所思所感。通过写作，一些人第一次艰难地承认一个事实——比如他们有进食障碍，或者关系亲密的人对他们的肥胖抱羞辱的态度——并且慢慢接受这个事实。承认这些问题往往是治疗阶段的第一步。

也许同样重要的是，写下来这些事情可以使年轻人找回自己的话语权。在一个认为肥胖是最不能被接受的事情的社会里，体重过重者尤其是肥胖者，在如今的美国是被羞辱的最为严重和最默默无言的群体。正如我们已经看到的，对于"肥胖有害"的信条，许多专业文献和肥胖接纳运动给予了越来越多的回击，但这样的批判却鲜能进入主流大众文化，大众文化依旧认为肥胖者应该感到羞耻，并应进行极端节食和运动，且不该对因肥胖被羞辱存怨怼之意。例如，"减肥达人"这样的节目就体现了这种主流观点。对于参与我调研的年轻人，本次写作就像是一个宣泄口，他们往往可以把埋藏数年、不为人知的情绪表达出来。下面是一些作者的述说，他们对得到这样一个可以自由表达和分享痛苦情绪的机会充满感激。

　　在开始之前，我想强调一下。这是我的亲身经历，也是我从
来没有在真正意义上讲给别人的事。在此之前，我从没认真审视
和面对这个我从不想面对的事实。[SC 150]❶

　　教授，当我重新阅读这篇文章，我不是太确定这是不是你想
要的东西。即使不是，我也诚心诚意地感激，因为我有机会写下
这个一直不停折磨着我的问题。谢谢你给我机会表达我对此事的
感触。[SC 17]

　　我意识到这些文章可是强有力的个人证词和文化依据，我向学校的伦
理审查委员申请了使用它们的资格；而后征求每名学生对我在研究中使用
他（她）文章的意见。如前所述，在我联系的 264 名学生中，10.6% 没有
回复我。❷ 原因并不明确。也许他们没看到电子邮件，因为当时是暑期，
许多学生参加了其他的活动，或者已经毕业。也许他们不愿我使用，所以
就没有回复，尽管我发送了另外一封提醒他们的电子邮件。在那些回复了
的学生中，94.6% 同意我使用他们的文章。大多数学生都为能够参与到这
个研究中来感到极其兴奋，而毫无勉强之意。一部分学生对于我选中他们
的文章并对他们的故事感兴趣而倍感兴奋。那些数年来无处倾诉的人，感
激有人见证他们的遭遇。我阅读并在意他们的故事就是一种肯定，就表示
他们及他们的斗争对我来说是很重要的。一个被我叫作蒂芙尼的学生这样
写道：

　　这篇文章比较私密，但我很愿意和你分享。写下我的情绪和
困难是向别人展示我所思所感的好办法。对我来说，这篇文章完
成得很艰难，但我感到它对我的"问题"有些帮助。谢谢你阅读

---

❶　译者注：作者将收集的民族志文章做的编号。
❷　当我发现手头可供分析的文章已经足够多后，就没再联系 25% 于 2011 年提交文章的
同学。

我的故事，知道真的有人在聆听的感觉真的很好。[SC 150]

许多学生回复说，他们很荣幸被问及是否同意采纳他们的文章，并希望通过他们的文章揭露因所谓健康而经历的种种挣扎与痛苦，以重构关于肥胖的公共辩论。下面是一些典型的回复：

无论以什么方式能够帮到你，我都再开心不过了。谢谢你给我这个机会，让我能够参与到对整个社群有益的事情中来。[SC 150]

我愿意将我的文章加入到你的研究中！如果我小小的参与能够[有助于]改变[这]流行性肥胖症的现状，我会很开心的。[SC 17]

我联系的5%的学生要求我不要用他们的文章，因为他们讲述的故事是有关朋友或者家人的，我的学生不希望他们因为羞耻的秘密被公之于众而感到尴尬。在一个比较特殊的案例中，作者允许我使用除有关其家人以某种特别讨厌的方式对作者体重表示鄙夷的那部分以外的所有内容。而我原本想用的恰恰就是那一部分，因为它有力地揭示了某些家庭成员为强迫孩子们减肥会付出多大的努力。我回复说，我完全理解，并且尊重她的决定。五个月之后，她又写信给我说，她改变主意了。她自从毕业之后多次进行了深刻反思，意识到驱使她将职业取向完全定位在健康领域的，是要改变世界、帮助别人的愿望。她写道：

我意识到，你的研究有对社会做出巨大而积极贡献的潜力（你知道的，因为肥胖症是这么的"流行"），并且如果我允许你使用我的文章，我也能反过来为社会对肥胖问题的理解做出渺小但重要的贡献。让人们知道因为"太胖"而被人瞧不起甚至被人指责是怎样

的感觉，这一点是很棒的。我的消极故事应该用在积极的研究
[中]，以帮助别人。[SC 220，电子邮件，2011 年 10 月 2 日]

我们达成共识，通过调整特定的身份信息（这些信息在本质上并不重
要）隐匿她和她家庭的身份。这个强有力的案例现在已然在书中。

原汁原味保留作者声音

我选择收录并分析了那些最有说服力和感染力、与这本书的核心主题
最契合的文章。这 52 篇文章当然不算代表性案例，但是这些故事都是我所
收集的故事中普通而典型的。❶ 这些故事大多是自我民族志，但有大约
10% 是有关朋友或家庭成员的记载。尽管这些二手的记载不能如第一手资
料那样完整、准确地反映当事人的情绪，但是这一类文章也弥足珍贵，因
为它令我们意识到，那些如此痛彻心扉的经历，如果不是被一个在乎他们
的朋友或者家人写出来，那么根本就不会为人所知。

我想向这些不得不用自己的语言、以自己的思路写下他们故事的年轻
人致以敬意，因而把整篇文章或文章的大部分都放在书中，而不仅仅是部
分节选。我只改动了拼写和语法错误，此外保留了语言的原汁原味。有一
些地方，我修改了一两个词语或稍微调整了行文，以使表意更为明确。我
的改动以方括号表示。对那些比较长的文章，我添加了小标题，以使行文
结构更加明确。由于篇幅所限，我将与体重无关的部分删除。我尽可能保
留作者自己选定的原始标题。如果文章没有标题，那么我会拟定一个，一
般都从文章中选择原话。在接下来的章节中，每一个案例我都为主要角色
添加了简单介绍（族裔、故乡等），然后基于文章做出简短分析，以增进

---

❶ 被选中的文章并不是最极端的那些。还有很多很多令人不安的案例，尤其是有关进食障
碍的案例，是我没办法收录到本书中的。

我们的理解。我在每一章的结论部分以及第十章中，概括了所有文章的研究成果。

"肥胖歼灭战"的社会变量：族裔、
收入、性别和所处地区

族裔、收入（或者说社会阶层）、性别和所处地区的社会差异，决定了"肥胖歼灭战"在个人生活中的不同展开形式。为了理解"肥胖歼灭战"更为广阔的社会结构，我让文章作者们提供了研究对象的基本信息，包括族裔背景、家庭经济水平和所在城市。（研究对象的性别从文章中可以得出明确结论，因此我没有询问。）这些社会属性对受访者身体政治的影响是文章中没有也不可能完全呈现的，这是因为作者们并没有强调（甚至没有看到），在他们的遭遇中，族裔以及其他一些因素扮演的角色。尽管如此，我还是选出了少量几篇文章可供借鉴。尽管全方位的影响依旧不得而知，但这些社会因素造成的影响还是清晰可见并能梳理清楚的，对比不同社会背景研究对象的文章就是办法之一。尽管这些研究发现不能适用于所有人，但可以用来提出假设，以供未来更大型的数据检验。

带连字符的美国人：美国族裔多元化的未来画卷

美国正在迅速成为一个少数族裔占多数的国家，南加州是这个趋势的引领者。2010 年，在全美 18 岁以下的人口中，有色人种占 46.5%，而南加州的这个比率是 73%。（Frey，2011）在洛杉矶—长滩—圣安娜大都会区，即南加州人口最密集的地方，青年中非白种人的比例意外地高，有

79%。（Frey，2011）❶ 考虑到人口统计学的预测趋势——到 2018 年，年轻美国人中，少数族裔会占据大多数——南加州尤为重要，因为它就是美国未来的写照。（Yen，2012）

　　南加州的居民来自世界各地，使南加州成为学习和生活的乐土。许多南加州人都是第一代、第二代或者第三代美国移民。这种多样性，可通过民族志文章研究对象的族裔背景反映出来。研究对象的族裔背景和出生国家的具体情况见表 2.1。参与研究的白种人和黑种人分别与当地人种所占比例相似，但相比之下，参与研究的亚裔所占比例高于当地亚裔比例，拉美裔则低于当地拉美裔比例。❷ 入乡随俗，我一般也会简化族群称呼，比如称亚裔，而不是冗长的亚裔美国人。也就是说，"亚裔"这个词表示的不过是故事研究对象的家庭文化背景，而不是其出生地。

　　对于抗击肥胖运动来说，族裔是个问题。因为汇总数据显示，黑种人和西班牙裔较之白种人更容易超重和肥胖。这一结论对成年人和 20 岁以下的年轻人都适用。❸ 肥胖研究者根据针对这些少数族群常见的刻板印象将其体重问题归因于对健康实践的忽视，以及与体重相关的理念和行为的文化差异。比如，2013 年度中期，CDC 网发布了一篇有关成人肥胖现状的专题文章，文章的标题就是《跟白种人相比，黑种人的肥胖率高出 51%，西班牙裔高出 21%》（美国疾病控制与预防中心，n. d.）。对此，该文章摘取了三种可能的解释：前两种——行为差异造成不同族裔之间体重的差别，以及对体重的态度和标准的差异造成不同族裔之间体重的差别——将他们的体重过重归因于种群的文化特性，第三种——能否购买健康食物以及是否有足够安全的地点进行锻炼——承认体重受到环境因素的影响，而这是族群

---

　　❶ 在其他南加州大都会地区，2010 年儿童中非白种人的比例处于 64% 至 76%。

　　❷ 我课堂上学生的族裔比例与加州大学尔湾分校的总比例大致相仿。2012 年，加州大学尔湾分校的本科生中有 18% 是白种人，18% 是西班牙裔，47% 是华裔，6% 是外籍，4% 拥有两种以上的种族/族裔（加州大学尔湾分校，2012）。

　　❸ 2011—2012 年，各族裔成人的肥胖比例：（非西班牙裔）黑人为 47.8%，西班牙裔为 42.5%，（非西班牙裔）白人为 32.6%。儿童的相应比例则分别为：20.2%、22.4% 及 14.1%（Ogden et al.，2014）。

表 2.1　文章和访谈研究对象的族裔背景（%）

白种人		18.4
非洲裔美国人		2.9
西班牙裔/拉美裔		11.8
	墨西哥裔	6.9
	其他（大部分是萨尔瓦多裔和危地马拉裔）	4.9
中东裔		8.2
南亚裔		4.5
东亚裔		24.5
	华裔	15.9
	韩国裔	6.5
	日本裔	2.0
东南亚裔		24.1
	越南裔	12.7
	菲律宾裔	8.6
	其他（大多数是泰国裔和柬埔寨裔）	2.9
两个或以上的人种/族裔		5.3
不详		0.4
总计		100.1

注：样本包括 234 篇文章描写的研究对象和 11 个访谈对象。

资料来源：文章作者提供的信息。

无法控制的。尽管近年来结构性因素对少数族裔肥胖现象的影响得到了更多认可，但政府及其他抗击肥胖项目仍然强调要克服有关健康体重的"文化障碍"（Carney，2015）。❶

在这些表面上非常中性的科学解释中，社会科学家却看到了种族主义和阶级歧视。他们指出，CDC 这篇文章以及其他类似的研究就是打着科学合理的幌子，将儿童肥胖归咎于贫困的少数族裔，尤其是非裔和拉美裔母亲，认为她们"不良的抚养方法"和"对超重的错误认识"，危害了后代的健康。（Bell，NcNaughton 与 Salmon，2009；Boero，2012）社会科学研究强调，媒体在延续对肥胖的种族主义成见中起了关键作用。通过研究，1995—2005 年，在美国关于体重问题的新闻报道中，社会学家阿比盖尔·萨吉和基恩斯汀·格鲁伊斯发现，在像《纽约时代周刊》这种有名望的刊

———————————

❶　对"愚昧的拉美裔"之刻板印象的反驳，见 Greenhalgh 与 Carney，2014。

物中，许多文章都将高肥胖率归咎于族裔原因。（Saguy 与 Gruys，2010）少数族裔（起码黑种人和西班牙裔）被描述成落后的或无知的，再一次加深了社会对少数族裔和穷人的成见，认为他们懒惰、不负责任、自控力差，因此不值得被完全接纳。

许多年来，关于肥胖的公共卫生研究几乎都只专注那三大族裔。但其他族裔——尤其是亚裔——所占的人口比例越来越大，特别是在移民率高的地区。2012 年，亚裔在美国人口中占 5.1%，但在加州人口中，亚裔却占 13.9%。❶ 从 2014 年开始，CDC 出版的研究中出现了基于 2011—2012 年新数据的针对所谓 "非西班牙裔" 的研究。这些数据显示，亚裔成年人和未成年人超重和肥胖的情况相对于其他主流人种/族裔都明显更少（例如，在亚裔未成年人中，出现超重或肥胖情况的比率是 19.5%，而所有族裔的平均比率是 31.8%）。❷ 而尽管 BMI 值相似，亚裔（至少成年亚裔）的身体脂肪含量可能更高，发病率与死亡率的风险分布也与其他族裔不同，这种体重（或者 BMI 值）上的差异依然惊人。（Deurenberg，Deurenberg-Yap 与 Guricci，2002；Despres，2012）近年来，"为何亚裔这么瘦"，以及其他人可以跟这个据说很幸运的族群学习怎样的身体实践，成为活跃的线上讨论主题。作为对 "模范少数族裔" 刻板印象的呼应，在线上讨论中，亚裔被塑造成 "优质亚裔" 的形象，他们的 "健康行为" 有利于全美的健康水平，同 "劣质黑种人和西班牙人" 形成了强烈的对比，后者的 "懒惰和无知" 正在不断令流行性肥胖症恶化。本书的受访者文章中体现了巨大的族裔多样性，给了我们去聆听那些与体重的斗争几乎不为人知的文化群体的心声的机会。我们也能读到一些黑种人和西班牙裔的故事，更多的是东亚和东南亚裔的，这样我们就可以看出 "好亚裔" 和 "坏黑种人和西班牙裔" 的印象，与社会实际是不是吻合的。

文化差异以很多方式决定着身材以及身体实践，但这些方式基本没被

---

❶ 数据来自美国普查局，http：//quickfacts. census. gov。

❷ 2011 年至 2012 年，亚裔成人的肥胖率为 10.8%，仅为总成人肥胖率（34.9%）的三分之一（Ogden et al.，2014；Aoki et al.，2014）。我十分感激 Cynthia Ogden 对这些问题进行了讨论。

研究过，也几乎不为人理解。这些文章明确体现了族裔和身体政治的几个联系。一是女性理想身体的文化差异，在这个问题上，对一些族裔已经进行过研究。现有研究表明，相较于白种人，拉美裔更趋向于喜欢"有曲线的"身材，而黑种人喜欢"厚实的"身材。（Nichter，2000；Molinary，2007）本书采集的民族志文章与这一粗略概述吻合，但却反映出此类"文化偏好"绝非某个族群的所有成员所共有的。老一代以及新近移民更倾向于追求符合"族裔偏好"的身材。以年轻、适应新文化的拉美裔为例，面对来自同龄人的和来自媒体对苗条身材必要性的宣扬的沉重压力，他们常会摒弃父母的偏好，而按苗条身材标准要求自己。民族志文章显示，在某些东亚和东南亚群体中，身材标准比抗击肥胖运动中的科学标准还要严苛很多。

亲子关系中的族裔差异也决定了不同族群开展"肥胖歼灭战"方式的不同。因为"肥胖谈"在体重问题中具有核心地位，因此亲子沟通过程中所遵循的文化规范尤为重要。民族志文章显示，在白种人家庭中，体重被认为是十分敏感的话题，因此父母要遵从一条极为重要的规范，即不能直白地责骂年轻人体重过重；父母应当采取更巧妙的策略引导孩子改变他们的生活方式。相比之下，在很多亚裔家庭中，公开批评、责备甚至羞辱子女的体重问题（以及其他问题，比如成绩）却是全然可以接受的——事实上这甚至是正常的，甚至是应该的——因为父母和其他成年亲戚全都深深地关心着自家的孩子们。不熟悉这些常见文化变量的读者，可能会因那些自认为是在帮助青少年减肥的父母对孩子进行的肥胖羞辱和身体侮辱有多过分而感到震惊。特别是因为文章中出现了很多亚裔，因此让读者了解这种可能并不熟悉的抚养方式背后的文化逻辑非常重要。

对亚裔美国人的研究揭示了一种独特的抚养方式，该方式植根于儒家尊重权力的价值观，但也同时反映出美国文化对移民的同化（Zhou，2009）。❶ 正如社会学家周敏❷解释的，在美籍华人（美籍华人在亚裔美国

---

❶　另参见 Kibria，1995；Lee 与 Zhou，2004.
❷　译者注：周敏，加州大学洛杉矶分校（UCLA）亚太中心主任、社会学系教授。

人中占大多数）的家庭中，一种强调子女孝顺（无条件服从父母、压制子女的个人利益）、勤奋、守纪律、受教育的儒学价值观的变体，是孩子社会化的行为准则。（Zhou，2009）在一个家族利益大于个人利益的文化背景中，背离这些要求会让整个家族蒙羞，故而会被家族和种群惩罚；而津津乐道自己的孩子有多么大的成就则司空见惯。在美国背景下，父母对教育、勤奋以及其他方面的期望一般很难强加给孩子，因为在美国出生和成长的孩子身处两个不同的族裔世界，他们强烈希望变得更"美国"化。周敏认为，尽管压力很大，许多孩子还是没有辜负父母的期望，很大程度上是因为他们身处组织精良的族群社区，亚洲价值观在这里得到大力支持，不守规矩的人会受到惩罚。

2011 年，蔡美儿因她的回忆录《虎妈的战歌》引爆了这些相对平静的学术讨论。（Chua，2011）这本书记录了她抚养两个女儿的过程，蔡美儿描述了严厉、苛刻、情绪消极的"虎式家教"策略，她说，这种方式让她培养出极为成功的孩子。她的著作招致了严厉指责，不仅因为她描写的"中国式家教"总是严厉、苛刻的——这符合美国人对中国式家教的刻板印象——而且正如亚裔美国人已公认的，她所推崇的这种家教方式会给孩子带来极大的精神创伤。这本书激发了研究的新浪潮，结果发现亚裔美国人中"虎式家教"虽存在但并不常见；家教方式差别很大，许多家长引入了欧美做法；而在孩子的学业和社会心理方面，"虎式家教"的结果都不理想。（Juang，Qin 与 Park，2013；Kim 等，2013；Lau 与 Fung，2013）

亚裔美国人的父母是如何处理孩子的体重问题，又会产生怎样的效果呢？据我所知，人类学家还没有探究这个问题。学生们的文章显示，孩子体型大小无疑是当今衡量家庭和族群成功与否的一项重要指标——也是代际关系紧张的另一个原因。亚裔父母给孩子树立的超瘦身材理想表明，亚洲人在体型方面对孩子一如既往有高要求。但对于很多年轻人来说，苗条身材的要求是不可能达到的。家长们面对挫折是否会选择虎式策略？对他们的孩子和家庭关系会有怎样的影响？本书的民族志文章提供了一个罕见的窗口，来观察这个迅速扩张的美国社会组成部分中的身体公民主义变量。

经济状况所扮演的角色

　　南加州是一个拥有巨大财富但贫富差距极大的地区。最近的人口普查显示，2007—2011 年，该州最大县的家庭收入的中位数在全美均值的106%（洛杉矶和圣博娜迪诺县）到 145%（奥兰治县和文图拉县）之间。❶ 南加州家庭的经济收入和经济稳定性也是千差万别，殷富的地区和赤贫的地区几乎一样多。在距离沿海社区灯火辉煌的购物城和绵细如锦的沙滩很远的地方，有个小小的因皮里尔县（人口 176000），这里的家庭收入只有全国中位数的 75%，克恩县（人口 856000）的家庭收入也只有全国均值的 91%。在郡县之内，也是一样的。比如，在奥兰治县富饶（白种人居多）的纽波特比奇沿海区，家庭收入的中位数达 ＄108946，仅仅 13英里以外，圣安娜，这个以蓝领阶层为主的拉美裔城市，家庭收入中位数只有 ＄54399。洛杉矶的贫富差距更大，有些地区的平均家庭收入——比如亚裔和白种人聚居的圣马力诺为 ＄154318，是贫困的、拉美裔和黑种人聚集城市——比如康普顿（＄43311）——的近四倍。❷ 这些数据显示，收入和族群紧密相关。

　　这种掩盖着悬殊差距的全面繁荣景象在我的学生笔下人物的经济背景中可以反映出来。他们文章中的研究对象，有 13% 来自于经济困难家庭，有 50% 来自中产阶级家庭，22%——一个相对比较高的比率——来自于经济优越的背景，另外 12% 在这些大类之外(这些大类的定义和确切百分比，见表 2.2)。细究这些文章会发现，经济情况在两极的人很少。这很可能跟样本的来源有关。家境赤贫的孩子不太可能上得起大学（尤其是加州州立大学），而家境优越的孩子很可能去上私立大学而不是州立大学。尽管如

---

❶　基于美国普查局数据，http：//quickfacts. census. gov.

❷　收入数据基于 2007—2011 年（同上）。全美家庭收入中位数为 52762 美元；加州家庭收入中位数为 61632 美元。

此，学生的文章还是反映了一个较广的分布，除了极贫或极富，来自每个经济群体的研究对象数目都足够多。

表 2.2 文章中研究对象的家境（%）

经济困难[a]	12.8
经济困难[a]到中产阶级[b]	6.8
中产阶级[b]	50.4
中产阶级[b]到家境富裕[c]	5.1
家境富裕[b]或家境优越[c]	21.8
其他，不详	3.0
总计	99.9

注：样本包括 234 篇文章中的研究对象；没有包括 11 位访谈研究对象。信息来源于文章作者的电子邮件。分类基于我对南加州地区人们所认为的 "经济困难" "中产阶级" 以及 "家庭富裕" 的理解。

a 经济困难：家庭中的主要经济支柱一般从事蓝领工作，可能没有稳定长期的工作；家庭成员基本都居住在出租公寓，家庭成员一般没有足够的钱购买想要的东西。

b 中产阶级：家庭中的主要经济支柱有长期工作且收入不错，可能是小企业的老板，中层经理人或是一名专业人员；可能有自己的房子；有能力支付额外开支，但有节约的习惯。

c 家境富裕或家境优越：家庭中的主要经济支柱有稳定的工作且赚很多钱；很可能从事法律或商业工作；有自己的房子且房屋非常舒适或者昂贵；有足够的钱去买非生活必需品。

经济背景的优劣以数不胜数的方式影响着体重和锻炼，但还是出现了个别例外，只是这种影响在文章中不易察觉。一些受访者提到了经济困难的影响（但他们从不直言 "贫困"），比如 "我的男朋友成长环境恶劣"，或者 "我的父母都得出去工作，所以我是靠吃快餐长大的"。家境富裕的年轻人几乎从没注意到他们的经济优越，反而把他们在生活中能够买得起好东西的能力看作理所应当。社会阶层影响体现不鲜明的第二个原因，是许多其他的因素和家庭经济相互作用，一起决定体重实践，因而难以将贫困（或者富有）对体重的影响与其他因素区分开来。由于这些原因，影响体重高低（也就是是否遵循身体公民主义）的阶层变量，还有不少依旧不为人知。

　　但是还是能够从许多通常很微妙（但偶尔是明显的）的地方看到家庭经济水平的影响。这些文章鲜明地展现了经济优越者在追求身体公民身份这一目标时所享有的优势。这些家庭的成员能接受教育，知悉最健康生活方式的复杂规则；有钱去购买那些能带来苗条健美身材的东西（健康食品、健身房会员卡、私教课——如果这些都失败，还可以去做整形手术）；有时间去追求健康和美丽外表。他们生活的必需品轻易就能得到保障，有本钱去为了实现苗条健美的文化理想而忧心。

　　经济困难的家庭不光是教育、金钱和时间匮乏，且往往居住在不安全、设施落后的社区，因而很难让孩子们吃得好、运动得够。这些家庭的成员更关注如何令收支相抵，而非他们的身体是否苗条、健美以及是否处于科学建议的体重区间。许多文章共有的一个主题，就是家庭经济贫困（或者任何形式的辛劳）给年轻人带来的情绪压力。孩子总是用多吃来对抗压力——尤其是更甜、更咸、更油的食物，这种食物最易找、最廉价，也最能带来饮食满足感。贫困和肥胖的循环就这样继续下去。

女孩要苗条，男孩要健壮

　　就像很多女权主义者强调的那样，对节食、体重和比例完美身材的痴迷，很久以来是女性的心病。❶ 然而如今的"肥胖歼灭战"要求男孩和女孩都变成健美、苗条的身体公民。这场战争似乎造就了新的受害者，那就是年轻男性。我们已经看到，在南加州，男性几乎与女性一样执着于自己的身材，尽管二者侧重不同（男性要有肌肉，女性要修长苗条）。这种差异远非加州特色，而是如今美国消费文化的核心特征。

　　在《身体恐慌》一书中，传媒专家莎丽·L. 德沃金和费伊·琳达·

----

❶　在女权研究中，对苗条身材的执迷这一课题已有很长的历史，如 Ohrbach, 1978；Chernin, 1981；Wolf, 1991；Fraser, 1998；Hesse‑Biber, 2007。许多研究都是在当今的"肥胖歼灭战"发起之前进行的。

瓦克斯通过查阅健康和健美杂志,追溯了男性和女性近期理想化身材的变化。(Dworkin 与 Wachs,2009)这样的杂志正好满足了我们的研究目的,因为我们的体重观很大程度上是被消费文化下的图片塑造的(比如这些杂志上的图片),还因为理想身材越来越以"健康"而非"好看"的名义做推广。这些作者呈现了近年来两性理想身材发生的惊人变化:男性和女性都不能有赘肉;女性的理想身材越来越苗条、紧致、凹凸有致且稍有健硕肌肉,而男性的理想身材是肌肉发达、肌理分明且上身肌肉隆起;女性应当小巧、紧致、苗条,而男性应当高大、结实、肌理分明——这正符合我所知的南加州的情况。❶ 这些图片、文章以及杂志中的其他内容,不仅能够帮助我们定义大家都在为之奋斗的文化理想,而且还打着"健康"的旗号传播着与身体有关的道德规范。对于男性来说,这个道德规范就是,个高体壮的才能算真男人,且只有个高体壮的才能算是有价值的美国人。因为只有少数人能够达到理想的标准,所以健康健美杂志还通过让男人(和女人)感到自己还不够好,来吸引读者如痴如狂地关注日常身体锻炼。这是一个极好的例证,说明大众文化形式(其中包含美国公司的广告)是如何与公共卫生运动一起推动体重意识和肥胖仇恨的。

当两性都痴迷于拥有完美的身体公民身材时,两性年轻人的世界中到处都是"肥胖谈"。男孩和女孩遭受的"肥胖谈"是不是一样多?关于体重的会话对男孩社会认同感的侵蚀是否和对女孩的一样多?有限的文化人类学研究显示,跟青少年女孩比起来,美国男孩更少因体重被监管和批评——也就是说,他们更少受到"肥胖谈"的影响。这是因为男孩的自我身份和自我价值与他们的能力和成就联系得更紧密,而非他们的外表;还因为是否被他人接纳对男孩自我身份的形成没那么重要。(Nichter,2000)我的研究与这个发现不谋而合,发现男孩子更少因体重被家长和医生责备,见表 A. 3 和表 A. 4。但是学生们的民族志文章还表明,

---

❶ 这些作者认为,作为对女性在教育和求职方面所产生的竞争的回应,男性越来越注重自己的外表、追求强壮的体形,因为这意味着他们不同于且优于女性。这就是《身体恐慌》这一书名的含义。

南加州的肥胖男孩可以因体重被残忍地——还很可能受到越来越多地——嘲弄。一个在其他地方工作的研究者发现，相对于女孩，男孩更不容易受自我挫败感折磨。另一份研究则发现，男孩也会因严厉的批评受伤，但因要保持男子汉气概，所以不得不"装酷"，以掩藏自身的痛苦。（Nichter，2000；Taylor，2011）在当今的加州，哪个观点才正确呢？我们在后面会回答这一问题。

　　至此我们已经讨论了男子气概（和女性气质），但都没有将族裔考虑进去，而事实上，性别差异和人种/族裔深切相关。在德沃金和瓦克斯对理想男性的文化建设的讨论中，他们描述了支配型男性气质——永远被描述为白种人、古铜色皮肤、好运动、强壮的——是如何被定义为不同且优越于少数人种、社会经济阶层低的服从型男性气质的。白种、肌肉强健的男性的"优越"在某种程度上是通过"劣等"男性被忽略来实现的，即，杂志上但凡旨在展现"健康美国男人"的图片，都不会出现"劣等"男人。被从这种意味着是真男人的公共意象中抹去，非白种男人是如何对待的呢？加州是为这些问题求解的好地方，因为理想的白种、肌肉发达的男性完全是支配型的——比之金发白种的冲浪男孩，还有什么更偶像化、理想化的美国男性？——还因为当地社会中有许许多多非白种、服从型的种群可以作为研究对象。

　　在我收集的民族志文章中，有82%的研究对象是女性，有18%的研究对象是男性。（这一比例与课堂上女生和男生的比例相似。）由于男性受到体重方面羞辱的经历很少被记录和被了解，我觉得关于男性的文章更引人入胜。它们令我有特殊的兴趣还缘于，就像女性被期待——甚至被教导——要夸张地表达他们对体重的担忧，男性在文化上是被禁止表达"受伤"情绪的。然而，也许因为这是写给一位善解人意的女性教授的私人文章，一些男生愿意分享这样的以及其他的情绪。另外，还有一些故事来自于男性研究对象的姐妹或者女友，她们与研究对象足够熟悉，因此可以感知他们的情绪。这两类文章都令人感触至深。因此，我决定尽可能多地采纳有关男性的文章。最终，书中有29%的文章都是聚焦于男性的。

南加州、北加州：都是身材之州

绝大多数文章的研究对象（大约四分之三），都是在南加州的 10 个县长大的。三分之一来自洛杉矶县（其中包括洛杉矶市），五分之一来自奥兰治县。15% 的研究对象来自北加州（主要是海湾地区和硅谷），另外 6% 来自美国其他州。具体数据见表 2.3。❶

表 2.3　文章或访谈研究对象来自的县、州和国家（%）

南加州		73.9
	圣路易斯·奥比斯波县或克恩县	1.6
	圣塔芭芭拉县	0.8
	文图拉县	2.0
	洛杉矶县（包括洛杉矶市）	32.7
	奥兰治县	20.0
	里弗赛德县	5.3
	圣博娜迪诺县	2.0
	圣地亚哥县（包括圣地亚哥市）	6.5
	因皮里尔县	0.8
	（由于搬家曾居住在）两个或更多的县	2.0
南加州和其他地区		4.1
	南加州和其他州	0.8
	南加州和其他国家	3.3
北加州		14.7
	旧金山海湾地区	7.3
	硅谷	4.5
	其他	2.9
其他州或其他国家		5.7
	其他州	3.7
	其他国家	2.0
不详		1.6
总计		100.0

注：样本包括文章中的研究对象（234 人）和访谈中的研究对象（11 人）。表中的地点是研究对象的成长地，以及他们大部分经历的发生地。信息是受访者通过电子邮件提供的。北加州：加州北部；南加州：加州南部。

---

❶　加州大学尔湾分校有 93% 的本科生来自加州。另有 1% 的本科生来自美国其他州，6% 的本科生来自海外（加州大学尔湾分校，2012）。

尽管北加州人，尤其是那些来自旧金山海湾地区的，往往看不起他们的南方同胞，认为他们的体重崇拜太肤浅。但研究南北加州人的身体实践，却发现差异并没那么大；几乎每个人都痴迷于拥有苗条、健美的身材。这很可能有两个原因。其一，南加州年轻人所承受的体型压力是如此极端以至于即使是更"明智"的北加州人，只要在南加州生活过（比如去上过学），就会感到他们必须遵从当地的身体规范，以融入其中，被社会所接受。南北几无差异的另外一个原因是，饮食、运动和其他身体实践如今几乎都是打着"健康"的旗号在推行，而不是类似于"吸引力"这种肤浅的原因。北加州人可能不愿意承认自己的虚荣心，但他们会骄傲地宣称他们信奉"健康"。

比研究对象所在的县和州更重要的是他（她）成长在怎样一个社区。如前所述，在富有的社区（比如圣地亚哥县的兰乔圣菲，奥兰治县的纽波特海湾，或者洛杉矶的贝弗利山庄），有更苛刻的身材标准和身材期望，以及更大的压力要求服从这些标准和期望，相应的，就产生更为极端的身体实践（减肥药、可卡因、手术等）。在比较贫困的社区，比如因皮里尔县的加利西哥或者奥兰治县的圣安娜，情况通常是大相径庭，身体标准都更宽容，压力也没那么严苛，健康主义身体实践大多保持在最低限度。很大程度上是因为，这里的家庭收入和环境几乎无法满足节食和规律运动的需求。民族志文章的作者自然并没有去分析这些社区因素扮演的角色，但当它们对体重有明显影响时，文章中就会表现出来。我的研究对象来自遍布全加州（以及全国和全世界）的许许多多个社区。尽管不可能明确每个地区都是如何影响其居住者的身体实践的，为了呈现故事发生的背景，在每篇文章的介绍部分，我指出了研究对象在文中的经历发生时的住地。如果熟悉加州的各个社区，应该就能找到一些重要的关联了。

大学：体重崇拜训练营

最终，我要说一说大学环境，这是我研究的所有参与者的共同点。体重和其他身体焦虑不是在大学中产生的，但确实是在这里升级的。就像记者考特尼 E. 马丁在《完美女孩，挨饿女儿》一书中所说的那样，大学是体重崇拜的训练营。（Martin，2007）❶本书采纳的民族志文章显示，年轻人同食同住则容易对外表和体重过于敏感，这往往是人们评判他们的第一印象。当年轻人聚集在一起，他们很快就开始默默地对比彼此的身体，以从身体公民主义原则衍生出的骄傲和耻辱的准则，给每个人排序。正如前文卡丽的评论所显示的，在这么小的圈子里，"肥胖谈"和随之而来对体重的过分关注就会相互传染，把焦虑从一个人传给另一个人。到了大学就迎来了"大学新生肥"。尽管有人声称，他们披露了这一增重风险实际是不存在的，但对于我的许多学生来说，尤其是在"随意吃"的自助式学校餐厅进餐的大一新生，这一说法简直再写实不过了。尔湾分校特殊的族裔差异，加剧了他们的体重忧虑，当学生们把自己和其他族裔的同学比较时，就不可避免地发现自己的身体存在不足。忽略生物学差异，对于大多数人来说，最瘦的女孩（亚裔）和最强壮的男孩（白种）是所有人心中的标杆。大学期间也是传统的择偶时期，这就使女孩和男孩都对达到男子气概和女性气质的标准过分敏感，并使他们的父母过分关注他们寻找合适伴侣的能力。大学经历的方方面面在本书的民族志文章中都被记录得巨细无遗，显然，大学生活影响了受访者的身体理念和身体实践。

但在本研究中，大学的影响力却并没有想象的那么大。加州大学尔湾分校是一个通勤校园，只有不到 50% 的学生（但有 80% 的新生）住校或者是居住在其他属于学校的、学校管理的或是附属于学校的住房中。（加

---

❶ 如需更学术的论述，见 Counihan，1999。

州大学尔湾分校，2012）此外，许多文章是关于这些年轻人在小学、初中或者高中阶段的人生经历。还有其他一些文章（大约四分之一）是有关亲戚或者朋友的，这些文章都与加州大学尔湾分校无关。根据我大致的估计，约40%的文章与大学时期的年轻人有关，或至少部分相关。因此，大学环境的影响还是很重要。

第二部分

我的 BMI 值， 我的自我

第三章

"肥胖"

在成长过程中，我被以瘦为美的思想不断洗脑，觉得自己很丑，因为我比身边的大多数女生都重不少。读高中后，因体重原因，我更是觉得自己比所有朋友都丑，因而瞧不起自己，自信心降到冰点。我无法正常地和男生或漂亮女生交谈，因为我觉得自己实在是太丑了，根本没资格和他（她）们说话。因此，我几乎没有男性朋友。总之，因为胖，我觉得自己低人一等，令人生厌。

——艾米《体重执迷文化》［SC 26］

如前所述，过去 20 年的"肥胖歼灭战"已悄然以 BMI 值为标准重塑了美国社会，给人们划定了新的医学化的身份。透过一系列的暗示，文字的或是非文字的，人们被劝导把 BMI 值视作衡量健康的标尺，采用基于体重的新身份标签（肥胖、超重等），根据对应的医学与文化理念改变自己的行为习惯以期达到"标准"。如前所述，在我看来，因为我们的文化崇信健康至上，这种以体重为主的新身份标签将逐渐成为美国人核心的自我身份。若上述判断正确，就说明美国社会与美国人的自我认知发生了惊人的变化。据我所知，还没有人系统研究过人们是否会认为自己"正常""过瘦"等。❶ 我所收集的民族志文章可以帮助寻求这些问题的答案。在这章和接下来的三章里，我将据此分析加利福尼亚年轻人的自我塑造和自我认知。我将从"肥胖"谈起，因"肥胖"即"减肥歼灭战"的主要对象。

在美国，胖等同于"丑陋""恶心""低劣"以及"不配"享有友谊或爱情。像艾米这样的孩子很早就有了刻骨铭心的体会。在他们所处的社会环境中，反肥胖言论汹涌澎湃、无尽无休，他们被灌输了这样的观点：肥胖就意味着生理缺陷、道德沦丧以及公民责任缺失。肥胖是人性和道德的双重失败。公共卫生运动使用了贬义性指责以及开展"肥胖谈"这两种手段来教育大众；若不奏效，就用羞辱的方式迫使他们通过节食和锻炼重返正常体重，变为高尚的身体公民。在我们现今生活的身体公民社会中，每个人，无论亲疏，都有权利和责任羞辱、约束肥胖者，迫使他们成为好的身体公民。在这个充斥"肥胖谈"的世界里，遭受管制和欺凌的人几乎找不到任何概念性的、叙述性的、图像性的资源，以重塑另外的自我身

---

❶ 一些学者研究过年轻女性（Rice, 2007）和男性（Monaghan, 2008; Monaghan 与 Malson, 2013）肥胖自我的形成。然而，就我所知，尚无关于"正常自我"或"过瘦自我"形成的研究。

份，拒绝刻薄的品评或回击恶毒的攻击。

"肥胖歼灭战"的官方言论认为，这样的指摘和"肥胖谈"既积极又有建设性。我们很少质疑诸如"肥胖谈"一类的措施是否真的尽如人意。我们更不会质疑为什么大多数人（科学研究显示）的生理机能就是不肯配合。本章将通过南加州肥胖或接近肥胖的年轻人如何看待自己和自己的生活，来回答这些问题。由于体重随年龄增长会有所增加，很少有年轻人真的肥胖，这至少是加州大学校园里的情况（BMI 值在 30 或更高才为肥胖。例如，一个身高 5 英尺 6 英寸且体重在 186 磅以上的人，即为"肥胖"）。我所收集的文章涉及 234 个人，其中只有 17 人（7.2%）确属肥胖。❶ 令人惊讶的是，他们绝大多数是东亚或东南亚裔学生，这一发现与"亚洲人都很瘦"的刻板印象是大相径庭的。

在这些章节中，我提出了三组问题。第一，我们的身体公民主义社会是如何运作的？体重很重的年轻人通常经受什么样的文化压力？哪类人会去扮演负责任的身体公民角色，劝诫肥胖者减肥？他们的"肥胖谈"是说教性的还是侮辱性的，或者两者都有？谁在支持他们？第二，体重过重的年轻人有何反应？他们是否认同自己的肥胖身份，并因此重新审视自己？作为"胖人"，伴生了哪些情绪、社交行为以及亲身经历？谁会成为主观肥胖者，有谁会拒绝这一身份？第三，接受肥胖身份的年轻人，在健康和生活上的哪些方面会遭到重大影响？"肥胖歼灭战"是否真能帮助这些主要对象减肥，并获得为社会认可的身体公民身份？

我收集的民族志文章显示，面对这些压力，肥胖者会有一系列反应。那些接受肥胖身份的人，并非都觉得胖很糟糕，也不是所有人都想把自己塑造成优质身体公民。我们可以把这些反应大致分为以下三组：第一组，遵循主流文化说教，诚心接受肥胖身份，竭尽全力按照生物学指南节食和锻炼，努力使自己变瘦、变健康，成为受尊重的身体公民。第二组，拒绝

---

❶ 肥胖者也较难被大学录取（Fikkan 与 Rothblum，2011）。我十分感激 Esther Rothblum 对这些重要问题的探讨。

接受"肥胖很糟糕"的观念，在公开场合努力塑造自身正面的社会形象，但私底下却又觉得肥胖很丢人。第三组，对"胖就是坏人"的说法忍无可忍，发觉节食和运动的解决方案不奏效，最终拒绝主流观点，主张："胖就胖，我愿意。"

典型"肥胖者"

我们先从一些所谓的典型肥胖者说起吧。为便于研究，我将"典型肥胖者"，或称主观肥胖者，定义为体重过重、接受肥胖可耻的主流说教、认为自己肥胖、自我感觉很差，并努力减肥的人。受访者的民族志文章中出现的典型肥胖者可能也表现出一些其他特征，但以上所给出的标志是最根本的。本章开头，艾米那些自怨自艾的消极语言，就是身为这类人群的一个典例。本节中，我们一起走进两个年轻人的世界。他们因为被打上"肥胖"的标签，一生都将遭受巨大的创伤。他们找不到出路，只有默默忍受，盼望有什么奇迹会发生，以减轻他们的痛苦。

金的故事

金，19岁，来自旧金山的一个中上层家庭，泰裔美国人。金因为发育早，遭遇了比其他所有受访者更恶毒的身体欺凌。她既没办法抵抗那些折磨她的人，也没办法减肥，于是只能选择逃避这个带给她无限痛苦的世界。

并不是所有的亚洲人都很瘦，我就是个例子。我是个19岁的泰国胖女孩。从医学角度来讲，我的BMI值告诉我自己介于超重到肥胖的临界点。哪天幸运，我仅仅是超重；哪天不幸，又会变成肥胖。

丰乳翘臀招惹身体侮辱

五年级时候，我告别瘦小的孩提时代。六年级时，我经常因"女性的私人原因"离开教室去洗手间，因此同学们知道我进入了青春期。我开始不断被男生戏谑。他们问我："你会飞吗？"我不懂他们的意思，于是他们更直白地问："你有翅膀吗？"他们指的是，我是否戴着有护翼的卫生巾。

几个月后，我开始听到关于我的传闻。我暗恋的一个受欢迎的同校男生，第一次过来和我说话。他告诉我，他听到一些女生散布谣言，说我如何"填塞"。我甚至不知道这指什么，请他解释。他说："用卫生纸。"我仍然不 [明白]。我问他是否相信那些谣言。他说："不信，你为什么要填塞呢？只有男孩才会这样做，以便让他们的阴茎看起来更大。"他说到这儿，我才 [意识到]，女生们传谣说我"填塞胸罩"。

初中时的情况就更糟了。进入青春期后，乳房不断增大。但因我全身上下都在长肉，比如，臀部和大腿，我以为 [自己身体] 是在 [均衡] 发育。一次，一个朋友的朋友看到我，说我胸部"太大了""不成比例"。我以为她是在夸我，所以我笑着对她说"谢谢"。她白了我一眼。因一些 [我无法理解的] 原因，这姑娘批评了我的身体。

和电影《贱女孩》里一样，我的学校也有一个光鲜女孩的圈子。她们总是穿最好的衣服，总能拥有最英俊的男友。每个人都想与她们做朋友，变得和她们一样受欢迎。这些女孩中有胸部平坦、瘦削的亚洲女孩，也有几个胸部很小的苗条的白人女孩。在一次体育课上，一个朋友走过来告诉我 [说]："那些女生正在那议论你呢，我不喜欢这样。"顺着她手指的方向，我看到那群光鲜女孩，她们或坐或躺，围成"姐妹般、完美的小圈子"，彼此边玩着伙伴的头发，边谈论着我，目空一切的样子。我真的很伤心，因为我没办法和那群动动手指，就能在整个学校呼风唤雨的女生们抗衡。

从这以后就 [更] 糟了。我开始听到谣言，说我在性方面不检点。

[甚至于我根本不认识的]人都故意从我身边走过，仅仅是为奚落我，当面叫我"婊子"。[然后，]他们走到光鲜女孩圈那边，告诉她们，他们刚刚对我做了什么，继续把我当作谈资。在学校，无论我走到哪儿，都会听到私语甚至大声叫喊，喊我"婊子"。最糟糕的是，开始有陌生人朝我扔垃圾。他们会把团起来的汉堡包装纸或是空饮料瓶[扔向]我。情况还在不断恶化，我不敢[在校园]走动。

母亲的"鼓励"适得其反

言论攻击并未就此停止。上高中时，妈妈嫌我太矮（然而，我俩其实一样高），从大夫那里了解到我不可能变高，妈妈便开始挑剔我的体重。她说我吃得太多了、需要多吃蔬菜，肩膀很宽、脖子又短又粗……列举的内容在不断增加。

上大学后，我从家里搬了出去，因为我不想每天往返于家和学校。每次周末回家，妈妈都会变本加厉。她不仅喊我"胖子"，而且还说我这么胖，会得心脏病的。她竟然还模仿给我看：绷紧左臂、捂住胸部、倒在地板上、身体抽搐，因为"那就是你因为太胖犯心脏病的样子"。每次我回家她都如此照做一番。最后，我再也不回家了。

妈妈想我，打电话问我为什么这么久不回家。我告诉她，因为听腻了她没完没了地叫我"胖子"。她回答说："但你确实就是胖啊！"我直接挂断了电话。我再也不想听她那些屁话了。后来我又重新回家，但每次她喊我"胖子"或评论我体重的时候，我就走开。后来她就记住不再这样做了。我知道她是我的妈妈，她关心我。但她认为是"鼓励"的行为，然而在我看来却是一种侮辱。不管怎么说，当她意识到伤我至深时，就收手了。现在，她仍然鼓励我锻炼，因为我懒惰且不爱出门（她没这么说，是我自己承认的）。她也总鼓励我吃得更健康些。我希望她懂得，刻薄的批评以及表演"心脏病发作"的方法，不会帮我改变自己。虽然我希望得到父母的认可，但他们给我的压力伤害到了我。我被诊断出患了抑郁症和焦虑症。

当身体规范失灵

我非常明白自己应该减肥，但无论我怎么尝试，[几乎]都不奏效。每每有点效果时，用不了几个月，减掉的体重就又反弹回来。我相信人的体重是先天决定的。即使有些人能控制自己的体重，他们也应意识到，并非所有人都这么幸运，应该停止取笑和蔑视超重人群。我一直羡慕厌食者，他们总有很多方法自我控制，能成功瘦身。然而我无法成为厌食者，因为我太喜欢食物了。我之所以没有患上暴食症是因为那实在是太恶心了，我讨厌呕吐物的味道。所以直到现在，我一直被肥胖困扰，唯一的希望是我能攒够钱去抽脂，或是得到[有助我安于身体现状的]心理治疗。

金：被迫躲藏

孩子们也可以冷酷无情，接下来，我们要接触到大量冷酷无情的人性，而金所遭遇的甚至超出了冷酷无情——她简直就是遭到了从言语上升到行为的社群暴力的驱逐：确确实实地向她扔垃圾，这等同于逼她从人们视线里消失。她也真这样做了；嘲弄和排斥的行为太过极端，金活下去的唯一方法只能是远远躲到校园边缘。这种可怕的攻击在家里也逃脱不掉。金的妈妈极度渴望女儿融入同学之中，受大家欢迎；她便采取严厉批评乃至用肥胖引起心脏病发作场景的夸张表演等方法，促使女儿意识到其身体状况的严峻现状（她认为，身材胖瘦显然是可以任女儿自由选择的）。笃信"体重是由自己决定的"这一公认的身体迷思，金的妈妈毫不留情地批评金的身体缺陷，即使金的身高和体型明显是从她妈妈那遗传来的。

金为什么要遭受这种不人道的对待呢？在个子矮（不足 5 英尺）的反衬下，金的肥胖程度可能超出了大众文化可接受的范围，正如南加州一名受访人所说，金的身材被认为是"视觉污染"。在这里，"我们习惯于，也认为应当无时无刻不看到美丽的、经过锻炼的身体；肥胖就是无法原谅。"

也许不仅是金的肥胖，更是她没能按照优质身体公民的准则行事——勤奋锻炼和节食——才导致她受到了这样的待遇。无论折磨她的人出于何种理由，这种可怕的欺凌不仅让我们了解了金的遭遇，更让我们了解了我们的肥胖抨击文化。

从幼年起，金就有了强加给她的 "肥胖者" 身份。她也不出意外地把这一身份当作了自我意识的核心。这个身份意味着什么？虽然金没有述说她有低人一等或缺乏吸引力的感觉，但很显然，她确实有这种感觉，因为她多次尝试减肥。她也产生了创伤感、抑郁和焦虑的情绪。生活在不接纳她的社会，缺乏任何形式的社会支持（如她文中所述），又无法漠视那些施虐者，金认为她唯一的选择就是逃避，梦想着自己有一天负担得起整形手术费，好纠正自己的身体缺陷。金的困境可以强有力地隐喻体重过重人群在南加州所处的社会地位，即根本没有他们的立锥之地。

杰西卡的梦想：我如果自信点就好了

杰西卡是一名 22 岁的华裔美国人，来自奥兰治县的一个中产阶级家庭，全家人都是对体重斤斤计较的身体公民。虽然针对杰西卡的 "肥胖谈" 鼓励多、挖苦少，但慢慢也颠覆了她认为自己挺好的这个观念。对着镜子，她开始看到一个 "肥胖、丑陋、不正常" 的人。

> 自信
> 渴望变俊俏，盼望能瘦削，
> 历尽万千苦，竟然不奏效，
> 节食把牙咬，健身房里跑，
> 时时盯热量，一心要苗条，
> 吃了减肥药，家乐氏餐包，
> 速瘦当饮料，电视明星貌，

渴望变俊俏，盼望能瘦削，

感觉超级好，自信溢言表。

这是我五年前写的一首诗。我从来没有认为自己漂亮、可爱或好看。这首诗听起来可能很浅薄，其主要原因一定是我体重的问题。我现在身高5英尺6英寸，体重189磅［BMI值是30.5］。我从不跟任何人谈我的体重，不管他们是家人、朋友还是陌生人。要解决体重问题的念头一遍遍萦绕在我的脑海。我不断告诉自己："如果减肥成功，我会更好看。""如果减肥成功，人们会更喜欢我。"我无法解释，为什么自己要囿于这一单纯立足于外貌的自我身份。我不会如此评价别人，我的朋友们也不这样评价我。每一天，我都在与体重做斗争，尽我所能不让别人察觉。

《全身总动员》说我"肥胖"

现在减肥非常受欢迎。很多媒体发布了减肥视频或游戏。我迷上了任天堂的《全身总动员》。在试玩或正式开始这款游戏前，你必须先称体重。游戏称出你的体重磅数，［并显示］在BMI值表中的具体位置。《全身总动员》游戏说我是肥胖者，［因此］我的特征也成了肥胖。真的是惨不忍睹，我觉得自己很糟糕。

每次照镜子，我都看到自己那副超重的形象，不由得想象自己牛仔裤上方堆积的腰腹部脂肪，以及抬一下胳膊蝴蝶袖就晃晃悠悠的。我现在尽可能随时计算卡路里，还把每顿饭吃的东西都记入日志，监测饮食情况。我没信心再穿裙子，上身总裹着外套或毛衣之类的东西。我一直在节食，强迫自己去健身房。每天摄入食物尽力控制在1500卡路里以下，尽量远离碳水化合物。

购物的创伤

买衣服是最让我对自己的身体感到极度不安和自惭形秽的时候。我害怕看所选裤子的尺码，更担心试穿时别人看待我的眼光。以前，我从未担心过自己的体重。这一切，在大一那年彻底颠覆了。那天我和朋友们一起去购物，一切都很顺利，我很高兴。后来，我们走进了"Forever 21"。所有女孩，包括我，都找到了自己喜欢的衣服，忙着去试穿。只有我穿着不合适。我选了 Forever 21 里的最大码，看向镜子，我觉得自己如赤身裸体一般。为什么所有衣服对我都不合适？唯一的答案就是我太胖了，我不像朋友们那么正常。我超重了！因为超重，我觉得自己丑。

我不会允许这种情况出现第二次。再和朋友一起购物，我决不再去试穿衣服。我的逻辑是，反正我已经胖得塞不进去了，那为什么还试呢？流连在喜爱又没法穿的衣服前，我开始崩溃。不想被朋友看到自己哭，我就借口说要去呼吸新鲜空气。我走出的服装店越多，回家后就越沮丧。

我不仅自我批评，家人对我体重的批评也很严厉。父亲经常提醒我不要吃太多，因为我太胖了。母亲总是提醒我，五年前我有多漂亮，那时我125磅。她把照片通过电子邮件发送给我，邮件标题称："杰西卡，照片里的你多美，一定要注意自己的身材。"妈妈还喋喋不休地说她在节食，在努力减肥。大哥是个养生迷。尽管他不减肥，但他很在意自己吃什么，有新健身书就买来读。嫂子和二哥都有健身卡，每天嚷着要瘦身。

我原来不像现在这样。高中时，我可以不这么在意自己的体重，也不在乎别人认为我太胖还是太瘦。其实那时候我也不胖，想吃啥就吃啥，想啥时吃就啥时吃。我那会儿的主要目标是读完高中，实现自己的快乐。[从大学时开始]体重问题就不断影响着我的情绪和心理。我不再喜欢去海滩，要去也是全身裹在衣服里。我甚至六年来都没买过泳衣。活在当今社会里，我非常担忧，如果我超重，如果我被认为是丑陋的，那么我的未来将会是什么样子。我希望我能再次找到快乐。我希望我不在乎别人的评判和眼光。我希望能够相信自己。

杰西卡：害怕成为一个肥胖者

在杰西卡的案例中，我们看到一位年轻女性，在家庭和文化的全方位减肥压力下，在短短五年的时间内，就觉得自己是彻头彻尾的肥胖者，并把肥胖看作了自己的最基本属性。她在故事中引发这种戏剧性转变的，是与朋友的一次购物之旅。她阐述了一个常见的民族志主题，即女装的正常化作用：尺码供应范围定义着体型的正常区间；现今漂亮服装推崇的是苗条健美的体型，而非厚实肉感的。这种标准化的小尺码以及现代时尚的设计对于很多人来说是不人道的。流行服饰店内没有超大尺码，不仅使胖女孩很难找到时髦款式，还剥夺了她们购物——这一年轻女性最重要的社交活动——的权利。杰西卡发现衣服不能穿时的极大痛苦，促使她的自我意识发生改变，令她的自我身份变得很脆弱，以至于她此后一直在自我保护。

杰西卡指出了肥胖文化传媒的作用，如流行的《全身总动员》游戏，它根据体重划定人的身份，把减肥作为重要的文化项目，传播身体公民文化。对杰西卡——当然还有许多其他玩家——而言，不得不在人前看着自己的特征被定为"肥胖"，这让她感觉很糟。诸如此类的无数流行性肥胖文化，教她用体重评估自己的价值，告诉她自己的胖大体型不合格，要被打上负面标签，要为控制体重付出努力。她家庭中那些狂热的身体公民，只会加剧她从众的压力。

在这种无情压力下，杰西卡开始把肥胖看作自己首要的标签。新的身份深深改变了她的生活，使她由从不在乎体重变得纠结于赘肉，并执行那些给体重过重者设定的减肥措施。那些措施效果微乎其微，因而导致她情绪低落，羞于见人，远离社会，并对未来产生深深的恐惧；因为在这个社会，侮辱和歧视肥胖者都是合法的。

重塑肥胖者的身份

一些年轻人在历经多年的痛苦之后，对肥胖身份忍无可忍，就去塑造另一种公众身份，以期在社会环境中找回自尊，即便他们内心里可能仍感觉自己是一个低人一等的肥胖者。后文中的梅丽、莎杰达和卡洛琳是三位重塑外在自我的创新高手。虽然新身份主要靠想象来塑造，且往往昙花一现，但能使她们拥有更多的幸福感，以及对生活和自我的掌控感。在卡洛琳的案例中，新身份似乎使她最基本的自我意识向好的方面改变，但其作用能否持续仍有待观察。

梅丽：外表坚强、内心忧伤

梅丽21岁，是个体重过重的越南裔美国人，来自奥克兰一个贫困的家庭。因肥胖饱受歧视的成长经历，使梅丽的外在自我蜕变为一个敢作敢当、充分接纳自己身体的女孩。而内心里，她却渴望变苗条；生活在一个把肥胖者看成是社会的合法弃儿的世界里，她缺乏安全感，为维护自己的社会关系而苦苦挣扎。

按BMI值来看，我属于肥胖，我身高五英尺六英寸，［体重］约235磅，［BMI值为37.9］。从小到大，我总比别的小女孩胖一点。我最要好的朋友们即使一天吃六顿，每顿吃很多，都还是形销骨立。而我就没有那么幸运，似乎吃任何东西都会疯狂长肉，哪怕是小分量的健康食品。每当朋友们［拿］"胖子"开玩笑时，我真的很尴尬，觉得那就是在说自己，尽管朋友们都没这么想。然而，也总有那么一帮人要捉弄我，他们总是奚落我"大块头"，在我看来，这是因为他们在我身上找不到别的缺点，而胖是最显眼的。

"彪悍的胖女孩" 渴望变瘦

从此，这帮朋友开始把我视为"彪悍女孩"。我觉得我需要这种形象，以便让别人不敢拿我的体型开玩笑。朋友们觉得我一点也不担心我的体型，也不在乎和她们比起来我外表是怎样，因为我表现出的就是：不管啥样都喜欢自己的身体。然而，维持这种形象却很痛苦，因为事实上我没什么安全感。

有时，女孩们采取极端措施节食，付出很多艰辛的努力来保持自己的美丽；而我却不会那样做。虽然我不说也不表现出来，但我妒火中烧。我时常拿自己和朋友们比较，有时真希望自己是她们那样子。这样的感觉让我很伤心，但却挥之不去。每次看着镜子里的自己，直觉告诉我，要是我像她们那样瘦，一定能迷倒整个世界。[在朋友圈里，]我知道自己是有闯劲的人。我总是主动出击，说做就做，但外形超重却似乎令我退缩，因为人们在认真看待我之前就已经对我作出判断了。对我来说，这或许是件好事，因为我必须付出十倍努力才能得到应有的尊重。

日常生活中的肥胖谈判

对我来说，在超重问题上最难的两件事是如何处理和家人的关系，以及如何处理和男朋友的关系。家人总是告诫我应该减肥。他们说，超重不健康，我不应该这样生活下去。[令我最难堪的]是我的母亲，她用很多很多方法让我觉得自己是个坏人。她会抓住每一个机会，说我会因为体重永远找不到真爱。有趣的是，即使我告诉她我有男朋友（而且不是第一个），她也说我们不会有结果。这令我十分纠结，有时我知道应该听进去，但有时又愿意保持自己的状态。我是说我喜欢减肥和变瘦，可是老是被家人告知应去减肥也并无助益。

和男朋友在一起时,我内心的不安全感很强。我觉得自己很幸运,找了这样一个既贴心又帅气的小伙子。但我总怕他会去找体型更符合他审美的女孩。我嫉妒他和那些我认为比我好看的女孩说话,因为她们都比我瘦。但他每天都告诉我,不必担心。不担心有时很难做到。我爸爸也这么说。他见过我的男朋友,说他是个非常瘦的小伙子,如果我不想失去他,就必须减肥。最近,我觉得我的嫉妒在妨害我们的关系,所以我不得不尽全力控制情绪,以免真的失去他。

我面临的其他难题是和朋友们去[吃饭和]购物。我的室友觉得我有些奇怪,因为我有时买了食品就直接回到自己的房间边看电视剧边吃。吃完了,再出来和他们一起去玩。其实,和她们一起吃并没那么尴尬,但有时会有被人盯着的感觉。我喜欢购物,但通常不跟别人一起去。我所有的朋友都很瘦,所以她们可以尽情寻找穿起来显得漂亮的衣服。而我选衣服就有限制。我是指,我还是能在她们去的店里买到东西,但有时候感觉就是怪怪的。例如,H&M的衣服,最大的只到大号或者13码、14码,我得穿16码或超大号的。遇到这类难堪的事情,我会设法处理好。

朋友们真的对我很好,这就是为什么我通常会忘记自己跟她们比起来是多么胖大。她们之中许多人其实还羡慕我能如此潇洒自如、自我欣赏。有时想到自己并非总是如此,简直无地自容。我声称自己是个人物,尽一切可能爱自己;但也时不时萌生真希望自己能瘦下来的念头。

梅丽: 勇敢的表象

梅丽抗衡肥胖侮辱的主要策略是塑造坚定自信甚至好斗的外在形象——这个策略在学生的民族志文章中很常见,尤其在男生的文章中则更为普遍,他们自己成为欺凌者或加入帮派来吓阻潜在的身体欺凌者。在梅丽的案例中,其策略是要吓跑同龄人中的侮辱者,但这一策略无法对付作为身体公民的父母,他们以说教和侮辱并重的"肥胖谈"来表达他们的关切。这一策略也无法阻止她产生自暴自弃的想法,那是因父母和同伴多年的责备已内化成挥之不去的阴影。尽管她勇敢地声称"爱自己",但内心深处，她最大的愿望仍是能和她的朋友一样瘦，甚至不再做自己，而成为他们那样的人。像杰西卡一样，梅丽发现，在这个将肥胖等同于罪恶的身体公民社会中，她的生活被努力去维护社交圈子并获得良好的自我感知所主导。在勇猛坚强、自尊自爱的外表下，梅丽是个为捍卫自己而斗争的主观肥胖者。

莎杰达：我永远都不够好

莎杰达 21 岁，是巴基斯坦裔美国人，在奥兰治县北部长大。她家迁到这里是因为他们的经济实力恢复到了移民前的优裕状态，故而从相对贫穷的城市来到相对富庶的城市。尽管莎杰达在学业上取得了很多成就，却因自己的体重过重而不觉得自己有才华。因不能容忍自己肥胖者的身份，她于是想出一种极具创意的方法来打造完美的自己。

"太瘦了，一定会死"

我在巴基斯坦拉合尔出生、长大，家境殷实，父亲投资了股票，是一个投资银行家。我的童年棒极了，在一家英国人办的私立学校就读，假期很多，经常参观博物馆。

四岁时，家人注意到我的饮食习惯有点不正常。我是个活泼的孩子，爱闹腾，充满活力。我偏瘦但很健康，拒绝吃某些食物；后来发展到我对父母推崇的健康食品一概拒绝。因为我偏食和身材瘦小，父母认为我赢弱不堪。我感到困惑、不被认可、孤独。我是家庭中唯一的瘦子，其他人体重都偏重。我想成为他们那样。［一次］家庭晚宴，我的姑姑，一个儿科医生，把我拉到一边。我那时只有四岁，她说我太瘦、太弱。用［她］很偏激的话来说，"tum mar jaogi"——"你会死的"。这些话至今仍困扰着我。自此，开启了我旷日持久的体重斗争。

坐在姑姑的诊所里，我紧张、冰冷、赤身裸体。她拿着文件夹走进来，那是我的诊断结果。她说我体重不足。妈妈失望地坐在那里，好像这都是我的错。我盯着她，希望她会说我没事的，但我看到的，却是她恐惧的眼神。她向我笑了笑，拥抱了我。姑姑递给妈妈一张纸，那是给我开的处方，那永久地改变了我的生活。在 [妈妈从药房取的] 白色袋子里，我看到了针头和注射器。我保持镇静，告诉自己这药不是我的，是给我妈妈治糖尿病的。回到家，妈妈让我脱下裤子。我很困惑，但最终还是被打了一针。我觉得自己很快就会好起来，不再生病了，会和姐姐们一样，我非常高兴。

搬家之苦

不久，巴基斯坦股市崩盘，父亲投资的股票也都 [随着股市下跌] 有去无回。我家做出了 [痛苦的] 选择，卖掉豪宅，移居美国。从此我的生活开始走下坡路。哥哥姐姐们留在了巴基斯坦，寄养在别人家。父母认为美国是"机会之乡"，会提供更好的教育和工作。美国给了我们这些，但还有别的。

我 [经常] 把自己比作一颗定时炸弹。我本来食欲就好，再加上这里琳琅满目的食品、社会对饮食的热衷以及不同文化的冲击，食物就成了我的救世主、我的最爱、我的痴迷。父亲当了酒店夜审，母亲平生第一次出去工作。我常常是一个人。没有父母照看，感觉很 [孤独]。邻居和食品则是我的朋友。我能轻而易举吃下一盒披萨、一加仑冰淇淋、一个最大袋的辣味奇多。被奇多染红的手指成了我的独特标志。

我的体重不断增加，速度惊人。父母判定我不会失控，他们觉得我只是个孩子，而且以前还那么瘦，就没管我。每晚睡前我都在吃，也弄不明白自己为什么还要吃。上了初中，我吃得也更多了。人们开始嘲笑、讥讽我的体重。我觉得很沮丧，成绩下滑，吃得更多，自我感觉越发糟糕。父母意识到了错误。这不 [单纯] 是激素治疗的问题；而是有害的环境、我的抑郁状态以及在美国的新家［大部分时间我孤独一人］共同作用的结果。

漂亮的胖女孩

九年级的时候，我充满活力的个性和幽默感使得我易交朋友。我找回了自信，感觉良好，在生活中找到了自我定位。但这时也仍旧存在问题：我一次就能吞吃两个赛百味三明治。不知不觉中，我从超重升级为肥胖，随后我才［意识到］必须得采取措施了。

高中时，很多朋友都告诉我，我的脸蛋非常漂亮。我是一个漂亮的胖女孩。他们喜欢我的长相：大眼睛、长长的棕色头发、细腻的皮肤，但他们不喜欢我胖。我把［他们的批评］当作动力，十年级时，想方设法减掉了60磅。我重新赢得了想要的生活［以及］自信心。我热爱生活，感觉被接受了。我痴迷于锻炼，周末在游泳池里游8个小时，平时也得4小时。十一年级时，我达到了巅峰。同学当中，我被选为最有潜力成为模特的人。我喜欢被关注，也很受欢迎，觉得瘦和幸福休戚相关。［此时，］我身高5英尺9英寸，重180磅。

高中毕业，再加上一段相处很久的恋爱关系破裂，我又一次［失控］了。我的饮食习惯变得更糟，体重很快就反弹回来。三年［后］［的今天］，我的体重创出了新纪录。我觉得自己很有能力：我转到了加州大学，获得了奖学金，GPA是满分。但这并不能代表一切。虽然很难接受，但我必须承认，尽管取得了诸多成功，我还是一直没法把自己看作有成就的人。我经常因超重而进行自我批判。我现在身高5英尺9英寸，体重235磅，BMI值［34.7］属肥胖型。不幸的是，我自己也感觉确实如此。

沉迷"P图"❶

我有一个癖好，叫作"P图"。我不断地美化自己的照片，使自己感觉更好。我PS了几乎所有照片，去掉任何瑕疵。如果脸上有一颗痣，去掉它；胳膊上的赘肉，让它消失。最令人不解的是，我还把这些照片上传到我的脸书上，我在那里有700多个熟悉或见过面的朋友。我没有全身照，因为那显然会令我难堪。我继续过着这种两面生活，人们不断给我的照片点赞，虽然明知道我本人和照片不一样。

我一生都努力追求完美。我一直想被朋友和家人接受和喜欢。假如父母或我知道激素疗法会困扰我一辈子，那么他们是绝不会选择这种疗法的。我知道父母从心底感到他们对此事有责任。在体重问题上，除了自己，我不怪任何人。因为归根结底，还是自己做得不够好。

莎杰达：伪饰外在形象

透过莎杰达的故事，我们看到了一个更为极端的伪饰真实外形的案例。一名年轻女子，渴望恢复她以前时装模特般的美丽身份，于是就去PS自己的照片来满足自己的幻想。虽然她内心深处认为自己是个丢脸的肥胖者，但美化照片的魔力，加上朋友们对她美化过的照片心照不宣地接受，让她抱定残破的美梦，幻想照片里的形象有一天或许真会变成现实。

莎杰达的文章提供了一个很独到的视角，令我们了解孩子的体重会怎样在不经意中轻易失控。和许多移民家庭一样，莎杰达的父母为工作所迫，长时间将孩子一个人留在家里。与家人分离的痛苦和孤独，以及巨大的文化冲击，促使她从这个国度琳琅满目的垃圾食品中去找寻安慰。她提到因激素注射不当导致自己体重增加，这点有些令人费解。因为不清楚她用了哪种激素，用了多久，所以很难评估激素在整个事件中的分量。但重

---

❶ 俗语，指用 Photoshop 等制图或图像处理软件处理照片。

要的是，这恰恰是她父母和她给她的体重问题找的借口，即他们始料不及的一次医疗决策的失误。综合起来看，她体重持续增长的元凶是一系列改变她们家生活的重大事件，而这些重大事件是女孩及其父母根本无法控制的。从告别童年开始，莎杰达就一直在经历一种体重周期：每遇压力事件，她的体重就会上升；当她进行强迫式运动时，体重就会下降，可她没那么多锻炼时间。由于相信体重由个人主宰的身体迷思以及体重过重即堕落的道德教条，莎杰达认为这是自己的人品污点，这一过错是如此丑陋，以致抹杀了她取得的所有成就。莎杰达的故事，展示了一幅令人不安的画卷。画面上，我们的身体公民文化在谴责着受害者，让她觉得经受的所有耻辱都是自己的错。

卡洛琳：是"沙漏"体型，不是臃肿

卡洛琳是个 21 岁的越南裔美国人，来自硅谷圣何塞一个比较富裕的家庭。她的经历苦乐参半。故事中，既有"好心"妈妈不断批评她体重，摧毁了她的自尊心；又有一位新朋友通过改变她看待自己身体的视角，帮她重拾自信心。

不断节食

从记事儿开始，我就一直都在节食。这并非自动自发，而是被妈妈逼的。这种情况始于我大约 10 岁甚至更小的时候。我现在 18 岁了，我生命一多半的时间都生活在被动节食的漫长周期中。上大学住校以后，每当见到妈妈，她的反应往往是："哦，你看起来很好。""哦，你看起来很性感。""我想你了，我爱你！你的脸怎么搞成这样！"我真希望人们不要太过强调我的外表是否美丽或吸引人。

问题的始作俑者可能是我越南的阿姨、叔叔，和与我同龄的表兄妹，因为小时候我回越南，他们就嫌我［比大多数越南女孩］胖而且重。童年的记忆，满满的都是家庭成员在拿我的体重做谈资或开玩笑。而我在美国的同龄人却从没议论过我的体重，并向我保证我不是臃肿的大肉坨。然而［面对潮水般的］批评，如："你太胖了，我真不想别人看到我跟你在一起"。"你真胖，我真不想和你一起走在街上。"我在［极度］不安中长大。

妈妈教我怎样穿衣服才能凸显少女的轮廓和曲线，同时又称我是病态肥胖；传达给我的信息也自相矛盾，一会儿要我遮掩我的身体，一会儿又说我应该炫耀自己的胖身材。最终，我有段时间老是穿宽大、不贴身的衣服来掩饰我的体型、我的肥胖和我自己。我不想被看着，只希望不引人注意。我的自尊心几乎被彻底粉碎，我也不太确定是怎么修复的。虽然现在我的自尊还会时有时无，但近两年好转了很多。

关键的转折点

大学一年级时，我遇到我最好的朋友，我才茅塞顿开，原来自己的身体真的很漂亮。我从未怨恨过自己的头脑，它很棒：我有作家和思想家的特质，喜欢批判地分析形势和观点。遇到瓦莱丽以后，让我学到很多。重新认识和接纳自我的首要事情，与很多人比起来，我的身躯确实偏大。但我也拥有了许多人梦寐以求的资本。特别是我有着人们追求的沙漏型身材，这个身材在很多方面似乎都极有吸引力。这犹如醍醐灌顶，让我意识到自己绝不是一陀肉，只不过是一个正在经历一段［艰难的］人生的普通的青少年罢了。

［认知上的另一个转折点是在我和妈妈的一次曲折的对话时产生的，］我开始意识到她实际上是如何看待我和我的自尊的。高三那年的某个夜晚，我们一开始聊得很投机，后来她把话题扯到了我的体重上。我一点都不想听，所以［告诉她］，这种无休止的贬低会挫伤我的自尊心。［完全出乎意料的是，］她竟然笑出了声！然后她继续说："挫伤自尊？你如今［同时］上大学和高中的课程，怎么能说自己的自尊受挫？你的朋友中有多少

人能如你一般？"至此，我才意识到她根本不知道自己在做什么［例如，根本不知道她对我体重的评价会如何影响我］。我重新做出茫然的神情，含含糊糊地对她要我答应快点开始节食的要求予以回应，以解决掉我的体重"问题"。我不想把自己变成她理想中的洋娃娃；而在我体型好起来之前，估计她也不会停止［训斥我］。不过那天之后，她确实收敛了一点。

我现在身高在 5 英尺 6 英寸，体重在 160 至 165 磅之间变化［BMI 值是 26.6］。我的三围是 42/35/42，我对此基本满意。当然，有时会觉得某些地方应该减几磅，这时心里就会感到不安。但过一会儿，也就忙别的事去了。我现在笑得更多了；穿衣服有时很女性化，有时又不；做事情也大多随心所欲。我爱父母，深爱妈妈，但最重要的是，我爱自己。过去多年来都是觉得自己不够好，以为自己永远都不可能像我本该能成为的那样美丽，我从来没有想过可以［真的］爱自己。虽然听起来像是老生常谈，美确实是来源于内在。如果你都不爱自己，那么还怎么会有人爱你？

卡洛琳：被朋友拯救

卡洛琳的文章，描述了那些对孩子情绪欠考虑的亲属——无论是在越南老家直白地对她进行身体欺凌的亲戚还是家中对她充满关心但又不知如何正确引导的父母——通过无情地强调外貌乃女性价值的唯一衡量标准并对她的体重和相貌横加指责，粉碎了这个少女做美好、有价值的人的憧憬。尽管她有作家和思想家的特质，整个青春期里，卡洛琳都对自己很失望，因为她无法像妈妈希望的那样美丽。一言以蔽之，她是个胖女孩，而这个自我身份似乎凌驾于一切之上。

卡洛琳的故事在此之前都很普通。而此处不同寻常的是，一个对体重很有见地的朋友换了一种令人信服的视角来诠释美丽，从而恢复了她破碎的自尊心。沙漏型身材是否真的吸引人不是重点，重要的是，这种想法已经抓住了卡洛琳的心，使她摆脱了胖女孩的身份阴影。虽然卡洛琳的情绪好转还不算稳定，但毕竟她找到了拒绝视自己为"大肉团"的理由，给了她在诸多其他方面发挥聪明才智并开始打造全新身份的情绪空间。

肥胖的自我

不是所有体重过重的年轻人都觉得必须甩掉"肥胖"身份。在一些案例中，他们拒绝"肥胖可耻"的主流文化，讲述了自己另类的故事：他们肥胖，但他们喜欢自己。他们把肥胖看作正面形象，并将针对社会所炮制的身体公民说教全部弃之脑后；一同抛弃的还有给他们开出的健康处方——不知是福是祸。这样的案例极为罕见。在我收集到的245篇文章中，只有两个年轻人如此。我们来看其中的一份。

乔纳森：我就是肥胖者

乔纳森是20岁的越南裔美国人，来自埃尔蒙特市的圣盖博谷地区的一个中产阶级家庭。在父母的强大压力下，他曾努力减肥但没成功。于是，乔纳森宣布，他的肥胖与生俱来，不可或缺，谁也不要再劝他。

高中时，我遇到了［我的］朋友乔纳森。高二那年，我选了木工课。乔纳森也在这个班，开课第一天，乔纳森和我同桌。我们开始交谈，不久就成了最要好的朋友。乔纳森和我同龄，他真的很胖，而我真的很瘦。午休和课间的时候，我们经常一起玩。他的性格很有趣，与他胖胖的相貌很匹配。他知道他有点胖，在我看来，他自己好像满不在乎。因为胖，乔纳森被我们学校的一群墨西哥人捉弄过。而他就跟没事儿人一样。虽然总有人对他恶语相加，但他还是若无其事。学校里许多学生都喜欢他。他很有趣，经常在课堂上搞些恶作剧。

一天，我问他："你总被欺凌和侮辱，是什么感觉？"乔纳森告诉我，因为自己有点胖，想获得女孩的芳心很难。他希望自己能把所有的脂肪都变成肌肉，这样就容易找到女朋友了。他告诉我，[因肥胖而遭侮辱] 真的很烦人，尤其是他在家里都会听到。他父母真的很严格，总鼓励他减肥和锻炼。他们认为，如果瘦下来，他在学校会好过一些，因为不会再有人挑他的刺儿、厌恶他。乔纳森说，他一直努力多去锻炼、多做有氧运动，但还没显效。发现效果不好之后，他就真的满不在乎了。每次父母谈及他的体重或类似的事情，都强化了他的这种态度。

另一次聊天，他告诉我，他父母正强迫他节食。他父母要求他每周必须跑 5 英里以上，而且严格控制进食。他吃东西开始看卡路里。在被强制节食以前，他生活自由自在，从来不会看这些；可是，现在他不能吃冰淇淋、薯片、垃圾食品、糖果以及其他所有好吃的东西，这是他 [平] 生遇到的最难的一件事。

一个月之后，乔纳森的体重减掉了一些，他父母为他感到骄傲。他也为自己感到骄傲，为了庆祝，他又开始吃节食前爱吃的食物了。此后，他的体重又一点一点增加，因为他父母不再对他那么严格要求了。[结果，]他又以两倍于减肥的速度，迅速长回了原来的体重。父母对他很失望，[他们] 怕乔纳森超重会引发各种类型的疾病，威胁他的健康。[但乔纳森] 放弃了节食，再也不在乎了。他说一切努力都是徒劳的，自己的体重就该随它去，因为他根本不可能像我一样瘦。

尽管乔纳森面临减肥的压力，但他最终没有屈服。经过长时间的思考，他说自己超重也蛮开心的。一直以来，他都想变个样子，人们也逼他变个样子。但他如今希望人们能接受他现在的样子，而不是减肥后的样子。他说他喜欢他现在的样子，不会管别人喜不喜欢。我现在仍然时不时地和乔纳森聊天。他告诉我，大学里的人更接纳他，体重在他目前的生活中不是啥大不了的事。

肥胖且自甘肥胖

乔纳森的故事在男孩中是一个看似很典型的案例。他父母是地地道道的身体公民，强迫他执行严格的饮食和运动计划，他们因为担心乔纳森体重过重会引起不良的社会后果和健康后果。可是节食失败不仅导致乔纳森的体重大幅增加，还剥夺了他平生最大的乐趣。乔纳森认为，节食失败意味着肥胖就是他身份的一部分，有必要完全接纳。这种新认识促使他向大家宣告，人们应该接受真实的他，别要求他变成一个瘦男孩，那根本不是他。乔纳森之所以能够摒弃"体重过重很糟糕、人人都能拥有正常体重"的主流身体迷思，好像是因为在他的社交圈里，大家很认可他的地位，很多人都喜爱他滑稽的个性——人们通常期望肥胖者所拥有的个性。得益于身边亲密朋友的爱护，这个年轻男生塑造了正面的肥胖者形象——足以抵抗来自周围各路身体公民的压力。这样的故事确实很罕见。

体重过重的孩子是如何变成肥胖者的

这些民族志勾勒出一个肥胖者的社交世界，对体重过重的孩子来说，简直就像无情的地狱。这个世界给他们自身和他们的人生都打上了痛苦的烙印。

满是痴迷于体重的身体公民的世界

参与本研究的所有年轻人都身处于充斥着"肥胖谈"的世界里。针对体重过重的孩子的"肥胖谈"极具侮辱性，旨在通过羞辱，让他们乖乖减肥。这六个年轻人，小时候体重就不低，他们的父母完全赞成身体公民主义关于肥胖孩子成年后都会变得不健康、不快乐的论断。为人父母，他们早早就义无反顾地干预。作为主流身体迷思的传播者，父母给了他们最早、最重要的影响，使他们越来越觉得自己"肥胖很糟糕"。所有这些年轻人都提到，缺乏情感沟通的父母充当了严厉的身体警察，责备他们太重，警告他们体重过重会导致社会代价和身体代价；有些案例中甚至强迫他们执行严格的饮食和锻炼计划。一旦孩子减肥失败，绝望的父母并不检讨罪魁祸首是不是遗传或其他无法改变的因素，而是变本加厉，讲耸人听闻的故事，甚至表演肥胖引发心脏病的场景，吓唬孩子赶快采取行动。旁系亲属则用过激的评论羞辱肥胖者。例如，杰西卡的亲属称："不想被人看到和她一起逛街。"所有这些家庭都认为体重对这些年轻女孩或男孩来说十分重要，文化赋予所有亲戚权力公开（当然也有私下）批评孩子的身体。

在学校里，亲密的伙伴能提供重要的情感支持，但无法避免他们肥胖的朋友遭受刻薄孩子的言语攻击。这些肥胖的年轻人遭受的身体欺凌来自许许多多残忍的同龄人。既有嘲笑乔纳森的"墨西哥"裔男孩；又有以折磨胸部丰满的金为乐的"时髦的亚裔和白种人"的刻薄的女孩圈子。除乔纳森之外，他们都因体重问题而被排除在主流社会群体之外。

这些孩子所处的文化大环境也强化了肥胖不正常甚至畸形的观念。肥胖孩子想被社会接受，只有先改变自己。杰西卡和梅丽的描述说明时尚服装起了正常化和排斥性作用。杰西卡提到的《全身总动员》是一款流行的减肥游戏，近年来销量猛增。从杰西卡的体验来看，这类媒体最终并没能帮她/他们减肥，而是强化了他们自身是"需要改造的肥胖者"的意识。强化主流肥胖观念的文化力量不计其数，而以上提到的不过是其中两种罢了。

塑造肥胖人格

这六个年轻人遭受了来自他们社交圈关键成员的无情侮辱，因而从小就把自己定义为肥胖者。随着时间推移，毫无悬念，肥胖者成为了他们的最主要自我身份。综合上述，这些以及其他民族志文章，肥胖者至少有以下四个标志性特征。

第一，他/她认为自己"不好"：生理有缺陷、社会不接受、道德责任沦丧或不值得尊重和/或缺乏魅力（"丑"）。例如，虽然莎杰达的学习很优秀，但却仅因体重问题就觉得自己一败涂地。梅丽承认，她痛恨自己和自己的身体，希望能有和朋友一样瘦的外形。

第二，肥胖者被动执行身体实践——节食和锻炼——以努力减掉丢人的重量。在大多数案例中，肥胖孩子往往是在幼年时期就被父母强迫参加"减肥计划"。不知是对年幼孩子的限制太过苛刻导致孩子正在发育的身体拒绝合作，抑或是孩子的体重生来注定偏高，反正节食总是以失败告终。有两个年轻人比节食前的体重还增加了，最终感觉自己从未这么失败过。他们越是追求不现实的目标，就越容易失败，他们的自我身份就越以肥胖为中心。

第三，六个年轻人的共同之处都是逃避社会。面对不断的嘲笑和社会排斥，肥胖者远离社会，以避免人们粗鲁、刻薄的评判。杰西卡和卡洛琳把"恶心"的身体藏进宽大的衣服里；杰西卡和梅丽不再与朋友一起去买衣服；梅丽要在私密空间吃东西；金从家里搬出来自己住。对于这些孩子，选择社交隔离好于被不断嘲笑和排斥。

第四，拥有被鄙视的"肥胖"身份总是带来精神痛苦，例如抑郁、自卑以及如影随形的不安全感：他们在偌大的世界里，竟找不到自己的位置。

虽然这六人都认定自己是"肥胖的年轻人"，但他们从童年到青春期后期直至成年早期的时候，自我身份开始出现细微的分歧。有人继续将自己视为肥胖和糟糕的（金和杰西卡），也有人试图修正自己的外在身份（梅丽，莎杰达和卡洛琳），更有人完全拒绝肥胖身份（乔纳森）。为什么有人能摆脱（或部分摆脱）这个受鄙视的身份？而其他人却不行呢？最戏剧性的转变是乔纳森，就他而言，他能摆脱的关键是他的性别。男孩能被社会接受为"胖且有趣"；而女孩则不同，不管她有何种吸引人的长处，只要肥胖就会遭受诋毁。因为体重对男孩的自我身份来说并不那么重要，所以乔纳森能做到喜爱自己。在女孩中，最为积极的方法是创造另外一种外在身份，取得同龄人的社会支持似乎是成功的关键所在。囿于肥胖自我认知的两个年轻女子（金和杰西卡）就缺乏朋友们积极的社会支持。她们无法保护自己，也无法直面施虐者，所以，她们找不到走出困境的路。而另外两个女生（卡洛琳和莎杰达）之所以能拼出更积极的外在身份，是因为闺密富有创意的支持。梅丽也称，朋友们对她"真的很支持"，没觉得她肥胖。

塑造苗条、健康的身体公民？

身体欺凌和社会边缘化策略能否最终将这些体重过重的青少年转变成苗条、健康的身体公民呢？答案是否定的。尽管这六个年轻人都尝试过遵从身体规范，但都因没能达到减肥效果而放弃了。他们不仅没能成为高尚的身体公民，而且家人和同学采用的高压方法又适得其反，把他们中的大多数（金和杰西卡除外）变成了坏（"不负责任的"）身体公民，直接放弃了节食与锻炼计划。

身体公民计划为什么会产生与预期相反的效果呢？因为这一计划可以极端到给体重过重的青少年传达一种"他们确实非常差劲"的信息。当身体欺凌起步早、历时长、源头多的时候，其破坏力很强，足以粉碎他们认为自己"优秀、值得尊重"的感觉。为了恢复自身的良好感觉——这一感觉比减肥或得到父母的认同更为重要——年轻人要么塑造另一身份，以继续他们曾经的生活习惯，避免节食；要么认定肥胖才是"真实的我"，被强制节食会扼杀"真正的自己"。身体公民计划之所以适得其反，是因为没有关注其主要对象最基本的情绪需求。

背上了肥胖身份的不仅仅是真正意义上的肥胖者。在第四章里，我们还将看到，那些仅是 BMI 指标超重的人，也视自己为"肥胖"。

第四章

"超重"

　　我知道自己需要减肥，各种各样的数字无时无刻不在刺激我：体重，BMI 值；所买衣服的尺码：2、4、6、8、10 码，还有 0 码。为什么我们总对 0 码心驰神往呢？道理很简单，如果你穿 8 码，显然是比 0 码大出了 8 的尺寸差。体重是过瘦、正常、超重抑或肥胖［也］一目了然，万一忘了，瞥一眼那简单的图表，就会立即知道自己是哪一类。体重被分为四档，那么体重不正常的概率就是四分之三，但谁不想正常呢？我自我感觉正常，看起来也正常，但 BMI 指数显示我完全不正常。总之，我目前所穿的 8 码，与 0 码相去甚远，我的身高和体重不在正常范围，所以我肯定需要减肥。

　　　　　　　　——皮娅《我知道自己需要减肥》［SC 22］

我们现在来看"肥胖歼灭战"的第二类对象——"超重"（即 BMI 在 25～29.9 范围）人群（身高 5 英尺 6 英寸，体重 155～185 磅即为"超重"）。很大一部分人都落在了该范围：三分之一的成人，六分之一的儿童和青少年。❶在参与我的研究的年轻人中，大约百分之三十至三十五在"超重"的范围。❷"肥胖歼灭战"是如何影响这些人的呢？

传统观念认为，抗击肥胖运动有助于控制美国偏重人数的增长，让他们接受更为健康的生活方式，使他们减轻体重，改善其健康状况和生活质量。而加州超重者的文章告诉我们，那些常识性观念可能与事实相反。前文曾论述过，根据 BMI 指数界定的肥胖与自主认定的主观肥胖是有差别的。自我民族志研究表明，"肥胖歼灭战"本身就制造了越来越多的"不正常"人，使那些 BMI 值仅仅稍微超标的年轻人认定自己为肥胖者。换言之，"肥胖歼灭战"正在制造一种新型肥胖问题，它导致执着于体重的主观肥胖者数目越来越多，他们虽然外表可能正常，但却因被贴上肥胖的标签而付出了情绪、社交及其他成本。本章开头皮娅的哀婉倾诉，就很好地诠释了这一趋势。

自我认定的肥胖者人数增长，是一个令人担忧的问题，因为这源于医源性损伤，即因医学诊断结果或医疗干预措施导致的伤害。即使这些人在理论上并不肥胖，但由于社会普遍认为肥胖可耻，以至于那些认为自己肥胖的人会蒙受痛苦，并为减肥而不惜一切代价。这些超重的主观肥胖者为减肥孤注一掷，可能最终危及自己的情绪和精神健康，在某些情况下甚至

---

❶ 数据见第一章，第 5 页脚注❶。

❷ 在被归为"日常体重斗争"主题的文章中（占总数的 57%），很难分辨主人公是"超重"还是"正常"，因为许多受访者频繁地增减体重，导致 BMI 类别发生变动。根据我粗略的估计，此类文章中有五分之三——全部文章中则有三分之一——的主人公是超重的。

会危及身体健康。

体重过重的年轻人如果深受侮辱式"肥胖谈"影响就可能会认为自己肥胖，这很容易理解。但那些仅仅是有一点超重的人，怎么也开始像肥胖者一样思考和行动了呢？我收集的民族志文章揭示，养成肥胖人格主要有两个途径，且都源于我们这个身体公民主义社会的正常运作。

第一条途径是"肥胖谈"途径。对丰满者体重的嘲笑、侮辱及其他形式的"肥胖谈"不断变本加厉，助推了自我认知的变化。在该途径下，肥胖的自我身份一般通过以下三个阶段养成。第一阶段，体重超过平均水平的年轻人通常会在小学高年级或初中时候，听到越来越多的侮辱性"肥胖谈"，告诉他/她其体重过重，而体重是获得社会认同的最重要标签，这就促使了主观肥胖者的诞生。第二阶段，他/她越来越在意体重，因各种减肥措施失败，使他/她们渐渐执着于体重。第三阶段，他/她与体重的持久斗争成了生活的主旋律，也逐渐养成了肥胖人格，产生与之相应的一系列情绪状态、社交行为和身体实践。

第二条途径是诊断途径。医学专业人士做出"超重且不健康"的诊断会引发自我身份的改变。与第一条途径的渐进、分阶段过程不同，因诊断途径产生的自我身份改变往往在瞬间完成。医生宣布了坏消息，陪伴在侧的父母立刻就开始担心孩子的健康，并马上着手改变孩子的生活环境、日常饮食和锻炼。孩子几乎立刻就明白自己某些事情做得非常糟糕，迫切需要改正。这一刻，一个新的肥胖者就诞生了。

在本章中，我将探究这些动态，提出一系列类似于第三章提出过的问题。首先，超重年轻人生活在怎样的社交和会话环境中？两种"肥胖谈"是如何影响他们的自我意识的呢？其次，超重年轻人的心路历程是怎样的？他们全部都成了主观肥胖者还是有些人拒绝了肥胖身份？其中原因又是什么？最后，变成主观肥胖者给年轻人的健康和生活带来哪些更大的影响？他们的健康状况是否像"肥胖歼灭战"发起人希望的那样有所改进，又或者结果并没这么简单？

在本章第一部分中有两个案例，他们尽管只是轻微超重，却遭受了过多贬损性"肥胖谈",以至于他们的感知和表现都变得很像肥胖者。第二部分有另外两个案例,他们虽然同样经历了贬损性"肥胖谈",但他们拼命拒绝这种强加于身的肥胖身份,避免内化这一个意识。最后一部分会探讨养成肥胖人格的诊断途径。我们会看到三个案例,他们都是强壮、健康的运动员,但被医疗专业人士仅凭 BMI 值就诊断为"超重且不健康",完全没考虑"病人"全身的肌肉组织和整体健康状况。通过这些案例我们可以看出 BMI 值的局限性给人们的生活所造成的巨大破坏。

无忧无虑的童年,不堪重负的成年

接下来,我们来看看两名轻微超重的年轻姑娘的案例,她们的整个青年时代均是"肥胖谈"的对象,因此逐渐视自己为肥胖者,并养成了与肥胖相关的所有典型特质。艾普萝经历的"肥胖谈"以说教为主;而蒂凡尼遭受的"肥胖谈"却充满了侮辱性。她们对自己的肥胖身份忍无可忍,都想极力减肥,并采取了会危及自身健康的极端措施。艾普萝和蒂凡尼都内化了肥胖身份,而第三个故事的主人公——斌,却勇敢地抵制肥胖身份,坚持自己做主。

艾普萝:体重如幽灵般不断纠缠

艾普萝,20 岁,非洲裔美国女孩,来自中下层阶级家庭,在洛杉矶圣福尔南多峡谷长大。她的自我民族志记载了改变自己人生的一系列事件。这些经历,让她逐渐接受并认同了社会上的身体说教,即对女孩和女人来说,纤瘦身材是快乐和性别魅力的根本来源。

身体欺凌

上小学的时候，体重就影响了我。那时，小男孩和小女孩之间关系开始蠢蠢欲动，让我意识到了自己的问题。看到所有的朋友都有了"初恋"和"男友"，我觉得我也必须找到一个喜欢我的男孩，但一无所获。从那时起，我明白了身材在吸引异性方面是至关重要的。

学校里最受欢迎的两个女孩一个是我最好的朋友，另一个是我表姐。我的好朋友非常苗条、健美，是个白人女孩，有着棕色长发。男孩们都喜欢这种类型。表姐尽管比我朋友胖一点，而且是黑皮肤，但她已进入青春期，有B杯的胸和翘臀——这对九岁女孩来说是相当大了——男孩们的视线一直盯在她身上，无法移开。相比之下，我的体形是怎样的呢？我圆滚滚的，平胸，毫不性感，穿得像个假小子——我的体形简直一无是处。意识到这一点令我非常沮丧，也常常感到很孤独。尽管如此，一开始，我并没有节食。我不知道什么是节食，也不知道居然有方法能令我变得不"丑"，我以为我生来如此。然而，我却懂得，身体圆滚和平胸是丑的，苗条和乳房丰满是美的。社会审美标准给了我一记大耳光，很痛。

到初中时，我开始对节食有了更多的了解。当时我最要好的朋友是个大块头儿，她总说要避免吃某几种食物，因为她想减肥。我一直认为她很美：她有丰满的乳房，浅色的皮肤，漂亮的淡褐色眼睛和幽默的性格。然而，有一名男生当我面叫她："肥胖、丑陋的一坨屎。"那时，她的形象轰然倒地。我朋友哭着跑开了。我第一次意识到，即便对于凹凸有致的女孩来说，体重也是一个巨大的问题。

善意警告

之后不久，家人就开始批评我。尽管爸爸妈妈绝口不提我的体重，但哥哥经常说。他总说我吃得太多，会变成胖女孩，男人们会向我扔东西。

我很害怕，开始节食。方法就是饿着自己。我常常早7点吃一碗麦片粥，到下午4点回家直到吃晚饭前，什么都不再吃。我每天坚持这么做，最后我开始出现剧烈的食物头痛症 [这令我哭泣]，因为疼得太过厉害。因为太饿，晚饭时我经常暴食整整两大盘，结果造成新陈代谢功能下降，体重不降反增。

最终我真感觉自己胖了。记得那时照镜子的时候，我会用手抓住肚子上的肥肉，我真想把它们扯下来。我想象自己一口气就能用鼻子把身上所有的肥肉都吹到垃圾箱里去，让自己能魔术般地变苗条、变美丽。这些幻想像幽灵般挥之不去，升入高中后，我的自信心不断地丧失。

上高中时，我于14岁进入青春期，乳房开始发育，身体有了曲线。我参加了舞蹈班，变得很活跃。我身高5英尺3英寸，体重从140磅减到了130磅。可能是身材变好的原因，男孩们开始约我出去。那时，我平生第一次体会到被接受的感觉，我的自尊心增强了，但还是觉得自己胖。我继续节食、跳舞，15岁时我身高5英尺4英寸，体重减到了120磅。

刻骨铭心的旅行

那年夏天，我和家人一起去了牙买加，在那儿的一段经历让我没齿难忘。乘船期间，一个牙买加人胁迫我到甲板下面，对我进行性侵犯，强迫我摸他下体。他本来是应该给我做足底按摩的。这次经历给我造成了精神创伤，我就找哥哥哭诉。他告诉我："你漂亮，就会有很多男人想占你便宜，以后你遇到的麻烦会更大，要学会处理。"虽然我不喜欢被侵犯，但我明白了，漂亮的身材对男性确实有魔力。父母还拿我开玩笑，说我第一次当女人的经历是按摩，从他们的反应中，我知道了能吸引男人是好事，不二法门就是让自己变漂亮。为了漂亮，就必须得瘦下来。

高中时期，还有一次梦魇般的经历。我的一个好朋友嫉妒我在舞蹈队里受到的关注和欢迎，因此她开始造谣，那些曾经的朋友开始说我行为怪异、搞同性恋、装白人。这让我非常郁闷，于是开始从食物中寻找安慰。

我的体重从 120 磅增加到 135 磅，又涨到 140 磅。我很孤独，感觉自己比以前胖多了。我经常告诫自己，如果体重超过 140 磅就去自杀。每次在接近极限值时，我就饿着自己。

不惜一切代价减肥

高中毕业后，食物成了一种享受。我不再跳舞，体重因此又增加了。我去上大学时，体重已达到 146~150 磅。上大一的时候，要适应新的生活方式，到大一冬季学期时，我的体重升至了 156 磅。我发胖了［那时的 BMI 值为 26.8，根本不算肥胖］。冬季学期结束前，为减肥我开始挨饿。每天只吃一顿，即下午五点的晚饭，通常只有 300 卡路里。我变得很虚弱，在家和在学校的大部分时间都在睡觉，这样就不用去想饥饿的事儿了。第四天我什么也没吃。那天晚上，我晕倒在星巴克，人们叫来了救护车。其实，在晕倒之前我已经感觉眩晕了，所以想去星巴克吃点东西(高中时，我就因进食太少而晕倒过几次)。我的血糖低得危险，过了 30 分钟才恢复。我不知道自己当时为什么要这么做，也许是觉得室友们都是那么苗条、健康，她们完美的身材对我来说简直是一种折磨。我听说，每个人在上大学时都会遇到心上人，但不知为何没人对我感兴趣。我觉得这都是体重惹的祸。

直到现在，［控制］体重依旧是我日常生活的一部分。我现在的体重基本保持在 140 磅，但我觉得还不够理想。我每天早上醒来的第一件事就是看看自己肚子的大小。不幸的是，我恐怕得了饮食紊乱症——表现为饥饿、暴食和净空相互交替出现。两三个星期前，我一次性吃了很多什锦果干，但在罪恶感的驱使下，我又强迫自己吐了出来；然后又吃了一块蛋糕，再强吐出来。虽然我知道完美无缺是不可能实现的事，但我仍然渴望变得更美丽。生活中的每一件事都告诉我，美丽是魅力和快乐的源泉。追求美丽不觉成了我的习惯，可是体重却成了挥之不去的幽灵，纠缠我一生。

艾普萝：从无忧无虑的假小子到主观肥胖者

　　从孩提时代开始，艾普萝就生活在喋喋不休的说教式的"肥胖谈"中，她被教导什么才是女性魅力必不可少的要素。她的描写以时间为序，让我们能够据此追踪说教式"肥胖谈"在特定的时间点上传递的某些信息是怎样推波助澜，从不同角度促成肥胖者这个身份的。艾普萝的种种经历令她完全接受了主流的身体公民主义话语，认为身材好就意味着是有价值的人。从小学直至大学，这个曾经无忧无虑的假小子已成为了一个主观肥胖者。她自认为肥胖，相信肥胖者能成功减肥，急切地运动和节食，无休止地追求"完美"的苗条身材，并因总是实现不了她那不切实际的目标而责怪自己。即便如此，艾普萝在体重最重的时候，她的 BMI 值也仅仅是轻微超重而已。

　　步入成年，艾普萝对体重的担忧已深入骨髓。到了大二，她周围多是纤瘦的同学，难怪她的这篇故事会以体重为中心，把体重过重视作万恶之源。在艾普萝看来，南加州地区高收入人群以瘦为美，很多体形偏胖的人士每天都会遭受心理折磨，认为自己"太胖""格格不入"。因不断增长的体重而烦扰所造成的健康隐患值得关注。在她还是小孩子的时候，艾普萝就按照自己所了解的方法，逼自己节食。然而，她对营养知识知之甚少，无意中开启了终身挨饿的节食模式，不仅给她的健康带来了严重风险，而且还降低了自身的新陈代谢，未来减肥难上加难。她如今仍不断与体重做斗争，形成了类似交替性暴食厌食症的饮食习惯，埋下了健康隐患。艾普萝似乎坠入了主流话语的陷阱而无力自拔，"肥胖歼灭战"所宣扬的文化，可能恰恰引发了它要消除的问题：体重过重和健康状况不佳。

蒂凡尼的隐秘挣扎

蒂凡尼，22岁，华裔美国人，来自方廷瓦利，出身于中产阶级家庭。具讽刺意味的是，该市的座右铭为"宜居胜境"。蒂凡尼与艾普萝的遭遇有所不同，艾普萝所遭遇的是对身材品头论足的一种传递信息的身体说教，她必须遵从这些观念才可能融入社会。而蒂凡尼则是身体欺凌的受害者，她所遭受的身体欺凌是如此恶毒，以至于给她的精神造成了创伤，让她不知如何才能被社会接受，更不敢奢求什么快乐或魅力了。

刻薄女孩

我来自一个六口之家的中国大家庭，有一个姐姐、一个妹妹和一个弟弟。[在我还是小孩子的时候]，体重和体形对我来说并没多重要。直到我转到公立校，"体形"的概念才开始影响我。

记得上五年级的时候，我总是被其他同学欺负，但自己从来不知道那是为什么。一天，当我正排队等着进教室的时候，两个女孩过来找我茬儿。我问她们：为什么对我如此刻薄？她们回答："嗯，我们不喜欢丑陋的亚洲女孩，你的头发和脸都很丑。所以你不能做我们的朋友。没有人喜欢你。"她们的话让我伤心欲绝。而更糟的是，我问她们为什么喜欢另一个头发颜色和我一样的女孩，她们回答说："她很可爱，而你又胖又丑。"我至今还记得那些话，它们一直萦绕在我脑海深处，挥之不去。这件事我从未告诉过妈妈，也没向姐姐提过。我害怕她们会嘲笑我，甚至会赞同那些女孩说的话。在[整个]小学阶段的[经历]中，这件事令我记忆最深刻。

上了初中，我开始节食。当时我并不知道卡路里是什么，我的念头很简单，就是我不能像小学指责我的那些女孩所说的那样变得肥胖。我节食的方式很简单。因为我是中国人，每天晚上都会吃米饭，所以我就把饭量控制在不超过一碗米饭。这样的饮食我坚持了一年。记得遇到［以前］学校的老师，她们会说："哇，你瘦了这么多！好看多了。"这话虽简单，却增强了我的信心。我很高兴人们注意到我的体重减轻了。

对我来说，初中要比小学时好过得多。没有人找我的茬儿，也没有人说我身材不好。如果我抱怨自己的体形，朋友们就会说："不，你这么漂亮，一点也不胖。"她们总是向我再三保证，说我看起来很好。然而等我进入高中，一切都变了。

被"最好的朋友"背叛

高一那年，开始时还一切顺利，直到学期中时，我当时"最好的朋友"走过来跟我说有件重要的事要告诉我：她说，在整个初中阶段，我以为是我"最好的朋友"的一个女孩只是在利用我，并且认为我是"又胖又丑的婊子"。短短的一句话，勾起我小学时的所有痛苦记忆。说实话，听到有人这样说我，我感觉糟糕至极，真的痛彻心扉。就那么短短的一句话，让我不由自主地重新审视自己，扪心自问："我真的那么丑吗？我看上去有那么胖吗？别人现在怎么看我呢？"从那时起，我变得疑神疑鬼。我不再穿紧身服，讨厌能显出肚子的衣裳，害怕去海滩，害怕被品头论足，害怕别人的看法。

高中阶段过得很艰难。我开始切实为身材而斗争。因为这不仅仅关乎体重，更关乎别人怎么看我。我很怕像在小学那样被排斥。我尝试穿不显肚腩的衣服，而且总是收紧小腹。中午，我除了喝水什么也不吃，这样就不会在午饭后显肚子了。

四处指责的眼神

我还记得那些医生。我讨厌去看医生。我的体重并不很糟糕，主要是

［因为］胳膊上的肌肉比较多，那是［在仪仗队］当指挥造成的。但医生总是看着我的称重结果说："你的体重在慢慢增长，但还好。只要保持锻炼就可以控制。"近三年，情况变糟了。在今年的年度体检上，医生特别告诫我："1—2磅虽然看起来不多，但日积月累就多了。当心你的体重，要每天锻炼，吃东西要小心。"她一个字也没说我胖，但她暗示了，这让我觉得更难受。这是一切变得更糟的转折点。此后，我觉得自己的抗争真的升级了。以前我偶尔才会担心，现在总觉得周围的眼神都在指责我："你是胖子，没人喜欢胖子。"

最糟的是来自家人的指责。妈妈为了让我增加自信，就说我还小，一切皆有可能。弟弟和爸爸却说得很现实。在餐桌上，弟弟总会喊叫："你又胖又丑，没有男孩想要你。"以前我会把这当笑话，毫不介意。妈妈也总是骂他，但爸爸一句话也不说。可是，最近几个月，事情开始恶化。当弟弟指着我喊"你很胖"的时候，爸爸会说："他说得没错。"这让我土崩瓦解。每每想起，即使是现在打着字，我都得努力忍着才不会哭出来。这话真伤人，令我怀疑是否每个人都是这么看我的。我真的那么胖吗？我就那么让人讨厌吗？这就是我形单影只、几乎没有任何朋友的原因吗？

我一直认为，家人应该是坚强的后盾，相互支持。我一直都相信爸爸，尊敬他、依赖他，但他却对我说了那样的话。我不知道该做何反应。我想就此跟他谈谈，但他不听，说那是个玩笑。而在我看来，一个人若总是重复说某件事情，这件事情对他们而言就会变成事实，最终连他们自己都会信以为真。

我想，他们没有意识到他们说那些话会带来什么后果。现在我成了素食主义者，我跟别人说是因为我爱动物。但说实话，就是因为他们那些话。素食意味着，在与体重抗争的过程中，我可以吃得更少，更容易有饱腹感，这样看起来就会更健康。我不想患上厌食症，也不想太瘦，但看起来我正在［重蹈别人的覆辙］，要患上厌食症了。这让我害怕，因为我想要的，只是不再有人指着鼻子骂我、说我胖。我只是很想让那些粗话消失，而不再胖下去的唯一方法，似乎就是减掉所有多余的重量，不管［对健康会产生多大风险]。

身体欺凌和自我意识的毁灭

这篇文章令人不安，可以看出，蒂凡尼受到的身体欺凌如此恶毒，以至于直接毁灭了她自认良好、有社会价值的自我意识，使她易受他人评价的伤害。她的文章按照时间顺序，回顾了一系列事件：都是她生命中最重要的人用故意攻击和伤人的方式说她"又胖又丑"。值得强调的是，指责和社会排斥具有渐进性。每一次的新事件，都让她的精神备受创伤，对外界评价更加疑惧，最终陷入一种别人说什么她就是什么的心态。从第一次遭受人身攻击开始，蒂凡尼就害怕告诉别人——哪怕是最亲密的家人。导致她独自面对可怕的恐惧，而这些恐惧也与日俱增、不断恶化。当自己的弟弟和爸爸继续谩骂她时，她的世界崩塌了。除了妈妈外，没人给蒂凡尼的体形以正面评价，这些口头攻击把蒂凡尼的自尊消耗殆尽，以至于她现在深信人们强加给她的、以体重为中心的评价："又丑又胖的体形"是她几乎没有朋友的原因（即使实际上她有朋友）。尽管蒂凡尼的体重离肥胖还相差很远，但她急于止息那些评论，于是开始了厌食症般的减肥计划。社会对改造肥胖者做出的努力再一次适得其反。蒂凡尼虽然减掉了多余的体重，但却以健康作代价。希望这一代价是短暂的。

在他们眼里我只是一个胖子

斌来自圣何塞硅谷的一个中产阶级家庭，22 岁，越南裔美国人。在他的文章中，斌呈现了因肥胖长久以来遭受的侮辱，他所遇到的人对他不断进行毫无帮助的身体说教。但他没有像艾普萝和蒂凡尼那样接受了有关体重和自我认知的主流观点，斌摆脱了这些，讲述了一个不同的经历。

在嘲笑声中度过初中

在初中阶段，我可以说是一个"肥胖"或"圆滚"的人。我超重，走路时会像企鹅一样摇晃，因此会被同龄人和家人嘲笑。我的兄弟和他朋友常常走过来叫我"胖小子"，并且无休止地取笑我。我妈妈则会搂着我开玩笑地说："哦！哇！我的手臂都环不住你；我抱不住你。"这令我很伤心，因为我不曾给任何人制造过麻烦，但同时，面对别人的批评和玩笑，我也未曾反驳过。

唯一一个曾试图照顾我的感受的人是我舅妈［休］。每周三、周四的下午，在她开车送我去辅导班的路上，我常会问她，"舅妈，我胖吗？"她总是用一种实话实说的口吻回答我说，"不，宝贝，一点儿都不。"就好像我完全不需担心一样。我对她总是很感激，因为她是唯一一个没让我觉得自己是个废物的人，而且［她］留意到了别人的品头论足给我带来了怎样的感受。当然，那时我也隐约知道自己确实超重了，但是她看出，我什么都没做却被人指指点点，这令我感觉很是糟糕。

13岁那年，我正值青春期，我发现自己长高了，衣服也变得合身起来。大家看我的眼神都不一样了。我得到了越来越多的恭维，女孩子们也真的、是真的对我有兴趣并且开始和我讲话。这给我带来了快乐，但我曾经的心态以及对外表肥胖的恐惧并未消散。我总是问我的朋友们："我看起来胖吗？"我最深的恐惧就是回到被当作异类的状态，害怕只是因为外表异样，就被排斥、被嘲笑。高中时期，我同体育教师交谈，问她怎样才能减肥。她笑了，看着我说我没什么好担心的。我向她保证，假如我脱掉我的T恤衫，她的看法会立刻改变。当然了，我害怕我的大肚腩会给我招致鄙视的目光，所以我没这么干。我把她的建议记在心里，我会每周找一些时间进行体育运动，比如长距离散步，或者在跑步机上跑步，以避免外表肥胖。不幸的是，我觉得我永远都不会光着上身去游泳的，我不得不把那些令我看上去异样的部分藏起来。

大学新生肥

慢慢地［但也确确实实］，那种心态和恐惧［变弱了］。在大一结束回家之前，我没能逃脱［大学新生肥］的魔咒。那不是我的错。我每天都要坐着看书，能吃的只有快餐。我也找不到时间去健身，因为生物学院的课程竞争激烈，我一刻也不能怠慢。老家的人总会走过来，指着我的肚子告诉我，我变胖了。他们能看到的只有我体重的增加，他们眼里没有那个上大学前［曾经］对他们那么友善的老朋友——斌，而只有某个从大学返家的死胖子。消息传了出去，甚至我上传到脸书上的图片都收到了一些评论，议论着我变得多么胖大。

当我沮丧或感到压力时，我总是吃甜食或垃圾食品，因为从中我能得到某种快慰。我觉得因为我感到难过，所以就可以想吃什么就吃什么，而这也没什么问题，因为这全都是为了让我更好过一些，但不幸的是，结果不是这样。因为我的体重增加了，跟着就是身边的人给我更多的注目和批评。我意识到，这种方式并不能令我重新掌控自己的生活。

有一次，我母亲带着我和弟弟去医生那里体检。我很担心医生会让我称体重，而他也确实那么做了，因为这是常规体检的要求。他告诉我母亲，根据BMI值，我超重了，刚好超过正常的上线，来到超重的范畴。在那之前，她从没想过我会超重，而从那之后，她抓住每一个［机会］表达对我的失望，并提醒我去运动、去减肥。

室友充当身体警察

目前，和我同住的四个室友恰好都是运动员。他们总是在谈论自己锻炼得有多卖力或者在运动中获得了多么大的乐趣。不幸的是，我缺乏同样的热情。我自然会尝试融入他们，因此隔段时间就至少锻炼一次以取悦我的室友们（并让自己感觉更健康些）。他们总是鼓励我去游泳、打篮球，或是和他们一起骑车，但同时他们也总批评我的饮食。

我基本上都会吃我母亲采买并烹饪的食物，作为一个越南裔美国人，我们的食物在大多数健康达人看来都不能算是健康的。我的一个室友说，为了减肥，我应该把我妈妈为我烹饪的许多食物都丢掉。我拒绝那么做。他们算是我的什么人？凭什么要我扔掉［我母亲］［唯一］会做的食物？和这些人生活在一起，我经常觉得我得躲起来独自一人吃饭，当他们走进厨房，我就必须立刻把我即将入口的食物藏起来，因为我知道他们在我背后很喜欢把我的生活习惯和他们自己的进行比较。他们总是问我为什么找不到时间去锻炼。我说那是因为我太忙了，但当我有时间的时候，我更愿意放松，什么都不做。他们总跟我说，我太懒了，只会给自己找各种借口。

圣诞节的偷袭

去年圣诞节的早上，我醒来后发现我的家人和亲戚全都聚在厨房。我摇摇晃晃但很开心地走进房间，和每个人打招呼。房间的另一头，我舅父的岳父冲着我友好地微笑。我自然而然地回了一个微笑，［根本想不到］他接下来要说什么。这个老年人一直热情地对我笑着，然后向我喊道："你很胖啊！"我的微笑凝固了。我看着他，看了也许是我一生中最漫长的5秒钟。我转而看向我的舅父，他已经在看着我了，并且因他岳父的话而发自内心地大笑着。每个人都听到了那句话并也都笑了起来。就连多年前一直在试图保护我的舅母［现在］也笑着说："你不该吃那么多垃圾食品的，斌，哈哈。"我感到那是我一生中最尴尬的时刻了，因为那是圣诞节的早上，而我跟那位老人根本不熟。我也因为我那些该死的亲戚们无一站出来替我说话而感到难过。

在那之后，我就没怎么吃东西，只待在自己房间里，只是跟我舅父和舅母出去散了个步。我们走了足有30分钟左右，然后舅父问我累不累。我回答道，"［你这么问］是因为我胖吗？""呃，不是，"［他说，］"绝对不是，但你确实很胖。我也确实觉得你该减减肥了。"［我的回话］很凶，但我觉得他懂了。他说不管家里人说什么，都不是刻意要伤害我。我不同意这个说法。如果他们知道那样说确实会伤害到我——而他们还看出来我确实受伤了——为什么他们还要那么讲？所有这一切让我感到，他们在我身上只能看到肥胖，而我除了肥胖其他什么都没有。没有一个家人关注到我在大学里付出的努力，没有人在乎我是他们孩子的大哥，也没人觉得我是整个家族中最有责任感、最忠诚的孩子。在他们眼中，过去的我和现在的我不过都只是 "家族中的胖子" 而已。

斌：抵触 "胖男孩" 标签

斌生活在一群自觉高尚的身体公民中间，他们重复着同样的话：你超重了、这很糟糕，这全都是你的错，做出改变是你的责任……和艾普萝、蒂凡尼接纳了 "胖女孩观点" 不同，斌对 "胖男孩" 的身份很是抵触。有趣的是，在保护自己免受一连串攻击的时候，斌逐渐把自己生命中其他的部分拼接起来为自己重塑了一个不应遭责难的另外的身份；撇开体重问题，他是拥有其他有社会价值的身份的。他认为在孩提时期，他不应当被侮辱，因为他看起来与别人不一样，这也不是他所能改变的；再说，他也从未伤害过别人。在大学里，他并没有接纳室友们 "将'肥胖'视作他个人的失败" 这一观点，而是坚信这不是他的过错——而且他大部分时间都在学习，偶尔从食物上得到点安慰也不为过，他不喜欢运动——但也不应当因此而受到侮辱。同样值得注意的是，在他为自己的辩争不断寻求支持的过程中，斌记得每一件曾保护过他的情绪、称他是个好人并且 "一点都不胖" 的人所做的事。尽管斌也遭到了无休止的指责，指责他没能成功减肥因而是个坏人，斌通过坚持抗争而成功抵制了 "胖人身份"。最终，斌既没有像一个 "好胖人" 一样将自己的体重过重认作自己的过错，也没有在道义上或生理上将自己看低。他也没有执行所有人都试图强加给他的、一个主观肥胖者该做的那些身体实践，即持续的节食和运动。

这种不同的反应显然与性别有关。对于像蒂凡尼和艾普萝这样的女孩来说，自我身份和个人价值与外貌紧密相关。女孩的社会化过程要求她们依赖外部认可来确定自我身份，所以她们很容易被他人的意见所左右。而对于男孩子来说，自我身份和个人价值更多的是由个人的能力来决定的。斌就是通过男子汉气概文化来保护自己免于肥胖人格的侵袭，斌用其他与身体外形无关的身份来佐证自己是个好人——一个善良的表兄，一个学习成绩优异的学生。他的文章讲述了他对这个世界所感到的深切悲哀和迷惘，因为在这个世界里，人们看到的只是他的超重，而不是他的优秀品质。

一次误诊，一个被毁的自我身份

在前面的文章中，年轻人之所以变成真正的肥胖者是越来越多的尖酸刻薄的"肥胖谈"所致，这些"肥胖谈"称他们肥硕、丑陋、令人恶心。这一过程往往是渐进而崎岖的，需要好几年的时间，以及和刻薄的孩子、轻率的亲戚、关心他们且是身体公民的父母和医生的屡次接触，人们也可以因为医生的诊断而成为真正的肥胖者，这发生在他们第一次从医生那里得知他们的 BMI 值属于超重且不健康的类别时。这次诊断令他们的自我意识在瞬间发生痛苦的变化——由正常变成不健康、不正常和需要补救。由于有了一种全新的、病态且胖大的自我认知，这些孩子便开始发展出肥胖者的特性。接下来会出现三位年轻人——亚力克西斯、安玛丽和赖安，他们就是因医学标签发展出肥胖者的自我身份的。他们的故事令人不安，因为他们原本都是体健魁梧的运动员。他们认为自己健康而且体形正好，但医生说他们不健康而且肥胖。

亚力克西斯：被毁的自我身份

亚力克西斯是一名白种女孩，生于圣芭芭拉这个高档沿海城镇，来自宽裕家庭。她的文章呈现了一个 5 岁时就被诊断为临界性超重的小姑娘的困惑和苦恼的主体性。尽管这个医学标签后来被证明对亚力克西斯真实的健康状况不仅没什么参考价值，更没有什么预见性，但是在她如此娇小的年纪就被贴上"太胖大""不健康"的标签，还是影响了她最深切的自我意识。

生命中的转折点

这一切开始于 15 年前的一次年度体检。我那时是一个活泼健康的 5 岁小姑娘，过着我认为是很健康的生活。我的家人都健康而活跃：我姐姐跳舞，爸妈跑马拉松。我那时刚加入圣芭芭拉游泳俱乐部，每天都进行游泳训练，每两周［还去参加］游泳比赛。［那天］我坐在医生的诊室，听她逐一检查单子上的指标，我记得她在我的体重那一栏停顿了一下。她的眼睛停止［继续浏览那张单子］，然后她找出一张［彩色的］图表，她用自己的手指在那上面测算着什么，并向我妈妈指了出来。她［转向我］，解释说我已经接近"禁区"，几分钟前，这个"禁区"对我来说还没有任何意义。她［继续］解释说，我需要采取更健康的饮食方式，每天都不能摄入甜食、糖果、软饮以及［一切］"没用的卡路里"。

这一时刻在我的脑海里依旧栩栩如生，因为毫不夸张地说，它改变了我一生。在此之前，我妈妈总是做健康的食物，但仍会在家中［留］些糖果，此后她却扔掉了一切可能算是"没用的卡路里"或算是甜食的东西。我的午餐开始变为苹果、胡萝卜以及不加奶黄酱的火鸡三明治——最重要的是——午餐不再有金鱼形小饼干了。我开始嫉妒朋友的午餐，并渴望吃到锡纸包裹着的小蛋糕。这一切对我来说都讲不通。我不懂这种改变的原因为何，也不懂为什么这一变化只影响到了我，而我的朋友则可以幸免。

我很胖！

这时，我才开始有了"肥胖"这个概念。在这之前，我是一个无忧无虑的孩子，大部分时间都在游泳，在后院跑圈。诚然，我一直都比我朋友圆润那么一点，但这是微不足道的小事，根本没有真的引起我的注意。快到 6 岁时，我记得我的一个好朋友问我，为什么我的肚子"软绵绵的"，为什么当我直立的时候，双腿可以挨得上。这令我突然意识到：我比他们胖。每一次的指指点点或是小小的冒犯堆叠在一起，我慢慢明白过来了。那天我回到家，坐下来如厕的时候，注意到自己的肚子上有几个圈一样的东西。我还记得我当时抓着这些圈，一遍遍告诉自己我应该节食——我很确定那时我的根本不知道这意味着什么。

那时我姐姐 12 岁，在学跳舞，且十分苗条。在晚餐餐桌上和我姐姐对面而坐时，我的脑海里突然出现了"节食""节制"的概念。我才 6 岁，还不懂得"卡路里"的概念，也不懂得燃烧卡路里可以帮助我变瘦。我只知道"食物令人肥胖"这一概念。在晚餐时，我总是看着我姐姐吃东西，并试图模仿她的每一次咬、嚼和其他动作。我以为只要我能像她那样吃东西就可以变得像她那样苗条。

焦虑性障碍

在我的成长过程中，这种对现实的扭曲认知导致了许多与身材有关的问题。我总是感觉自己与同龄人相比不够瘦。到了高中，我依旧这么觉得，那时我一年就长高了十英寸，到高二时，我身高达到了六英尺。因为比其他同龄人更高，令我感觉自己比他们更胖大，这就进一步扭曲了我的认知。我继续游泳成为了俱乐部和高中游泳队的一个长距离游泳运动员，还多次参加了青年奥林匹克运动会和加利福尼亚州校际联赛（CIF）［一种锦标赛］。从外表上看，我是一个强壮、健康、运动型的女孩，但内心深处，我仍然相当不安和脆弱。

从那之后，我就一直和自己的不安全感做斗争。随着我长大直至今天，我感觉自己变成熟了，进步了许多。我不再斤斤计较自己的体重，但我对健康饮食和锻炼仍然痴迷。几年前，我被诊断患有焦虑症，每当我没有时间踏上跑步机或是没完成我当天的运动计划时，就会感到焦虑不堪。从那之后，我找到了一些方法来缓解我的焦虑问题；当我越来越接纳自己的身材之后，焦虑就慢慢减退了。

［经历了种种这一切］我开始懂得了，医生可以怎样影响一个人的人生。如果不是医生告诉我需要"节食"，谁知道我现在会是怎样呢？如果他们知道我会长到六英尺高，也许他们对那张图表的看法就会有所不同。一个实际上非常健康、活跃的人，却被贴上"不健康"的标签，这是很令人灰心的。这个标签导致我产生了被毁的自我身份，这种自我身份一直伴随着我。

亚力克西斯：被诊断为"超重""不健康""焦虑性障碍"的奥林匹克运动员

在她的文章中，亚力克西斯讲述了一个跌下圣坛的故事。她活跃、无忧无虑的年幼时光在医生宣布她超重且不健康、母亲立刻就此采取行动的那天就戛然而止了。伴随着困惑和被剥夺感，5 岁的亚力克西斯形成了"肥胖"的自我意识，并开始从"肥胖"的视角看待自己生命中发生的事件。当她一年内长高了 10 英寸，她的新身高更是加重了她比同龄人胖大、臃肿的自我感觉，因此令她愈发不顾一切地节食和运动。即使她成为了青年奥林匹克运动员级别的游泳员，亚力克西斯还是成了一个主观肥胖者，并具备之前描述的肥胖者的种种特征。

其中的讽刺意味无须言表。在亚力克西斯的故事中，错误的诊断产生了灾难性的后果，把亚力克西斯快活而无忧无虑的生活变成痴迷于体重、精神受创的胖女孩的悲惨生活。这一诊断还催生了严重的医源性病症：焦虑性障碍。每当她没能够锻炼时，就会受焦虑性障碍之苦。亚力克西斯的故事突显了对发育期的孩子应用 BMI 值的隐患，呈现了对年龄过小的孩子套用 BMI 值会怎样摧毁孩童的生活，这种影响一直持续，甚至在孩子长大成年后依旧无法摆脱。

安玛丽：BMI 加重了不安全感

安玛丽 22 岁，是墨西哥裔美国人，来自中产阶级家庭，在圣费尔南多谷的格拉纳达山长大。她是个强壮、健康、快乐的运动健将，拥有岩石般的强健身躯，而她那完美的世界在一次护士对她进行的全州健康测试时土崩瓦解了。护士严厉地宣称她的 BMI 值远远超标，她必须减肥。

体重、身高指数基本上就是我生命中很多无眠之夜和糟透了的白天的来源。体重对我来说一直都是一个非常特别的问题，尽管我知道自己从不肥胖，只是"敦实"——我母亲就常这样形容我。除了大学期间以外，我一直都是运动健将，但即使我身材处于最佳状态的时候，我依旧是"敦实"的。然而，我还清楚地记得我生命中的那个特殊的时刻，那一刻，当我终于了解 BMI 值是什么，它便扭曲了我的社会形象。从那一刻起，我认定自己的价值完全取决于自己的 BMI 数值，而我的 BMI 值接近 30，其实在我看来就跟数值是 100 一样。BMI 值是个彻底改变了我生活方式的概念，直到［最近］，我都一直相信 BMI 值如上帝一样不容置疑、不可撼动。明白了 BMI 值其实是有缺陷的，这给我带来了前所未有的快乐。就像年龄一样，BMI 值不过是个数字罢了，但回首我花在思索自己 BMI 值上的那许多时光，为了降低 BMI 值尝试的那许多办法，以及想着自己到底能不能有朝一日达到［目标］BMI 值的那许多心思，还是很让我感到诧异并且相当悲哀。

12 岁是一个好年纪。那时的我无忧无虑、开心快活、素颜，没有痛得令人麻木的痉挛，那时我有一个"男朋友"，他除了要我午饭时和他坐在一起之外，从不逼我做任何事情。我不仅年轻，而且还擅长运动，我很喜欢运动。我篮球打得很好，垒球、跑步、游泳也是我的强项。每天我都打篮球，我身体上有四分之三的部分都被晒成了古铜色。我喜欢学校，在学校表现很好，也很开心做我自己。

红色的数据

随后，在七年级的体育课上，我被要求参加某种体能测试。我在 8 分钟内就跑完了指定里程，也很好地完成了所指定的仰卧起坐和俯卧撑的次数。我的体育老师对我的表现很满意，并在同学面前屡屡把我当作他们的榜样，而这令他们不太开心。随后，终于到了我们测身高和体重的时候了。12 岁的我身高 5 英尺 7 英寸。那时我根本不觉得自己的体重会有什么问题。那天，我们被要求称体重，我开开心心地站到体重秤上又走下来，护士很快地计算着我的 BMI 值，而那是我此前从未听说过的东西。她把我的数据给我，数据是用红色写的。她解释说：我超重了，应该开始减肥，因为我的 BMI 值太高了。我以前去看过医生，医生也曾说过我体重有点偏高，但因为他知道我是个运动员，就没要求我做出特别改变，只是告诉我在训练后的晚上不要再吃东西。因此，这个护士所说的话对我来说闻所未闻，当她严厉地看着我说我必须减肥时，我大吃一惊。我往外走的时候，我发现其他许多孩子也从未听说过 BMI 值这种东西，他们的表情也和我一样震惊。

回到教室，我遇到了一个刚刚也测过体重、算过数据的同学。这个同学超重得厉害，看起来比我胖多了，而身高和我差不多，但她说她的 BMI 值只比我高了 1 个数值！我完全懵了，开始怀疑我对自己真实身材的认知是不是一直是错误的。

运动健将瞬间成了胖女孩

我从来没觉得自己胖，但从那一刻起，我开始把自己和那些苗条美丽、身着短裙和0号衣服的八年级女孩比较。事实上，我还记得有那么一瞬间，我因为感觉自己太胖了，恨不得立刻融化在我的座位上。导致这一念头的原因之一就是一个很漂亮的女孩从我面前走过，而男孩子们明显地开始紧盯着身着迷你裙的她。我看了看自己粗腿、大脚、6码的褐色裙裤，感到如此的自卑和硕大，以至于我无比希望自己要么直接消失，要么像她一样美丽而苗条。

从那一刻起，我就一直想着自己的体重。只是在班级面前走过一下，我都难免会感到受"焦点效应"的困扰，我觉得每个人都在盯着我看，并议论着我看起来多么硕大，多么肥胖，BMI值多么的高。上大学后，事情变得更糟糕，因为令人惧怕的"大学新生肥"（对我来说增重了恐怕有25磅）在我身上慢慢应验了。尽管我又长高了1英寸（身高达到5英尺8英寸），但是我的BMI值却也在不断攀升，这令我的恐惧越来越深，而我的自尊心严重受挫。由于我体形的原因，即使我最重的时候，看起来也绝对不胖，如果人们知道我的真实体重，也一定会感到震惊的。然而，我的外形和BMI值上涨之间的这种不协调令我对自己的体重更加困惑了。我还穿得进以前的衣服，然而我的BMI值却显示我超重了，这就令我怀疑自己看起来到底有多"好"。

尽管这个故事并不一定是一个完美的结局，但是后来的发展的确有所好转。我［现在］把体重放在次于健康的位置，而判断自己是否健康的方式是依照自我感觉以及我最喜欢的牛仔裤是否还合身这两个标准。我开始认识到，BMI值不光对一个人的"身体脂肪"会有不准确的测定，而且还是一个少女最恐怖的梦魇，令理智正常的女孩子发疯，让她们为吃下食物感到愧疚。我觉得非常令人不安的是，十一二岁的孩子们就被灌输BMI值有医学依据且不容置疑。我的生活之所以被搅得不再平静，就是因为BMI

值，我那时不知道因为我体格健壮、肌肉发达，我的 BMI 值并不能准确地反映我实际的身体脂肪量。

安玛丽：被 BMI 破坏了生活

在安玛丽的故事中，我们看到了另一个强壮而快乐的运动员女孩被 BMI 值所击倒的案例。安玛丽明明是一名运动员，她那训练有素的体格让她感到强大，能掌控自己的生活，然而 BMI 值却否认了她闪闪发光的运动员身份，显示她无非只是个超重的女孩，必须立刻节食。尽管在遭受此种诊断时，安玛丽比亚力克西斯年纪要更大，两人的结果本质上却是相同：随着自我身份的瞬间改变，精神创伤随之而至。安玛丽从一个快乐、健康、优秀的运动员变成一个忧郁、对体重提心吊胆的年轻女性。她很快就表现出了主观肥胖者的典型特征。

安玛丽的文章令人不安地揭示出当一个小姑娘对自己的身体和健康所固有的看法与体重科学给出的结论大相径庭时她所感到的多方面的困惑。那个体重明显更重的同学的 BMI 值仅仅比她高出了 1 个数字的消息令她困惑不解，使她怀疑是否一直错估了自己真实的身体形象。她不断攀升的 BMI 值和镜子中那个看起来体重正常的身体之间的差异令她怀疑她到底看上去有多好；更笼统地讲，她开始怀疑她到底能不能准确地捕捉自己的身体发出的信号。这样的经历会带来长期的影响，即削弱年轻人对了解进而掌控自己身体的能力的自信。在另一层面上，这篇文章表明，本该令安玛丽健康的东西——运动和锻炼——却带来了副作用，导致她被诊断为不健康，使她的青春期饱受体重的折磨，这令安玛丽感到非常困惑。

赖安：一场赢不了的比赛

最终，我们将看到赖安的故事。赖安 20 岁，来自长滩，他的亲人从中国经由越南移居来此。赖安讲述了一个深受宠爱的男孩的故事。他的家人都很爱他，尽管因为不了解美国文化，他们没能保护他免于遭到典型美国创伤的侵袭。就像亚力克西斯和安玛丽一样，赖安也是一个运动员，也被医生严格地按照 BMI 值诊断为"不健康"。然而，他的故事自此就和她们的截然不同了，因这种不同，他们生命的基调都大相径庭。

宏大的中华文化

我被祖母养大，而我的父母出门在外找工作。我的祖母在我出生之前刚移民到美国，所以她仍依照中国文化的传统来抚养我。传统习惯之一就是让我尽可能地多吃点。她每天都蒸米饭，做香喷喷的蔬菜和被各种酱汁腌制过的猪肉和牛肉。她立下规矩，每顿饭我都必须吃完碗里的一切食物。在她的引导下，我开始相信我的碗里剩了多少米粒，我未来的媳妇脸上就会有多少痘斑。所以我毫不犹豫地遵守规矩把饭吃完。

这种情况持续到我十岁，我开始和父母住在一起。每次我从我妈妈面前走过或是走进厨房，她都要叫我吃东西。这一点令我觉得很烦恼，因为她可以用七种不同的［方式］叫我吃东西。我逐渐明白，在中华文化里，女性通过烹饪来表达他们的爱，对她们而言，没什么比她们的丈夫或其他家庭成员吃得饱饱的更令她们愉悦。

"佛陀" 开始运动

直到高中我加入了摔跤队，我才开始在意自己的体形。加入摔跤队之前，我总因肥胖成为同龄人取笑的对象。他们甚至给我取了个外号叫"佛陀"，因为我是个光头，还有和佛陀一样圆滚的肚皮。这也正是促使我加入摔跤队的原因，那是一项非常严格的运动，很［看重］体重，因为摔跤是按照不同重量级划分的。我进入摔跤队的时候体重大概在 135～140 磅的重量级。在短短三周之内，我减掉了 10 多磅，进入了 125 磅的重量级。医生对我健康的生活方式和超棒的 BMI 值很是赞许。因为有来自教练、其他队员甚至女同学们的夸奖，我愈发深信自己看起来很不错。

尽管我对自己身体的改变感觉不错，但在很多方面我又很讨厌自己的生活。我不喜欢晚餐吃沙拉，一整天只能喝水，不能喝别的饮料。我也不满于不能吃我妈妈做的晚餐，以及每次我拒绝她给我东西时妈妈所表现出的态度。我那时总是到街边的健身房锻炼。我感到自己无法掌控自己的身体，更别说我的生活了。我家人没给过我什么支持。他们从来就没看过我任何一场摔跤比赛。想让我的父母理解我所经受的这一切太难了。我的祖辈在和我一样大的时候因日本侵华从中国移居到越南。从越南，他们潜入一艘船上，最终搭船偷渡到美国。我的父亲曾经被枪口指着，因为一袋米，他差点被杀掉。他们不会说英文，刚步入成年，就只得靠跳上公共汽车四处找工作。他们的青少年时期是在思考如何求生存中度过的，而我却在跟他们抱怨"我吃得太多"。更重要的是，他们不是美国社会中的一分子，并不了解美国社会中的压力。

在我青少年时期，我感到非常孤单。我哥哥那时在海军陆战队的新兵训练营，为赴阿富汗、伊拉克做着准备。显然，他对我那些孩子气的困扰也并不怎么在意。我并不想和任何一个人谈论这件事，尤其是和我的朋友们。我不想他们觉得我是个满心只有体重的"娘炮"。我应该是个"男子汉"，也应该表现得像个男子汉。

进行了一年摔跤运动后，我决定退出。我仍想保持自己的身材，所以我决定报名参加体重训练课程。高二那一整年，我都很卖力地在锻炼。但我没有剥夺自己享受美食的乐趣，体重开始慢慢上涨。退出摔跤后的第一周，我的体重就从125磅涨到了135~140磅。我那时觉得自己看上去还不错，甚至我自我感觉更好了。我一周锻炼四天，休息三天，周末去跑步。我的家人都很喜欢我的转变，其中我妈妈很开心，是因为我可以尽情地享受她做的食物。

诊断结果：超重

因此，当那年我走进医生的诊室做年度体检时，我对他的诊断结果感到非常惊讶："赖安，看起来一切都不错，你很健康。但只有一点，以你的身高来说，你有点重，你的 BMI 值有点高。"我低头看了看自己只穿着短裤的身体。我看到自己的肱二头肌、巨大的胸肌、六块腹肌。我看着自己肌肉分明的身躯，又抬头看看医生。我脑中在想："你和我看到的是同样的东西吗？"接下来，他给了我爸爸一个标题为《如何对待你超重的孩子》的小册子。我爸爸看到这个册子就大声笑了出来，但他恭敬地听着医生告诉他应该如何 [监督] 我的"治疗"。

那一刻，我突然明白自我身份被毁是什么感觉。我知道自己是健康的，但却听到了医生那样的话。我站在他面前，我的身体如同一个奥林匹克运动员，因为我曾和一个奥林匹克运动员一起训练过。我的训练伙伴、最好的朋友是一个短道速滑运动员，他在 [2010] 年的温哥华奥林匹克运动会上拿到了两块铜牌。当我跟他讲了 [有关我 BMI 值的这件事] 时，他大笑不已。他告诉我，我的医生疯了，但我还是很憎恶医生告诉我的信息。只是因为他穿着白大褂，他就应该是专家了吗？就应该他是对的而我是错的吗？

时至今日，我仍对医生抱着一种扭曲的印象。我厌恶去看医生，我厌恶他们拥有着被认为无所不知、无所不能的尊崇的社会地位。每次我去看医生，他们仍然告诉我说，我的 BMI 值过高，应该选择一种"更健康的生活方式"，但我内心只觉得他们真是够了。我仍然觉得自己的身体处于最佳状态，并且我不打算就因为一个穿着白大褂的家伙根据一页纸上的一张图表给我贴的标签而去改变什么。

赖安：抗拒穿"白大褂"的人

与那两位年轻女性一样，赖安也因一个医学从业者在一个肌肉发达、健壮、优秀的运动员身上严格套用 BMI 测定方法而被误诊了。尽管医生的诊断根本不符合赖安的实际身体情况，但是赖安仍然觉得抗拒 "白大褂" 的判断是极度困难的。结果就导致了一个被严重毁坏的自我身份——一种他从某种根本意义上来说是个有缺陷之人的感觉。但是和亚力克西斯、安玛丽不同，赖安最终成功地抗拒了这个标签，认为医生对其身体的论断没有根据，并要求为自己真实的身材和健康情况发声的权利。这种对医学的不信任和敌对态度可能会伴随他一生。

为什么赖安最终成功抗拒了这种自我身份，但前文的女孩子们却没能成功呢（即使成功，也起码是在好几年之后了）？其中一个原因可能是他的父母没有像亚力克西斯的妈妈那样，一味相信医生的诊断。作为新移民，赖安的父母对医学的神秘性和 BMI 值仍旧知之甚少。另一个原因与性别化的理想体形的性别差异和运动员的性别差异。苗条是女性身份不可或缺的一个部分，以至于那两个女孩当被告知自己超重时立刻就接受了诊断结果，并开始努力减重。在她们所处的社交圈中，苗条被看作比其他一切都重要——毫无疑问，也比做一个强壮、有竞争力的运动员更为重要。赖安也被诊断结果伤害到了，但他在自己的运动圈子里获得了支持——他的训练伙伴是一个奥林匹克运动员，故而有资格充当一个身体专家——这位朋友认为 BMI 值是有问题的。在他朋友的支持下，赖安成功避免了成为一个主观肥胖者，他对自己的身体仍然自信，尽管他的 BMI 值有点高。

超重者是如何变为主观肥胖者的

在本章，我们探索了一个怪异的过程：本来仅仅是结实或圆润的年轻人，因成长于满是自命高尚的身体公民和注重体重的医生的世界中，最终呈现肥胖者的特征——然而他们体重根本不为肥胖。

医生的主要职责

这一章帮助我们进一步了解我们这个身体公民主义社会是如何运作的，医生及其他包括负责学校健康测试的护士在内的医学从业者有着多么关键的作用。医疗保健专业人士是把孩子们变成主观肥胖者的主因。仅是通过传达"BMI 值不够好"这一消息，一个好心的医生可能会骤然终结掉一个人无忧无虑的童年，将快乐、自爱的孩子变成担忧体重、自我怀疑的孩子。当医生节食、锻炼的指令被身为负责任的身体公民的父母接受并实施时——而大多数父母都会如此（在本章里，斌和亚力克西斯的妈妈都是这么做的，但赖安的爸爸却不是这样），对孩子生活的影响就会极度加深。当孩子在很年幼的时候就听到了这个坏消息时，他/她根本无法理解为什么他/她的生活就这么崩塌了。孩子能知道的只是他/她是肥胖的，而肥胖是坏的，所以他/她也就是坏的。亚力克西斯的案例就是一个非常令人心痛的例子。医生在确诊基于体重的"疾病"并主张通过节食和锻炼来减肥时，也在传播着两个身体迷思：第一，某些体重类别构成疾病；第二，体重是受本人掌控的，一个人体重过重就是因为他对自己的饮食和运动不负责任。有了医生的认可，这些身体迷思就愈发根深蒂固。

说教式"肥胖谈"和侮辱式"肥胖谈"任务不同

在本章，我们已经看到了只是略微圆润的年轻人是怎么开始认为自己是肥胖的，进而觉得自己在生理上是有问题的，在社会上是不被认可的。在第一种途径中，这两种"肥胖谈"共同作用，将我们看到的那三位体重过重的年轻人变成了主观肥胖者。说教式"肥胖谈"（包括由医生传达的）制造了许多新的自我身份和实践，划分了以体重为基准的自我身份，告知人们，他们的体重所处的状况，教导他们体重是可控的，也是必须加以控制的，教育孩子和他们的看护人应该付诸哪些实践以达到正常体重。无休止的有关胖瘦的评说，无论是批评还是赞美，因其无处不在、影响巨大，都教导着年轻人，他们的体重是个人身份和社会认可的必要组成部分。相比之下，侮辱性"肥胖谈"则是毁灭性的，因为那会带来一种自我攻击。对于那两位年轻女性（艾普萝和蒂凡尼）来说，侮辱式"肥胖谈"侵蚀了她们的自信，削弱了基于其他积极特征（如个人价值、个人成就等）的另种自我身份，令她们容易因强加给她们的新的基于体重的身份受到伤害。

当他们与这个被社会和医学强加于己的新身份进行抗争时，这三个年轻人发展出了肥胖人格的所有特征。第一，他们认为自己"不好"——生理上有缺陷；道德上不负责或有欠缺；在社会里低人一等；和/或审美上无吸引力。第二，他们为了减掉这丢脸的体重，开始进行相应的身体实践（即节食和运动）。当这些都不起作用的时候，事实上，对于生理机能顽固的人来说，这些措施往往不起作用，主观肥胖者便开始走极端——饥饿减肥法、暴食又净空（通过催吐、导泻等），或（在后文会呈现的）过度运动——来拼命减肥。尽管这些实践可能给他们的健康带来严重的威胁（比如降低新陈代谢和血糖，就像艾普萝的案例所呈现的那样），在经历了年复一年无法忍受的侮辱后，重度进食障碍被认为是为摆脱那种无法忍受的身份所必须付出的代价。在一些案例中（比如艾普萝和蒂凡尼的案例），到了上大学时，这种危险的身体实践已经成为了日常惯例。

第三，他们退出了社交生活。面对无休止的讥讽和社会排斥，主观肥胖者远离他们的同龄人，避开沙滩派对（蒂凡尼）或独自在自己房间里吃东西（斌）以避免人们粗鲁、麻木不仁的评判。对肥胖侮辱的恐惧导致他们改变了自己的个性，使得蒂凡尼变得多疑，而斌则老是害怕那些关心体重的室友和亲人又拿他的体重说事儿。最后，自我感觉肥胖不可避免地导致情绪上的痛苦——包括抑郁、自卑、无处不在的不安全感，与希冀身体发生彻底改变的幻想交织。对于一些年轻人（尤其是蒂凡尼）来说，在小学时因肥胖遭受侮辱的记忆仍历历在目，导致青年时期的他们仍害怕会遭受类似的侮辱。对于这些年轻人来说，幼年时被社会的无情排斥给他们留下了持久的精神创伤，这反映在他们有着根深蒂固的不安全感，剧烈的减肥实践也演变成为其生活常态。

他们一次又一次地被贴上"肥胖"的标签，被迫卷入虚耗生命的抗争，以及在多大程度上能够接受低人一等标签的内心挣扎中。这三个年轻人给出了不同的答案，他们的自我身份呈现出对肥胖标签从高到低的认可度。对于艾普萝和蒂凡尼来说，肥胖成为了她们主要的（尽管不一定是唯一的）自我身份。斌虽然也遭到了令人难堪的肥胖侮辱，但他顽强地拒绝接受给他设定的节食、运动、减肥的规定。由于受到男性身份的保护——因此外表不过是评判他的众多标准之一——斌成功阻止了自己成为一个主观肥胖者，并且坚守住了对自己的积极定义（即好亲戚和好学生）。

年轻的运动员面临不准确的 BMI、被毁的自我身份和医源性创伤

"肥胖歼灭战"的核心身体迷思之一就是 BMI 是一个好的至少是实用的——再起码也是安全的——测定肥胖和健康风险的指标。尽管医生可能已经认识到了这种"一刀切"测定方式的局限性，但是一般老百姓总体上是相信它可以科学地反映他们的体重和健康的情况的，因为它是由健康专家测定的。这毋庸置疑的信任在这些文章中也有所体现。对于安玛莉来说，BMI 值"如上帝一样，不容置疑、不可撼动"。亚力克西斯的妈妈立刻就接受了自己孩子已进入禁区的诊断结果，彻底改变了她的日常饮食。赖安相信自己的第一位医生是"专家"，对第二位医生心存疑虑，却仍没法轻易摆脱其诊断结果的困扰。

通过最后一组文章，我们可以看到 BMI 值的缺陷为什么值得注意。尽管这三个年轻人有着健康的体重且身体极度健康，他们却都被医疗工作者依据标准化数据诊断为超重、不健康，而他们肌肉组织的重量却没有被考

虑在内。在这些案例中，常规的 BMI 值不仅没有对健康和疾病做出良好的测定，而且还会因其误判为"不健康"导致适得其反甚至是毁灭性的后果。尽管他们身体强健，远超常人，但是这三个运动健将的自我身份都被毁坏，成为了主观肥胖者——把自己看作是有缺陷的、永久被毁坏的人，可能永远都不能过正常而成功的生活。而从健康、强壮、自信的运动员变成不健康、没自信的超重孩子不过是一瞬间的事。对于这些年轻人来说，这种诊断结果简直就是毁灭性的。

医生给出的 BMI 值"不健康"的结论和这些年轻人对他们自己身体状况活生生的体验之间形成了鲜明的对比，这也让年轻人对自己的实际健康情况感到极度困惑，削弱了他们对了解自己身体状况的能力的自信。在看医生的过程中，反而使他们自信心受挫、个人能力降低。BMI 值非但没有对这些运动员的体重和健康有所助益，反而催生出医源性的损伤。其中一个案例（亚力克西斯的案例）中，这种创伤是如此严重，以至于她后来被诊断为情绪失常。当这些年轻人后来知道自己被误诊，则会对自己的医生产生愤怒和敌对的情绪。赖安可能永远都没办法改变他对医生的扭曲印象，也没办法消减他认为医生滥权而产生的愤怒。其他人则是惧怕去看医生。几乎没有人对他们的医生抱着平和的态度。这种对医学的普遍的敌意、戒备和不信任——对患者和医生来说都令人担忧——这是"肥胖歼灭战"引发的另一个不幸，但却并没被注意到的后果。

下一章，我们会暂且搁置"肥胖歼灭战"所针对的体重过重群体，开始研究另一群体：他们也因 BMI 值被贴上病态的标签，但却没能引起医学界的重视。这个群体就是"过瘦"群体，他们也对遭受的不公待遇有着无尽的控诉。

第五章

"过瘦"

在我看来，之所以自己对体重比较执着，全都缘于同龄人的压力及自己对文化的解读。在我的脑海中，男性就应当强壮而非干瘪、高大而非矮小。看着我周围那些身材高大、肌肉发达的男生，让我觉得要成为男子汉，自己同样要肌肉发达。因此我努力增加体重，希望健壮起来。［去］年，我开始到健身中心锻炼，一天吃五餐、喝蛋白质奶昔，尽一切所能去增重。

——埃尔伍德《来自瘦人的心声》［SC 86］

由于我们的社会追捧苗条，人们可能会以为瘦者过着很惬意的生活。但这并不是事实。身材瘦小的人都知道，在"瘦"和"过瘦"之间，存在着一条微妙的分界线，至少对南加州女孩子来说，这个分界线的 BMI 值在 16 或 17 左右；对于男孩子来说，稍许要高一些。在这个分界线以上的，是招人嫉妒的"有魅力的"人，他们拥有着让人乐意为此赴汤蹈火的身体；而低于这个分界线的，则被蔑视为"形销骨立"或"骨瘦如柴"。干瘦的人——我的受访者用这个词语描述他们自己——不光长久以来都因此被取笑，"肥胖歼灭战"的医学话语还赋予了他们别的东西——体重过瘦的"病"。肥胖论将所有体重较轻的人分为两类，断言 BMI 值低于 18.5 的所有人都是"过瘦"，且需要医学治疗，以帮助他们变"正常"。（身高 5 英尺 6 英寸，体重不足 114 磅，就是"过瘦"。）主宰"肥胖歼灭战"的医学论调就此创建了一种全新的、基于体重的自我身份，与此同时也创造了一个新的目标人群，以供人们监督、干涉、规范和管束。

因为大家都把注意力集中在体重过重的一端，被定义为"过瘦"人群所处的困境就被完全忽视了——主流文化乃至医学界都是如此（当然，治疗进食障碍的精神病学是一个例外）。因而，我们几乎不了解过瘦的成因，也不知道该如何"治疗"，更不知道被贴上这一标签的人的生活现实。这其中的文化基础都仍是让人捉摸不透：被贴上"过瘦"的标签会遭遇多少诋毁？是否如"肥胖"一样有辱人格？特别瘦的人会不会接受这个新的医学身份？更广义地讲，这些处在体重范围最底端的人们过着怎样的生活？我们根本不知道。

我们已经看到，在我们这个身体公民社会中，自命高尚的身体公民有权利和义务对体重方面有"缺陷"的人群进行监督，也设法诱导或胁迫他们变成"健康"、体重正常的身体公民。我的研究表明，在南加州，身体公民对"不正常"者的监视和说服已涉及"过瘦"人群。对于过瘦对象，关键的劝说机制就是"干瘦谈"，"干瘦谈"是"肥胖谈"的一个变体，但其中的假设、身体迷思、道德准则和常见的"肥胖谈"十分相似。不同于超重人群，过瘦人群的数量很少。在我收集的234篇民族志中，只有7.2%（共计17篇）是围绕过瘦主题的。他们的经历却至关重要——不仅因为他们遭受的体重歧视形式鲜为人知，还由于他们揭示了"肥胖歼灭战"更广泛的影响。

在本章，我呈现了七位罹患"过瘦"这一"疾病"的年轻人的自我民族志。在这里，我也提出三个问题。第一，这些年轻人听到了怎样的干瘦谈，又是从谁的口中听到的？更广泛地说，身体公民主义对过瘦者会采取怎样的策略？第二，那些被贴上"过瘦、有缺陷"标签的人是否内化了这一身份？如果他们内化了，主观"过瘦者"或主观"干瘦者"又有怎样的特质？第三，这些动态对较瘦年轻人的健康、幸福和生活会造成哪些更大的影响？

我们又一次看到了各种各样的反应。一些年轻人接受了低人一等的身份，变成了主观干瘦者。这一身份也过分关注体重，因而可以被看作主观肥胖者的变体。这些人接纳了这种贬损标签，过着痛苦的生活，挣扎着想找到增重的办法，使自己变"正常"。而另一些人虽然仍在向着"正常"努力，但找到了办法，忽略那些贬损性话语，因而他们的自我意识未受侵蚀。还有一些人逾越了给他们贴上病态标签的医学话语，来了解这种话语是如何操作的。他们受不公平感的驱使，通过对依据BMI值判断人正常与否的批判来发泄自己的满腔怒火。

"干瘦"这一问题带给某些人的折磨往往多于其他人。就像超重对女性来说尤为难堪，因为苗条是女性特质至关重要的组成部分；过瘦对男性来说也是重大挑战，因为大块头、有力气、肌肉发达的"阳刚美"，正是男子汉的标准。瘦弱男性不仅要努力证明他们"正常"，而且还要证明他们具有男子气概。族裔在这个问题上也举足轻重。在美国，理想化（支配型）的男子汉形象是白种人（且高大、健美）。非白种男性生来就在男子气概上稍逊一筹，他们不可能改变自己的肤色和身高，但可以通过健身来接近理想的男子汉形象。

然而这个问题并非这么简单，因为在非白种人中，一些人种/族裔在生物学上先天就比较干瘦。比起其他族裔来，亚裔尤为容易瘦削。疾病预防控制中心（CDC）的数据显示，亚裔体重不足的概率至少是其他族裔美国人的两倍（2010 年，4% 的亚裔美国人的 BMI 值属于过瘦，但其他族裔美国人仅有 1.4% ～ 1.8%）。亚裔之间也存在巨大的差异：10.9% 的越南裔和日本裔过瘦，相比之下，5.7% 的华裔、3.9% 的韩裔和印度裔和1.6% 的菲律宾裔过瘦（2004—2006 年数据）。如此看来，在我的研究中，没有出现"过瘦"的非洲裔、中东裔、拉美裔，但却出现了相当一部分"过瘦"的东亚裔、东南亚裔、南亚裔——这也就不足为奇了。亲代关系对形成干瘦的自我身份的影响也依族裔变化而变化。尽管几乎所有家长都关心孩子的健康和幸福，但在一些群体中，"肥胖谈"（及其干瘦谈变种）却司空见惯，家庭成员对目标群体的羞辱是公开的。就像前面章节中揭示的，在东亚和东南亚家庭中，家长惯常于评论孩子的体重，如果孩子"太胖"或"太瘦"，就会责骂他们。在这些族群中，家长是干瘦谈主要的（至少是最早的）传播者，年轻人似乎尤难摆脱"大家认为他们太瘦、肯定是哪里出了严重问题"的看法。

干瘦的亚洲小伙

流行文化把瘦描述为非常令人向往、有意识地选择，并通过少吃和多运动而得以达到的。大家普遍认为，瘦人实现了文化理想，过着快乐而成功的生活。杰森和休伊的故事则向我们展示，以上（对瘦人）的描述大错特错。这两个年轻男子遭受了无情的身体欺凌，却没办法增加体重，故而开始认为自己"太瘦且有缺陷"。他们的情绪极度痛苦，因为他们身处的世界断言，他们是坏儿子、坏美国人，他们却对改善自己的命运无能为力。

黄天鹅

在这篇文章中，杰森，一位天生瘦削的 21 岁华裔男性，叙述了在他年轻的生命历程中因瘦削而遭到羞辱和戏谑时所感到的忧伤、沮丧和愤怒。他现在接受了"干瘦谈"，相信自己在生理上有问题。杰森来自洛杉矶的格伦多拉地区，出身于经济困难家庭。

我目前身高 5 英尺 8 英寸，体重 117 磅［BMI 值为 17.8］。我完全知道自己瘦得厉害，不幸的是，我从出生以来就一直这么瘦，这真令我苦恼。从我记事开始，就在为达到正常体重而奋斗。我真不知道自己有什么问题。我饮食很正常——和我正常体重的朋友吃得几乎一样多——那为什么我的体重就是不增加呢？我在这篇文章里会分享自己的感触，我甚至从没跟自己家里人分享过。我也没和最亲密的朋友说过这些，因为坦率地说，我不管怎么说也是个男人，一旦我分享那些挫败感，可能就会被人觉得我——请原谅我的用词——"娘炮"。

手球冠军放弃运动生涯

读小学的时候，我是学校里最出色的手球运动员。我热爱这项运动，且被全校上下誉为"手球冠军"。我三年级时就可以打赢五年级的学生。这对我建立自尊心很有帮助，可能是我生平第一次因一技之长得到认可。我发球极为刁钻。有些人无法相信我竟能把球打那么远，远到令对手根本不可能击回。我的秘诀是先轻轻将球抛往墙壁方向，而后以最大速度跑过去，调整我击球的时机，这样一来，在球第一次弹起后，我就会利用全身的冲力，以最大的力量向地面猛击球，球就会飞上天空。

通过这项运动，我结交了许多朋友。坦白地说，我也树了不少敌人。如你所料，我很瘦。据那些欺凌者说——我至今仍清晰地记得他们的名字和面孔——我之所以可以用独特的方式击球，不是因为我掌握了基本的物理概念，而是因为我干瘦。我的前臂没什么"肉"，因而，按照他们的说法，我有明显的"优势"，因为我连一点正常孩子的脂肪都没有，所以我扔出去的球可以飞得很远。那些欺凌者以此取笑我。我不想表现得像个哭泣的巨婴，但那种感觉糟糕透顶，真的。让我获得成功和认可的学校体育场，反而成为了欺凌者取笑的主阵地。从五年级开始，我就退出了手球运动。我不想再被取笑了。

每当我和他人社交，我总是在琢磨别人对我的看法是什么。他们是不是觉得我太过干瘦？会不会因为我太瘦，他们不愿意跟我做朋友？尤其现在上了大学，我很担心我看上去不是一个很具有吸引力的男性会使我想结识更多好人的目标落空，我想尽可能地扩大社交圈，这样等以后我长大成人时，就可向他们寻求帮助。

谢天谢地，事情没有那么糟。我知道自己太瘦了，也知道人们觉得我过瘦。一些人甚至就如何增加体重给过我建议。现在，我完全明白，人们在给我建议或为我列出食谱的时候只是想帮助我增加体重，但他们的这种行为，还是会令我恼火。我并不生别人的气，我生自己的气。因为坦白来讲，当人们叫我多吃些的时候，难道他们真以为我过去那么多年没尝试过吗？我常常设想，我［为了长胖］还能做些什么？我曾在床上彻夜难眠，思考这个问题。我做梦都想拥有正常体重，却始终想不出办法。媒体绝对没有帮我感觉更好；家人也绝对没有。每次周末回家——大概每三周我会回家一次——几乎必定会被妈妈数落一顿，说我太瘦了，需要多吃一些。事实上，我心里甚至把这当作了小游戏：我猜测着她会在什么时候对我那么讲，我还真的猜对了好几次，哈哈。

不能让父母丢脸

接下来我要分享的事情，真的令我愤怒。我父母——准确说是我妈妈——总是说我太过干瘦，她希望我变胖些，这样我才能给她"长脸"。那时，姑姑刚刚从台湾过来拜访我们。在此之前我从未见过她，甚至不知她是何许人也。我不得不问我父亲该如何称呼她。猜猜在我给了她一个拥抱并自我介绍之后，这个姑姑说的第一句话是什么？是的！她用汉语说，"哇！约翰（我父亲的名字），你儿子怎么这么瘦啊？"多棒的第一印象啊，杰森，干得好！我听到这句话时，心里就是一沉，几乎脱口而出一句 " ＊ 你妈"！就想当着她的面立即吼出来，但我忍住了。我希望"保全"父亲所剩不多的"颜面"，故而没有辱骂姑姑，以防她将我的瘦弱和粗鲁加在一起来攻击我父亲。父亲明白我的意思。他年轻时也特别瘦，所以当姑姑说出那些话以后，他立刻就知道我作何感受了。他把我拉到一边，对我说了"谢谢"，因为他看到了我细微的表情变化以及我握紧的拳头。在爸爸感谢我的时候，我的眼睛湿润了。事实上，在写下这些经历的时候，我的眼泪都一直在打转。

我是真的尽力增重了，尽管大半都不是为自己，而是为了父母，因为我真的厌倦了让他们从教友或亲人口中听到"你儿子太瘦了"这种话。有一件事令我记忆深刻，是在父亲将我介绍给他的教友时发生的，那人也是我家的保险经纪人。我还记得那个场景，因为那真的令我难堪。我不知道一个人对别人的贬低能过分到什么程度。这个男教友在和我父亲互相介绍后，用汉语说："约翰，你不能再只关注自己的生意了，你应该好好督促自己孩子吃饭。"这个评论似乎并不怎么过分，是不是？但如果我告诉你我父亲是开餐馆的呢？所以这个教友就是在说，我父亲过分关注自己客人的饮食，而忽略我的饮食了。你根本想象不到当时 [我感到了] 怎样的愤怒。我是个挺敏感的人。我尽了最大的努力，不想伤害任何人的感情。不幸的是，这世上大部分人 [似乎] 都不 [在乎别人的感受]。

　　我觉得跟自己瘦弱有关的最好笑的事件之一［发生在］一次派对上。一个很有吸引力的女孩告诉我，她很嫉妒我的纤瘦。当时我脑海中闪过的念头是，"等一下，你刚说什么？"我一点儿都没生气，因为她表述的方式和我一直以来听到的那些都截然不同。我告诉她，她是不会愿意瘦成我这样的，但我觉得其实她内心是很愿意的，这真是有点错乱，哈哈。

　　嗯……我突然想到有人在课堂上曾经说过的话，我想和大家分享这些话。在一次课堂讨论中，一个女生说她不喜欢亚洲男人，因为他们又矮小又瘦弱。她的言辞并没真的令我受伤，因为那不是什么大事，但我很可能会在很长一段时间都记得有人说过这句话，因为这在某种程度上就是我的真实写照，哈哈。我没看过［2010 年上映的］电影《黑天鹅》，但据我所知，它［描述了一个］BMI 值极低的［芭蕾舞者］。我希望我作为一个干瘦的亚洲男性的经历——可以说是一只黄天鹅——能够揭示这个社会对体重不正常的人可以多么残酷。

成为主观干瘦者

　　通过这篇文章，我们可以看到，对纤瘦人群的身体侮辱是如何激化极瘦孩子的社交问题和身体认知问题的。杰森小学时期不堪欺凌者的嘲讽，于是放弃了手球，这本是能给他生活带来自信的事。可以想见，手球还能够增强他的耐力、身体协调性和总体健康水平。杰森除了遭遇身体侮辱外，身体说教非请自来，向他推荐增重食谱，而他感激不起来，因为他全曾试过，无一成功。而最令他愤怒的是欺凌者和说教者的假定，即体重是可以由他自己掌控的，然而事实却并非如此。

　　杰森的文章呈现了极瘦的年轻人经历无情的"干瘦谈"，于是逐渐接受强加给他们的身份的过程。在案例中，作为一个干瘦的人，杰森感觉自己身体有缺陷、缺乏吸引力，但他却不知道原因为何。受"肥胖歼灭战"身体迷思的影响，杰森觉得自己应该能够增重；只因自己没能增重，就认为自己身体一定有缺陷。干瘦者的社交和情感世界真的很脆弱。尽管文章中出现了好几处自嘲的"哈哈"，但很显然，杰森对自己的外表极度缺乏安全感，总在猜测其他人怎么看待自己，害怕因体重被社会排斥，置身于一个外表决定事业成败的社会中，他担心自己的未来到底会怎样。尽管作为一个"男人"，他从不能公开诉说自己关于体重的感受，但这篇文章揭示了一个充满愤怒、忧伤、羞辱和伤害的情感世界。

这篇文章为我们洞察华裔美国人社区的身体公民主义动态提供了引人入胜的视角，在这个群体里，个人要服从集体。无论是先天生理的原因还是后天父母照顾不周，杰森就一直那么干瘦，令他的父母在亲友面前颜面尽失。杰森实在太清楚这一点了。他的耻辱就是集体的耻辱，如果可以结束这一切，他愿意倾尽全力。杰森因而承受了双重耻辱，其一是给他父母丢脸，其二是令自己遭受羞辱。

休伊："干瘦"和"肥胖"同样伤人

这篇自我民族志的主人公是休伊，一名20岁的越南裔美国人，他生于越南，长于圣地亚哥。在他的成长过程中，家庭经济情况一直很困难。和杰森一样，休伊也生来就矮小且干瘦。巨大的社会和媒体压力不断告诫休伊有生理缺陷和进食障碍，休伊于是也开始这样看待自己，尽管他除瘦小之外没有任何其他症状。

很多人觉得瘦不会给人带来什么烦恼，但事实却并非如此。被批判为干瘦者和被批判为肥胖者一样伤人。我本人就一直都极瘦，因而我确知瘦人过得并不容易，尤其对于男孩子来说。

[在我的家乡]越南，人们时常食不果腹，医疗保健水平也有限，孩子们往往都瘦弱。在这样的背景下，我觉得自己挺正常的。然而，来到美国后，我很显然就不正常了，因为我比同龄男孩瘦小太多了。在学校里，[尽管没人明说，但]我隐隐地感觉到我是个被孤立的人。尽管那时，[对不正常体形的人的歧视并不很明显]。记得那时，我以为长大后就会脱离这种窘境，变成一个正常人，但梦想并未实现。

至今，我仍一如既往的瘦小。每当朋友抱怨他们对自己的体重不满意时，我都觉得很可笑，因为减重［对我来说］易如反掌。如果有必要，我可以一周减掉三磅。然而，增重却难多了。朋友们根本就不知道我多想变胖，真的。我觉得，作为一个男孩，胖比瘦好多了，因为即便你是个胖子，你起码明白通过锻炼就能［把脂肪］变成肌肉。但如果你是个瘦子，你怎样做才能让体重增加呢？对我来说，增重犹如痴人说梦，而且我对此深恶痛绝。我试过睡前加餐、睡前吃冰激凌、吃垃圾食品，但［结果是］一无所获——体重雷打不动，依然故我。

被 "厌食症"

最重要的是，独自面对那些责备挺难的。说实话，我并不觉得自己有厌食症，但我身边的人一直在说我厌食，于是就有点 "嘿，如果所有人都这么看待你，那一定就是真的了" 的意味。在某些时候，我的自我感觉变得极差。突然间，我开始有了自我意识，这其实很可笑，因为在那之前我从没在意过外表。当这种事发生在高中阶段，就会尤为痛苦，因为在那个阶段，人人都开始归属于不同的社会类别，能够归属到某个类别总比不属于任何类别要好。如今，回首往事，我觉得我之所以在那时接受了 "干瘦" 这个身份，其实是为了迎合别人对我的认知。我并没有进食障碍，但别人在我身上所关注的只那一件事。这真是很愚蠢，也很肤浅。可不管怎样，人们开始注意到我了，我不再是被视而不见的人了。［讲真的，］认为［我有］进食障碍这一看法全然荒谬不经，因为我喜欢吃东西，也没有净空之类的行为。然而，那些责备无法消弭，而且还很伤人，［因为］被称作 "干瘦" 和被称作 "肥胖" 所带来的羞辱异曲同工。

对我来说，和减重有关的唯一一次真正痛苦经历发生在大学的第一个学期。因为家里的经济情况不是很好，所以为了上大学，我申请了不少贷款。我的成绩也不太好，我感觉自己的生活正在逐渐失控，对所有的事情都变得无能为力。这很痛苦。我选择通过改变饮食习惯寻求排解，我也不知道自己为何做出这种选择。我不清楚自己在想些什么，就是觉得食物是我唯一能控制的事情了。我［非但］没有增加"大学新生肥"，反而减了10磅。回家的时候，家人都很为我担忧，我也告诉他们发生了什么事情。他们叫我不要忧心，让我注意身体健康。我听了他们的话，并且体重也回到了从前，但就是无法在此基础上继续增加体重。我感觉自己减肥的行为就是发出请求帮助的信号。

令大家失望

作为瘦人最惨的，就是所有人都觉得长胖很容易，而事实却并非如此。当我说我没办法增重时，人们就是理解不了。他们觉得我就是没吃东西，但其实我吃了，却怎么都没办法增重。我是如此强烈地感到无法增重，以致有时候我想干脆放弃算了。有时候只是因为你没办法像正常人一样增重，就会感觉自己非常令人失望。我感觉自己似乎有什么缺陷似的，这当然对我的自尊心有害无益。

到头来，瘦削和肥胖并无分别：［二者都有身体缺陷。］干瘦者和肥胖者的通病是我们都无法达到被社会所推崇的标准。［在美国］人们都说与众不同是件好事，但干瘦显然不是好事，因为不管你走到哪里，都能看到腹肌分明的［健美］影星在英雄救美，［而］大学男生们穿着深 V 型 T 恤衫，看起来他们的胸肌都快从 T 恤衫里挣脱出来了。就是这些露骨的画面令我［自省而后质问］："为什么我和他们不一样？我是不是不正常？"

休伊：有缺陷的自我意识

在休伊的故事中，我们看到了一名无比渴望融入这个社会、被新认识的同龄人接纳的移民男孩，但那却并不可能。他是个异类，仅仅因为他太瘦。他尝试过的一切——即使是吃遍世上所有的垃圾食品——都不能帮助他增重。结果就是他的自我身份遭受了彻底的撕裂——在他的原籍国家，他感觉自己是正常的，可是移民来到了新的国家，这里满是身材高大、肌肉分明的男性世界，他便觉得自己不正常了，成了一个干瘦的"孤独者"。

休伊的文章揭示了社会话语对改造主观现实的巨大威力，阐述了无处不在的"干瘦谈"和肌肉意象是如何动摇年轻人自我意识的。休伊被绵绵不绝的批评困扰，从高中开始就对自己的瘦削非常敏感。休伊被想当然地认为有"厌食症"，并因此不断被讥讽。于是休伊开始接受别人强加给他的社会类别，休伊这么做的原因，只不过是希望被接纳、得到社会关注。可悲的是，进食障碍竟成了休伊的正向身份，因为这给他带来了关注和认可。休伊说得很清楚，他对厌食的干瘦者身份深恶痛绝。他宣称太瘦比太胖更糟糕，并把自己看作是有缺陷的、很糟糕的、无法"像正常人一样"增重的身体公民。最终，他找不到出路：既无法增重，也无法逃离那些构建标准、判定他不符合标准的论调和传媒形象。休伊受制于体重受个体掌控的身体迷思，却看不透其虚幻的本质，因而他所能做的也不过是一遍遍质问自己，为何自己最终会陷入如此怪诞的境地。

干瘦的亚洲女孩和白种女孩

同为过瘦者，女孩的境遇可能比男孩好过，但对骨瘦如柴女孩的臆测却也是极尽贬损的。即将登场的是三位极其瘦削的女孩，一个越南裔女孩，玲，和两个白种女孩：矮个子的塞布丽娜和高个子的爱丽儿。她们三个都遭受了长期的身体欺凌，也相应地开始忧虑自己的体重并热衷于增重。最终，玲开始相信自己是个既不正常也不健康的小瘦子，而白种女孩似乎成功抵制了那些责难，最终接纳了自己本身的样子。

虽然我们不能明确为什么亚洲女孩，比如玲，更容易内化羞辱，但可能因为亚洲人本来就是少数族裔，已备受歧视，他们因身材而遭到欺凌也就不足为奇。亚洲人之所以更痛苦，也可能是因为他们苛刻的家人和咄咄逼人的族群紧盯着她们的瘦削身材不放，并不断就此烦扰她们；相比之下，像塞布丽娜和爱丽儿那样的白种女孩的家庭和族群则对她们瘦削身材表示的担忧相对较少。这种相对自由使白种女孩很少因瘦弱受到关系亲密者的侮辱，使她们得以跳出自己的生活，从更广阔的视角来认清干瘦文化是如何运作的。

玲：不仅仅是数字

玲是一个极瘦的 20 岁的越南裔美国人，她成长于威斯敏斯特——奥兰治县的越南裔人聚居地的中心地带，来自一个经济困难家庭。尽管玲痛恨自己的瘦削身材，拼命要增重，但她所居的社交圈却坚信瘦人之所以不增重无非是自己不想罢了，因而对她的生活指手画脚。在她的文章中，玲描述了因身处这个自己的抗争没有任何文化意义的世界所感到的沮丧。

我的 BMI 值是 17.9，没错，我知道自己过瘦。然而，这似乎并不能阻止人们不断提醒我，自己是过瘦的。我不厌食，也从来不曾对"纤瘦崇拜"感兴趣。与人们的普遍看法相反，我确实是吃东西的，确切来说，一天起码吃三顿饭。我并没有很有规律地出入健身房，也没按照明星推荐的食谱用餐。不管我告诉别人多少次我很健康（我有医生的诊断结果为证），且我对自己的体重并无执念，但他们仍旧认为我在生活中严格计算这一系列的数字：BMI 值、体重和摄入的卡路里。确实，在这个超模世界中，保持纤瘦是个好事，但在真实生活中——在我的生活中——瘦削带来的挑战比益处更多。很多时候人们更关注的是我的体重，而不是我本人。

"病秧子"

尽管我有些成绩，但人们还是认为我无论在精神还是肉体上都很屏弱，在家人看来，这是和瘦削相伴相生的。每次我去参加家族［聚会］，总会有亲友对我的体重指指点点。他们总是认为我在节食，叫我多吃点。

他们还建议我［在学校］选一些容易的课程，以减轻我的压力和生病的概率。此外，他们还认为我在肉体和精神上都不够强壮，不足以［应付］攻读研究生的压力，因而应该选择一条更安稳的道路，一条更［适合］我体格和女性身份的道路。还有一件事情也很恼人：一旦天气稍有变化，母亲就天天为我的健康状况担忧。她好像觉得一丝细风也会令我晕厥，只要温度略略低于正常范畴我就会感冒，因为她认为我纤瘦的身体扛不住气候变化。

虽然体形歧视已得到媒体越来越广泛的关注，但人们很容易忽略瘦人和胖人一样，也在遭受歧视这一事实。当我在本地一家我姐姐曾任职的药房求职时，我被拒绝了。我姐姐的一个朋友认识人事经理，而直到一次我和姐姐聊天时，才知道自己竟是因为体形遭到拒绝的。那个经理说，我败给了一个体重正常的年轻男性，并非因为我条件不如人，而是因为她认为我太瘦了，可能抬不动箱子，也无法在工作时间一直得站着打字并与顾客交谈。每每涉及求职和工作表现时，别人总是因为体重而低估我的能力。

"这是你的选择"

有一种很普遍的成见，认为过瘦是［我自己的选择］，也许是因为虚荣，也许是因为对厌食症的某种病态崇拜，但这是大错特错的。妈妈曾经给我安排高蛋白、高卡路里的饮食，还让我吃增加食欲的药物。但这些全都徒劳无功，并不是因为我想保持瘦削，而是因为我似乎就是没办法长期保持健康体重。我不喜欢一直那么瘦，而且我厌恶与此伴生的一切弊端。如果我有的选，我会选择正常的体重，因为我知道如果我能保持正常体重，我会快乐得多。迄今为止，我的饮食规划仍是以增重为目的。我厌恶自己看起来像个女童，或者说像个来自于凯特·摩斯（Kate Moss）"海洛因时尚（heroin chic）"时代❶的流浪儿。我厌恶自己喜欢的衣服全都不合

---

❶ 译者注：凯特·摩斯，英国超级模特；海洛因时尚，美国20世纪90年代的毒品流行现象。

身。我厌恶每当我孤身走在路上，人们仍旧把我误认作走失的幼童。对我来说，瘦削是个诅咒，不是个选择。为了不再瘦下去，我尝试了所有可能的方案。

媒体上充斥着和"纤瘦崇拜"有关的流行减肥食谱和瘦身方法，却不给瘦削且希望增重的人提供帮助。当我收到订阅的《女性健康》杂志时，我总会看到封面上展示着某种节食或运动的小窍门，但我却从未看到过任何关于如何以健康方式增重的文章。我也不喜欢媒体对纤瘦的描画大多聚焦在模特行业，那些模特厌食，并因虚荣执迷于纤瘦身材。我希望能看到推荐健康增重方法的文章，而非像人们建议的那样以吃油腻食物为主的不健康方法增重。我希望可以在不增加患中风或心脏病风险的前提下增重。我知道想增重的瘦人很少，但确实有需求，理应得到更多［同情的］关注。

玲：瘦削的诅咒

玲的文章揭示了"主流肥胖论"对过瘦人群的观点如何让瘦人付出了代价——与肥胖问题相比，对瘦削问题要么简单化，要么漠不关心。玲的世界到处都是自命高尚的身体公民，力图劝她多吃一些、选择安稳职业的亲戚，还有她的妈妈为让自己"患病"的女儿长胖一些为她安排的特殊饮食和药物。这些手段不仅毫无用处，而且这种对体形尺寸的过度关注还具破坏作用。对玲体重的过度关注等于强加给她干瘦者的自我身份，只注意她的体重，却全然忽视她的成就，而那些成就本可能造就一些积极的、无关乎体重的自我身份。"主流肥胖论"还会做出可悲的错误假设——我们可以把这称作关于干瘦的身体迷思。玲的瘦削被臆测是因疾病（即厌食症）引起的，且是一种自主选择，只要她稍加努力就可以改变的。（杰森和休伊也曾遭受同样的臆测。）雇主（和亲友）认为玲的纤瘦就是羸弱，给她招致了体形歧视。

面对这样的压力，玲选择接受强加给她的大部分身份。她开始觉得自己不正常，但却不知道自己哪里有问题，因为她不知道纤瘦也可以是健康

的，也可能是生理或基因决定的。由于深受 "干瘦谈" 和有生以来遭受的
文化贬损以及经济歧视的影响，玲开始把增重和变得 "正常" 定为自己的
目标。为此她采取了许多身体公民主义下健康主义者的实践。尽管玲赞同
大多数的 "主流体重论"，但她的文章也表现出这样一种渴望：她希望主
流体重话语可以扩展，让纤瘦人群面临的问题得到注意，并给纤瘦人群提
供健康地变 "正常" 的方法。最重要的是，玲在试图重塑自己的人格，试
图把自己定位为一个有能力、有价值的人，即使她身形瘦削。

塞布丽娜：过瘦的舞者

[我是个舞者，众所周知，苗条的身材更适合跳舞。] 我上高中时，身
高 5 英尺 2 英寸，体重 90 磅。我很瘦小，虽然小腿肚子因为跳芭蕾舞而肌
肉壮硕，但我的大腿却像鸡腿一样细小。我所认识的大多数人都畏惧超
重，但我却总是为自己太过干瘦而担忧。我总是说，我就是想做个正常
人。我知道当人们说："哦，我的天啊！你像空气一样轻" 的时候是想表
达好意。但对我来说，这实际上是一种侮辱。我一直以来不得不应对人们
对我的瘦削所表示的惊讶。

吃零食变正常？

我读高中二年级的时候，没运气交到男朋友。高一以来，我长胖了将
近 10 磅，但我的自信却跌到了低谷。入学之初，我就发现自己一直爱慕的
那个人并不喜欢我。我变得十分抑郁，并告诉自己最好的朋友，我知道一
定是因为他嫌弃我太瘦才不喜欢我。我径直走向食物柜，抓了一袋面包
卷，一口气吃了六个。我就那样一个接一个地把它们都吃下去了。我并没
发疯或怎样，[只是] 我那时确实常常尽力多吃点。我一直坚持一天吃三
顿饭。如果我没吃三顿，我就会觉得自己很失败。我甚至没试图吃得健

康，因为我觉得我不需如此。

高二那年的整个圣诞节假期，我都窝在家里，毫不夸张地说，一直躺在床上一遍又一遍地看电视上播出的《减肥训练营》。我身边总是有几袋薯条等零食，我一直在吃这些零食。2周内，我体重长了4磅。这对我来说已经算很多了，那时我5英尺3英寸高，103磅重。每一磅对我来说都很重要，我痴迷于称自己的体重。

临近毕业那年，我有了初恋男友。我开始满意自己的现状了。[我仍在努力增重。就像厌食者常常登录"支持厌食症"网站查找变得更为纤瘦的建议那样，]我也常常查询哪种食物热量最高、最为油腻，并努力多吃这些食物。我从未计算过摄入的卡路里，但我有意选择丰盛的（即肥腻的）食物。并且，为了遮住自己的腹部，我开始穿长上衣，因为我老是觉得那里太瘦了。

应对干瘦欺凌

在高四那年，我[终于发现了]如何处理人们对我过于纤瘦的议论。一些人试图把干瘦的我看作个外星人，来证明肥硕的他们是正常的。凭什么我就得是怪诞的那个呢？为什么瘦就值得奇怪呢？我[学会了]微笑、大笑以及说"谢谢你"。我发现大多数嫌我过瘦的人都因自己超重而很不自在，宁可付出一切也想成为我这样。

而当我上了大学，我为"大学新生肥"没在我身上应验而失落不已。因为我参加了大学舞蹈队并且主修舞蹈，我一直都在运动，增重故而几乎不可能。我保持在103磅。然而[在大学二年级]那年，我退出了舞蹈队，因为我和教练相处得并不愉快。我越来越不重视一天必须吃够三餐，故此我不吃饭的顿数也越来越多。那时，我吃了不少快餐。我上称一称，发现不知怎的，我竟增加了3磅。我现在身高是5英尺3英寸，体重为106磅[BMI值为18.8，刚达到正常范畴]。

我真心觉得对于自己的身高而言，这个体重是非常健康的。理想的体重应该是在110~115磅，但我已经很满足了。我觉得自己和厌食症女孩的区别是我的肌肉更明显，还有点曲线。我真的很困惑，为什么有那么多的大码服装，却很难买到极小码的衣服。还很困惑为什么有针对超重人群的减肥食谱，却没有增重食谱；如果有增重食谱，也只是给健美者制定的。[人们应该停止歧视瘦小的人，应该寻求方法帮助他们。]

塞布丽娜：想成为一个好身体公民，却变成一个坏身体公民

塞布丽娜从小就被"干瘦谈"所扰，她很早就接受了"不正常的干瘦者"这一身份。自此，她便一直努力追求变正常，纠结于体重，还为增重制定了策略。塞布丽娜内化了干瘦的消极性，似乎在按照增重多少来衡量自己的价值。尽管她最终找到了对抗充满敌意的议论的办法，但是她仍把体重作为自我身份中很重要的部分。

"肥胖歼灭战"专注于超重的美国人，并传播着这样的信息：超重者是因为过量摄入高热量、高脂肪的垃圾食品才变胖的，他们必须立刻开始坚持健康饮食并坚持锻炼，以降低体重至正常水平。塞布丽娜了解到这些信息后坚信，因为自己干瘦，就不必注重摄入的食物是否健康。她坚信吃肥腻的、高热量的垃圾食品可以帮助干瘦者增重，变得更"正常"。到了大学，她惊喜地发现自己长胖了——通过退出舞蹈队、吃快餐的方式。具有讽刺意味的是，在她一门心思关注如何增重以变"正常"的过程中，塞布丽娜也就变成了一个坏的身体公民，因为她不良的饮食习惯对她的健康肯定是有害的。

爱丽儿：鹤立鸡群

爱丽儿是一名21岁的白种人，来自于波莫纳——洛杉矶东北部的一个高收入城市的中产阶级家庭。作为一个又高又瘦的女孩，爱丽儿在高中时遭受了无情的身体欺凌，令她觉得自己是个"怪胎"。

异类、怪胎

　　我有 5 英尺 10 英寸高，110 磅重，人们 [老是] 惊叹于我的身高，批评着我的体重 [我的 BMI 值是 15.8]。我都数不清人们说了多少次"哇！你很高啊！你身高多少？"这很令人厌烦。我的意思是，我不可能到处对别人说，"哇！你很胖啊！你体重多少？"或是"哇！你很矮啊！你有多矮啊？"这么说会被认为很粗鲁，然而评说高挑的人却被认为是得体的。

　　九年级时，我 [开始] 迅猛发育，那个年龄，所有人都很窘迫。短短一个暑期，我就从"正常"的 5 英尺 6 英寸猛长到 5 英尺 10 英寸高。然而尽管我的身高增加了，我的体重却一动不动。真神了。我变成了一根"竹竿"。而竹竿般的身材往往会被认为不健康。但我其实很健康。我饮食得当，也尝试运动。然而，我的同学却不这么想；他们觉得我有进食障碍。在高中时期，外表是很重要的事，而我的同学一直在议论我的体重和身高。有一件事情令我记忆犹新。

　　在上体育课时——那也是一天中最难熬的时光——一名同学一直在找我的茬儿。体育课上，受人欢迎的运动员统治着像我这种皮包骨的书呆子。为了保住这条小命，我不敢抛球或接球。那个残忍的同学 [叫] 麦克。他又丑又胖，所以他欺负瘦弱的女同学显然轻而易举。每次当我经过他身边时，他就会作干呕状："呕！！！真恶心！一身骨头架子。"他有时还会喊道："滚去吃点东西吧！"每次当我和男性朋友走在一起时，麦克就会冲我们喊："他不喜欢你的！没有男生会喜欢你。"诚然，他说的这些没啥创意，但当年才 14 岁的我 [因被非难] 而感到极为受伤。麦克和其他人的行径确实伤害到了我。在体育课上，人们会盯着我看，加上穿的短裤和 T 恤衫都会显得过于肥大，无法遮掩我的身体。我感觉自己像个弃儿，没人愿意和我一伙儿。

　　这些目光和私语在学校走廊里也无处不在。我比大部分同学都要高。女生们在我吃午饭的时候会看我，以确定我是否真的吃了东西。我记得有一次我和一些女孩坐在一起，其中一人尖叫道："我的天，你好瘦啊！"我也不知道她这是在恭维还是在羞辱我，因为说了那句话之后她从头到脚打量了我一番就离开了。这样的目光和私语令我觉得愈发局促不安，直到我开始觉得自己是个"怪胎"。

因为我发育得如此之快，人们看到"新的爱丽儿"时总会大吃一惊。连爱丽儿自己都被"新的爱丽儿"吓到了。我的身高和体重并不相称。每次照镜子，我都只能看见骨头。我几乎可以看到自己的骨头破体而出。我的 [高中] 一年级糟透了。我知道自己又瘦又高，但却又无能为力。而且我的姐姐只有 5 英尺 2 英寸高，这对我来说，更是雪上加霜。我们鲜明的身高对比给人徒增笑谈，因为人们觉得妹妹比姐姐高出那么多是很滑稽的事情。

学着接受不完美

我知道不可能改变自己的身高，我的新陈代谢也令我不可能增重太多，所以我学着接受自己的身高和体重。我的意思是，天天想着自己的身高和体重也于事无补。如果我们真的那么做，就没时间做别的事情了。我感觉无论你是太胖还是太瘦，别人都会揣测你。如果你胖，那就意味着你懒；而如果你瘦，那就意味着你有进食障碍，因为很难判定怎样的身高和体重才是完美的。这个判定标准因人而异，不论你的身高和体重是怎样一种组合，都势必会有人去批评。所以，没有人是完美的，这就够了。

从高中一年级开始，我变得越来越接纳自己的身材。偶尔我仍会遭遇惊讶的目光和议论，但我学会了不庸人自扰。事实上，有一天在我走向教室时，有个女孩对她的朋友大声耳语："我的天！看那个女生，她好瘦！"你猜怎么？我在心底笑了。那个女孩这么说多半是因为嫉妒。我感觉女生总是要评判别人的身材，这样才会对自己的身材感到更放心。社会很难接受不同的身体类型。而每种身体类型都有相应的瑕疵。我们在瑕疵面前，所能做的就是视而不见。如果我能早些忽略同学们的议论，就能早些拥有自信，而不会因自己的身体感到不安。[我们应当] 接受自己的身体，因为身躯对我们来说只有这一副！

爱丽儿：漠视干瘦谈

爱丽儿的文章帮助读者对高中时期的干瘦文化窥见一斑。她记叙了体育课上、走廊里、食堂各处经常发生的形形色色的充满恶意的身体欺凌。前几章揭示了超重孩子是怎样时常被称为"不正常""丑陋"和"懒惰"的。而爱丽儿的案例则展现，过瘦的孩子——例如她自己（塞布丽娜也是这样）——遭受的欺凌有过之而无不及——她们被称作怪胎、怪诞、外星人。这些词语和相伴而来的社会排斥侵蚀了爱丽儿的看法，改变了她的自我认知，降低了她的自信心，令她自觉是个社会弃儿。

爱丽儿所不寻常之处在于她设法摆脱了干瘦者的弃儿身份。她开始明白，对身材的评判普遍存在、完美是不存在的、自己的体形无法改变、干脆忽略身体欺凌才是明智的做法。尽管爱丽儿没点明是什么令她摆脱这些羞辱的影响的，但毫无疑问，她身材的"缺陷"并非肥胖、矮小，反而是瘦削、高挑——而后者一直被现今的文化认可，因而爱丽儿遭受的贬低性体重谈较少——这有助于她最终摆脱基于体重的自我身份。

炮轰 BMI

很瘦的年轻人不仅要面对告诫他们"太瘦了"的文化压力，而且还要面对"过瘦"这个医学标签。对于那些 BMI 值低于 18.5 的人，例如接下来要登场的塞思，被贴上由医学权威诊断的"异常干瘦"标签，会令他们更强烈地感受到自己在生理上确实有问题。然而，和前文出现的其他人不同，塞思很了解自己的身体情况，知道自己虽很纤瘦，但是健康的。塞思对不断强加在他身上的种种议论和增重实践深恶痛绝，他不光拒绝了这个标签，而且还进而批判了 BMI 本身。

塞思：过瘦……且值得怀疑

一般来讲，医生会用 BMI 值诊断一个年轻人是否超重或肥胖。然而，在某些时候，他们也会基于 BMI 值诊断一个孩子为"过瘦"，这一标签必然会引起人们怀疑这个孩子可能隐瞒了自己的厌食症病情，而厌食症是一种严重得多的疾病。这篇文章的主人公塞思，是一名 22 岁的男生。他一半白种、一半［东］印度裔，生长于北加利福尼亚。塞思的自我民族志讲述了 12 岁时，这位叛逆男孩成为自己亲生母亲的攻击目标——他的妈妈是个医生，笃信医学标签。

我选择不承认自己在成长的过程中曾被迫去认为我的体重好像是个问题。我妈妈是个医生。确切来讲，她是儿科医生，目前还是儿童"流行性"肥胖症的有力代言人。在我看来，医生是真心地想尽他们所能帮助自己的病人。然而，某些标准并不具普适性，但医生在诊治病人的过程中，却总是依赖那些科学的、定量的方法。在我青春期时——12 岁左右——我记得那时我去看医生，心里觉得自己是健康的，可是得到的回应是："哎呀，你得注意一下你的体重。"我妈妈煞费苦心地向我道明我的体重是个问题，在接下来的五年里，她的担忧与日俱增。但我的问题并不是肥胖，而是过于瘦弱。

人生输家

我也想不起来自己的 BMI 值具体落在哪里了——反正是在"正常"和"过瘦"的分界处。我对于那个阶段所能记住的是，我很不喜欢这种对我身体的新关注，它也是我迄今仍在奋力去摆脱的不安全感的源头。在被医生贴上"过瘦"的标签以前，我从未质疑过自己的身材，也从未觉得我自己太瘦。我一天吃三顿饭，常常锻炼，饮食营养均衡。"过瘦"标签［来自］妈妈和我医生的杞人忧天，他们觉得我吃得不够多。从那开始，事情就越来越糟，［我吃的东西］都被记录下来，还被妈妈细细分析。

一开始我也渐渐相信自己太瘦了，相信自己确实有问题或者不健康。我还在发育的大脑知道的不多，很自然地就相信妈妈所讲的有关自己身体的话。我开始对自己的干瘦感到不安、不自在。当我妈妈开始怀疑我有厌食症时，这种感觉达到了极限。妈妈会把任何微小的问题——只要那与食物有关——看作我确实患有厌食症的标志。例如，如果我晚餐时并不怎么饿，她就会觉得我在抑制自己的食欲。如果我挑食，她就会从中看出我患厌食症的倾向。由于被怀疑患有厌食症，在上中学的时候，我就觉得自己是个人生输家。这个标签真的毁坏了我的自我身份，我失去了对自己生活的掌控权，而把它交给了医学专家。

从苦恼到愤怒

然而，被怀疑患有厌食症触碰到了我的底线，因为厌食症确属严重疾病。在历经多年被强迫食用蛋白质奶昔、超大碗意大利面、许多个39美分的麦当劳芝士汉堡之后，［我被不断提醒我过分干瘦激怒了］也厌倦了因我无力改变的事情而被没完没了地唠叨。我开始改变自己的态度，接受自己是纤瘦却健康的事实，将我的注意力从内化这种医学诊断转移到对其统统抵制。我很固执，而正是这种对自己身体感知的固执己见，才帮助我最终抵制了认为我过瘦、不健康的医学［观点］。我感到愤怒和失望的是，我妈妈坚持认为我有病。现在回想起来，这一认知对我而言是影响［深远］且令人心碎的。我知道自己没什么毛病，我知道自己生来就偏瘦，我也知道自己的生活方式健康、活跃。有趣的是，爸爸同为医生，却从未觉得我体重有问题，［这很可能是因为］他在青少年时期也很偏瘦；然而本该站在我这边支持我的妈妈，却紧跟医学潮流，说我多少有点不太健康。这全都是计算出我 BMI 值的那次体检惹的祸。我用了数年时光来克服因"过于干瘦"的标签所导致的荒谬不经的不安全感。

对于我那段时光的回顾并不是为了批判妈妈或是批判医学界。我想批判的是现代医学中将 BMI 评判标准置于如此重要的地位。如果不那么看重 BMI 值，就可能会有更公允、更精确的办法来判断一个人是否健康［以及是否有进食障碍］。我知道妈妈是在为我着想，她只是希望我健康、快乐。然而，她接受的医学训练却没能让她发现这种诊断结果对病人的影响。妈妈并不是要故意伤害我，因此我原谅她，并依旧全心爱她。事实上，如果没有这样的经历，我的人生会截然不同。

塞思的转变

塞思的故事给我们提供了一个关于自我身份如何发生了巨大转变的个案。这个转变是因为医学体检断言他们过瘦、可能患有厌食症而产生的。塞思从一个健康、快乐、活泼、从未在意过自己体重的男孩，变成了一名忧心忡忡、惴惴不安的青年，他觉得自己体重过低一定是因为哪儿出了问题，需要医学监管和纠正。塞思的文章反映出，好意的医生如果严苛遵循 BMI 评判标准，将纤瘦看作一种疾病，是会造成很大的伤害的。年轻的塞思遭受了医源性损伤——他不光变成了一件残次品，而且还承受着长期的、没有明说的不安全感，以及被自己母亲背叛的感觉。与大多数内化了诊断结果、被耻辱感煎熬的年轻人不同的是，塞思最终认为，这个医学标签毫无道理。这一认知激发了他对医学的愤怒情绪，令他抗拒这一诊疗，变成了一个 BMI 的强烈的抨击者，指出 BMI 有可能在原本没病的情况下制造出疾病来。

成为主观过瘦者

这些文章向我们展示了干瘦者的整个世界——自我身份、身体情况和生活经历——而这些几乎不为美国人所知道。

"干瘦谈" 及增重实践

前文出现的每个人，无论性别或族裔，都有类似的经历，他们都身处这过分关注肥胖的世界，然而自己却身材瘦削。他们都遭受了无休止的令人厌烦的"干瘦谈"的袭击。那些自命有责任感的身体公民，试图劝诱——或奚落那些瘦得过分的人，想让他们变正常。在社会生活中，这些身体公民觉得自己必须指摘别人的瘦削，好像这对他们而言是最重要的事情一样。有些评价是说教式的（包括恭维、提出饮食建议、鼓励多吃），但许多是偏于侮辱式的。同时，更广泛的文化——传媒影像、服装选择等也不停地在提醒那些身材纤瘦的人，他们不被主流社会所接纳。

在这些评论和文化形象背后，是对极瘦人群一系列似乎流传极广的假说。这些假说和我们发现的对肥胖者的臆测和身体迷思如出一辙。干瘦的人被认为不正常、不健康、隐瞒了厌食症。干瘦被认为是被自己刻意选择的，是因少吃、持续节食这种自主抉择导致的，并不是一种人力难以改变的生理情况。他们不仅可以增重，而且很容易就可以做到。如果他们没增重，那很显然是因为他们自身不是优秀的美国人，无论是因为疏忽、虚荣还是病态，他们都没有好好照顾自己的身体。瘦削被认为是一种彻头彻尾的道德问题。正如肥胖者被认为有性格等方面的瑕疵，本书中的纤瘦受访者中，也有几位被臆测有更深层的性格缺陷。尤其是玲，她被认为在生理和心理上都是羸弱、无能、幼稚、无法照顾好自己的。虽然肥胖者也被说成是缺乏责任感、不正常、没有自控力的，但至少他们仍被认为是人类社会的一部分；人们可以理解他们那些被假定存在的弱点。相形之下，干瘦的人则被划归为"不太像人类"的类别。从爱丽儿遭受的"目光与耳语"，到塞布丽娜经受的"不断惊讶"，再到休伊的被所有人排斥，所有这些都仅仅因为他们的瘦削——这些年轻人因而感觉自己是"弃儿"（休伊）、是"外星人"（塞布丽娜）、是"怪胎"（塞布丽娜）。无论用什么词汇，他们想共同表达的是，在自己的社交圈内，没人理解瘦人为什么要"选择"保持如此不讨人喜欢的单薄身材；他们的经历离经叛道，没有人能够同情他们、理解他们。

正如同"肥胖谈"以及一系列与其相关的实践是旨在消灭肥胖病，"干瘦谈"以及一系列相关实践旨在确定、处理、解决相反的"问题"。医生将这些年轻的受访者诊断为过瘦、厌食，还从此开始监视并管理他们的饮食，以期治好他们的"疾病"。文章中有好几位妈妈，为了增加孩子的体重，都选择给孩子制定特殊饮食方案，甚至使用药物。同学们在餐厅对他们进行"厌食症观察"，密切注视他们，确保他们确实吃午餐（爱丽儿）。还有一位受访者（玲）在工作场合遭到赤裸裸的歧视，潜在的雇主觉得她太"瘦"了，没办法做好工作。最坏的是，在他们看来，"肥胖歼灭战"把所有注意力都放在帮体重过重者减重，却忽略了为过瘦者制订"饮食计划"、研发药物以及利用其他科技手段来帮过瘦者增重、变"正常"。难怪这些年轻人感觉自己被忽略、被社会和医学界"扔到一边"了。

干瘦者的内心世界

生活在一个不断称他们有缺陷、不接受他们的世界中，这些年轻人中的大多数都会认同主观干瘦者的身份，至少有好几年会如此，这也不足为奇。前文出现的自我身份形成模式是这样：孩子们原来基本都不怎么在乎甚至注意不到自己的过低体重；而当人们开始以此取笑他们时，他们便开始怀疑自己；接着，由于年复一年遭受干瘦引起的羞辱，面对催促增重的压力，他们开始觉得自己不正常，想尽一切办法增重，努力变"正常"。有的受访者（休伊）甚至接受了"厌食症患者"这个身份，只为迎合同龄人对他的定位，以便得到关注。就好像肥胖对许多女孩来说是主导身份一样，对这些孩子来说，干瘦也是他们的主导身份，甚至可以湮灭他们其他的重要身份。然而，这些文章也描绘出干瘦身份的两个极端，从是完全认同自己是干瘦、病态的（几位亚裔男孩和玲）一端，到能够成功摆脱出来，并能超越这个身份（白种女孩和塞思）的另一端。

"主观干瘦者"的特征和"主观肥胖者"的特征极度相似。首先，和超重者及肥胖者一样，干瘦也被认为是卑劣、毫无可取之处的。在这些受访者中，无一不痛恨干瘦，并认为干瘦令他们不正常、有缺陷、是病态。有些受访者承认他们认为自己缺乏吸引力，甚至令人恶心。其中一位还觉得自己令人大失所望。显然，这是将过瘦定义为疾病的 BMI 所导致的。即使其中两位年轻人（杰森、塞思）知道他们的爸爸年轻时也很干瘦，但由于他们被体重是个人责任的说辞所困，以至于没法把自己和父辈联系起来，没发现自己的干瘦很可能是基因决定的。而这一观点本可以帮他们好过很多。

干瘦也给他们带来了许多负面情绪，从受伤到愤怒、屈辱、羞耻、不自信和缺乏自尊。没有人表示过极瘦曾带给他们任何积极的感受。如果说从这六个案例可以总结出什么，那就是干瘦者也逃脱不了被社会排斥的厄运，即使他们相比于极胖者所承受的苦难要少一些。尽管没有受访者表示，很少有人愿和他们做朋友，但好几个都提到他们觉得被孤立、孤单，被身边的每个人误解。最后，他们都被自己过低的体重所困扰，一门心思地尝试各种身体实践来增重。就如同肥胖人格包含了以减重为目的的强迫性节食和运动，干瘦人格则包含了以增重为目的的持续性饱餐多食。运动则不被考虑在内，因为那被认为会导致可怕的体重减少。

干瘦病态化与污名化带来的更大后果

那么，干瘦者的身体和生活又会受到怎样的影响呢？很显然，来自他们身边身体公民那些忧心忡忡的"干瘦谈"并没有把这些年轻人变成优质的身体公民。他们之中不仅没有任何一位增重并保持住，而且，因压力过大，一些受访者为增重甚至不惜尝试极不健康的饮食实践。他们相信了高热量、高脂肪的食物可令人发胖——这一广为人知的警示本意是要让体重过重者远离它们——但这些年轻人中有好几个为增重而填塞这种食物。尽管完全不符合正常逻辑，塞布丽娜也曾因增重而惊喜不已，即使这是她终止日常锻炼、选择垃圾食品的结果。值得讽刺的是，这些年轻人太过执着于自己的干瘦，其中一些人反而变成了坏身体公民，即通过不健康的实践来改变自己的体重，以期变成正常人。也就是说，他们把体重置于健康之上。然而，至少有一个受访者试图通过健康的方式增重——通过正常饮食、好好吃饭、保持健美的方式（玲）。然而，尽管多年来付出了极大的努力，但是没有一个人成功地变成一个体重正常的人。因为得不到任何建议，也没有一个人看得到出路。显然，他们的体重并不是自主选择的结果，而是其生理原因决定的。

这些文章揭示，对于这些年轻人来说，干瘦不是疾病，只是另一种存在方式而已；就如同他们自己坚信的，也已由他们印证的，他们瘦削但健康。然而，在这个社会中，所有的身体形态都是由流行性肥胖症的医学术语来解读的，故此，因为他们罕见的"过于纤瘦"，而非常见的"过于肥胖"，他们不光被认为是病态的，还被认为是"怪胎"。他们的生活将遭受的更大影响更令人忧心。瘦削的年轻人不光因这种种耻辱、身体欺凌承受着精神折磨，他们生活中的机会也越来越少。玲的生活前景看起来黯然无光。因为瘦小，她既要面对家人的压力要她选择较为容易点的人生道路，也会面对用人单位对她明显的就业歧视，她必须付出艰苦努力，才能实现自己真正的理想抱负。

其他人的心理和生理健康也都饱受摧残。塞思被权威人士贴上了"不健康""厌食"的标签，直到数年之后，他还在与这段经历给他留下的不安全感抗争。杰森因遭受不断的欺凌，不得不放弃自己最爱的运动——手球，而那是唯一能带给他认同感、帮助他锻炼体能和身体灵活性的运动。那些选择高卡路里、高脂肪垃圾食品的人，伤害了他们本已拥有的健康，而不过是为增重做着徒劳无功的努力。医学界也会受到负面影响。塞思的故事显示当被误诊为不健康、患厌食症的病人发现自己被误诊时，他们会因医生采取这种有局限的测试手段并给出不正确的甚至有破坏性的诊断结果而对医学领域产生敌意，而这就导致医生失去可信度和权威性了。

　　既然超重的年轻人和过瘦的年轻人都因自己的体形而饱受煎熬，那么那些在医学上被定义为正常体重的年轻人肯定对自己的体形感觉良好。事实真是这样的吗？

第六章

"正常"

　　我认识的人似乎经常用"肥"——或者"肥胖"这样的词来形容他们自己。但我朋友大多数都穿 4 号或 6 号的衣服。难道这就是肥胖吗？我相信这是女性的体型均值——体型均值就是正常。但正常似乎并不等同于可以接受，女性希望脱颖而出，得到赞美，与众不同。保持纤细和苗条可以［令她们］离完美更近一步。

——梅琳达《觉得瘦》［SC 59］

"肥胖歼灭战"的重点是让体重"不正常"的人尽力把体重减至"正常"。那么那些体重已经"正常"，即 BMI 在 18.5 ~ 25 的人又怎样呢？（对于一个 5 英尺 6 英寸的人来说，115 ~ 154 磅的体重是"正常"的。）他们对自己的体重、体型和自我是否就满意呢？他们是否因为拥有医学上正常的体重而得到了社会赞誉呢？他们是不是把自己看作"正常"呢？对这些问题，我们并不知道答案。鉴于他们拥有"理想"的体型，媒体应该夸赞他们。事实上，他们却被忽略了。不仅没有任何真人秀是以"我的体重是如何变正常的"为主题，"正常人"甚至完全没有公共存在感——他们从不在公共场所谈论他们自己或他们的生活。这造就了一个古怪的结果：我们似乎对"肥胖"了如指掌，但对"正常"却几乎一无所知。

本章，我们终于开始探讨"正常"，同以往一样，我们旨在了解三件事：第一，体重正常的人是否面临社会和文化的压力？如果是，他们面临的社会和文化压力是什么样的？第二，人们是否会将自己定义为"正常"，如果确实如此，正常的特点是什么？第三，对于体重正常的年轻人来说，"正常"对他们的健康和生活有着怎样的影响？

关于肥胖问题的公共话语将"正常"变成了一个内容空白的无名类别，其潜台词是，一旦人们达到正常身材，只要他们继续做一个理性的优质身体公民，他们将会一直满意于自己的身体。来自加利福尼亚的这些文章却讲述了完全不同的故事。它们显示，拥有医学界定的正常体重的人很少有感到满意的。为什么呢？因为除去医学标准规范的正常之外，还有理想身材的文化标准，且文化标准比医学标准影响力更大。在前文讨论过的"有缺陷"的体重类别中，这两个标准大体一致：过于肥胖或超重在医学上被认为是危险的，在文化上被认为是不可接受的。过瘦也是一样。然而，在"正常"范围内，这两套标准却发生了分歧。在流行文化中，医学界定的理想身材对于女生来说太圆胖了，对于男生来说则太瘦弱了。

在南加州，电影、电视和音乐产业对于定义身材的文化标准起着巨大的作用，没有人情愿仅仅是"正常"的。在大众心目中，"正常"就意味着普通、平淡、乏味以及没个性。与之相反，就像梅林达在《前言》中所指出的，每个人都想脱颖而出。虽然女生和男生所希望的"脱颖而出"的方式不一样。女生希望极度苗条（"0 号"或"完美"），而男生希望特别强壮（"健硕"或"阳刚"）。正如我们在前面已提到的，生活中所有的美好都被认为与这类身材挂钩——而且在某种程度上确实如此。

在本章的前两部分，我们会接触一些医学上身材正常但内心却对自己极不满意的年轻人。尽管相比于前文出现的受访者，他们极少因体重而成为被攻击目标，然而这些体重正常但却自认为"太胖"或"过瘦"的年轻人在自我认知和身体实践上却与前文中那些确实超重和过瘦的人几乎没有区别。这是因为把自己看作"事实肥胖者"的女性通常认为自己与真正的胖人或时刻担心变胖的人并无二致。同样，一些体重正常的男性则认为自己"偏瘦或过瘦"。

第一部分将出现两个体重正常的女性，她们把自己看作事实肥胖者或者易肥胖者，她们因自己多长出来的那几磅肉而痛苦不堪，投入了巨大的精力想减掉它们。此外，还将出现一个体重正常的男性，他对自己"瘦小"的身材感到非常苦恼，以至于他变成了一个狂热的健身者。"肥胖歼灭战"也许并没有催生"正常"这种自我身份，但它却在部分正常体重人士之间催生了一种新的（或近来急剧增多的）自我身份：健康狂热者。那些自称"健康狂热者"的人认为，这是一个积极的自我身份，因为这表示他/她愿倾其所有去追求"最理想"的健康状态。健康狂热者热衷于科学饮食、运动及其他身体实践，是不遗余力追求极端健康主义者的超级身体公民。但如果我们仔细分析就会发现，强迫性健康主义的根源是来自对身材走样的深深忧惧，尤其是担心体重急剧上升（对于男性来说则是下降）。藏在健康狂热者的高傲面具之后的其实是主观易肥胖者（或干瘦者），最怕的就是变胖（或变瘦）。在第二部分，我们将讨论两个健康狂热者的案例。尽管这俩人都成功减重并保持在正常水平，通过他们的自我民族志，我们却都不难看到，为了让有发胖倾向的身体保持在"正常"范围内，认定自己有发胖风险的年轻人需要付出怎样异乎寻常的努力和代价。

在本章最后的部分，我们将看到罕见的两个体重正常的加州年轻人，他们抗拒理想体重这种公共卫生观念，认为各种体型都可以是美的。也许是在意料之中，他们俩都是"前主观肥胖者"，他们曾经认为自己胖，但后来他们的思想发生了变革性的转变，他们开始突破理想体重的文化局限去接纳自己的身体，对自我身份的认识不再基于体重而是有了其他积极正面的认识。通过他们的自我民族志，我们会看到这些幸运的年轻女性是怎样逃脱克里斯汀——我的一位受访者——所称的吃掉那么多女孩子的"美丽怪兽"的。

正常：不够苗条/阳刚

在南加州，美丽的身体是必需品。大多数处在"正常"BMI 值范围的中值及偏上的年轻女性都会觉得自己太胖了。也就是说，她/他们认为自己是事实肥胖者。我们的第一个研究对象，玛丽莎，是一位亚裔美国人，这个种群将苗条看作是女性美必不可少的条件。第二个研究对象，琳赛，是一个白种人，她一直很喜欢自己的正常体重，但在最近的一次增重后，她/他因为害怕失去自己健美的身材而惶惶不可终日。第三个研究对象，布兰登，认为自己难以改变的瘦矮身材令他没有阳刚之气，使他成为一个事实干瘦者。尽管他们都有医学上理想的体重，但是他们全都深信自己的身材有缺陷（或很可能即将有缺陷），他们竭尽全力让自己的身体被社会认可。

玛丽莎：在南加州，0 号身材才是新常态

玛丽莎是一个 21 岁的华裔美国人，在蒙特雷公园的一个华人聚居地长大。尽管经济上并不宽裕，但父母对她有着最高的期许。这篇文章是她的一个好朋友所写，呈现了媒体作为身体说教的武器所具备的非凡力量。通过有关明星在时尚界颜面扫地的故事，媒体告诉我们什么是理想的身材，以及我们怎么做才能实现它。

媒体讯息

[说到身体意识，很难忘记杰西卡·辛普森的"妈妈牛仔裤"事件。在 2009 年初，]娱乐小报和八卦杂志就一张辛普森身穿高腰"妈妈牛仔裤"的照片大做文章。众所周知，辛普森的身材一直都不是纸片一样纤瘦的，但当这张照片曝光，人们开始纷纷猜测她的体重是不是又涨[了]的时候，媒体把焦点放在她明显变丰满的身材上，进一步强化我们这个社会的认知：更瘦就更迷人。当成年女性和年轻女孩看到这张照片被媒体大肆传播，[还使用了诸如《杰西卡·辛普森发福的身姿令粉丝震惊》]的标题，她们会相信有曲线的丰满身材没有吸引力。为了被社会认为美丽，她们必须看起来像那些和栏杆一样瘦的名人和名模一样。

我的朋友玛丽莎对这个灾难性的时尚装束极度恐慌。她把高腰的"妈妈牛仔裤"看作一个时尚禁区。她还声称，"妈妈牛仔裤"只有那些"高个子和大长腿"的人穿才看起来"合宜"；否则，就会非常显胖。玛丽莎完全相信，有赘肉的人根本不能被称为"美丽"。

父母施压

"自幼，我妈妈就告诉我说，如果我再苗条一点就会更好看，我也觉得确实如此。"在一个亚裔美国人家庭中长大，玛丽莎总是感到她家的标准与一般美国家庭的不一样。"你永远不能平庸。"她解释说："如果你平庸，就意味着你不够努力。"玛丽莎的父母在他们快30岁时才移民到美国，他们一直努力工作，试图提升他们家庭的社会阶层。他们对孩子的管教也非常严厉。她的父母为了提高她的成绩，一直让她参加课后的辅导班、钢琴课、小提琴课和艺术课。相应地，她也一直都很听话，试图通过得到最好的成绩、担任网球队队长、参加学生社团来取悦她的父母。但在体重上，她令父母失望。

当玛丽莎还是一个小孩子的时候，她的亲戚就常常对她的体重品头论足。他们将她和她的堂姐妹比较，说她的手臂有点粗，还捏她的赘肉。玛丽莎清楚地记得她的一个姑妈告诉她母亲："真可惜是个胖子，她本可以很好看的。"对她身材和体重的这些［不断］攻击损害了她的自尊。每当她妈妈带她去购物，玛丽莎总会坚持选择超大码的毛衣和外套。即使天气很热，她也不肯脱下毛衣或者夹克，她因自己"超重的身体"感到不自在。

以体重为中心

作为一个独立生活的年轻人，玛丽莎已经学会了远离垃圾食品，不仅仅是因为它们不健康，更重要的是她不想再长胖了。上大学后，玛丽莎也经历了"大学新生肥"。当她在125磅的基础上又长了13磅的时候，玛丽莎决定尝试室友推荐的"特殊K饮食法"。家乐氏公司的官网称，只要持续2周一日三餐只吃一碗特殊K麦片，就能减去6磅。到了第8天，玛丽莎崩溃了，她受不了再吃麦片了，出去买了一个汉堡包。

一个夏天，玛丽莎发现了一个街头时尚博客，受其影响，她把自己宽大纯色的 T 恤和牛仔裤丢到了一边，开始有意识地穿更时髦的着装了。这些时尚博客［却令她更在意］自己的体重。她在这些诸如 LOOKBOOKB. nu 一样的时尚社区的主要发现之一就是，一些［时尚］潮流只有特别瘦的女孩才能驾驭。她相信自己［驾驭不了它们］，因为她"太胖"或"这些衣服不合适我"。

"根据 BMI 表格，再长 5 磅，我就超重了。"玛丽莎说。玛丽莎 5 英尺 3 英寸高，135 磅［重］，她对自己［23.9 的 BMI 值］非常不满。她试图一周锻炼 3 次，尽可能避免吃外面的食物，过一种健康的方式生活。但令她失望的是，过去一年，她的体重一点都没下降。的确，她比那些栏杆一样瘦的模特有更明显曲线，她的肚腩也被腰带勒出了游泳圈，但她绝没到超重的程度。诚然，确实有些人的体重过重，属于病态的肥胖，但那些尽管穿不下 0 码，却也并不算肥胖的人呢？那些没有苗条身材的人依旧受到负面影响。玛丽莎的故事是个很好的例子，她的生活是以体重为中心的。体重是她生活的一个负担，令她裹足不前。

玛丽莎：双重失败

在这篇文章中，一个满怀关心的朋友描述了媒体和无处不在的减肥广告是怎么加剧人们的自我意识和身材焦虑的：曲线被定义为不易接受，减肥产品的功效被大肆鼓吹，宣扬的时尚只适合极瘦身材。当媒体都热衷于追逐明星身材走样的新闻，并给出一连串的尖刻评论，结果就加重了"瘦即是潮"的主流观念，还催生了一个新的事实肥胖者群体，他们对自己不完美的身体感到不满。

作为一个华裔美国人，玛丽莎遭受了双重压力：既来自文化大背景也来自家庭。在华裔美国文化中，平庸永远就是不够好。玛丽莎还是个小女孩时就受到的不断指责依旧在她的脑海中挥之不去，造就了她受损的自我身份，认定自己"太胖"，令所有人都失望。尽管按照 BMI 值判断，她属于偏重的正常体重，但作为一个南加州人，一个华裔美国人，她却如同事实肥胖者一样生活，因为她生活在一个所有不能穿得进 0 码的女人都被定义为"超重"的环境里。在大学，玛丽莎成为了一个高尚的身体公民，因为她的生活以体重控制为主。但她没能如愿瘦成"竹竿"，这令她觉得自己是一个失败者。在我们这个痴迷于体重的社会，关于合格身材的文化标准比医学标准严苛得多，几乎每个有点"不完美"的人——但又有几个人能是完美的呢？——都很可能变成一个主观事实肥胖者。

琳赛：担心不再"正常"

这篇文章的主角是琳赛，20 岁，白种人，来自湾区阿拉米达县，生于一个中产阶级家庭。她早年曾是一个综合运动员，上大学后，却不再有时间锻炼，面临着长胖的危险。与玛丽莎不同，她并不痴迷于达到比"正常"更瘦的程度。她也有关于身体的恐惧——对于发胖的担忧——因此她对体重同样关注。

体重是一件令我夙夜难安的事情。从我记事开始，我就擅长多项体育运动。上小学和初中时，我打垒球、篮球。到了初中的高年级以及高中时，我专注排球，不光在学校打，还在俱乐部打。那时，我几乎每天都要参加训练或者比赛。当我坚持运动的时候，我尽管从未放松对体重的关注，却从无须担忧。我从不挑食，想吃什么就吃什么，因为我知道这些热量没多久就会被消耗掉。

到了大学，事情就不一样了。我生平第一次不再有每日运动计划和每周运动计划。同时，去健身房对我来说是一件极其煎熬的事。我现在变得如此没动力和懒惰，以至于准备去健身都变成了烦人的事。我还常常陷入什么都能吃的思维惯性。我的 BMI 值属于"正常"。但问题是，现在我的体重会受饮食方式影响了。我试图警惕甜食和垃圾食品。我还试图保持健康饮食。但是，我一旦吃得不健康，就很快尝到后果，这和以前很不一样。我如果不去在乎［吃了什么］就会很快发现自己长胖了。

现在，在媒体的影响下，女性都被期望拥有完美的身材和极端的骨感。我们被严苛地监视，以达成这个几乎不可能实现的目标。人们基于你的体重评判你。如果你没达到社会标准，你几乎一定会被瞧不起。现在，我［人生中第一次］长胖了，体重似乎就成为了一个大问题。［尽管］我现在体重"正常"，但我总担心会跨过这个红线。如今，体重几乎令我恐惧。我总是担心不再拥有健康的体重。我不希望因为体重这种肤浅的事就变成人们蔑视、嘲弄的对象。我现在的目标就是摆脱这种恐惧。我希望能继续健康饮食、坚持运动，但我不希望它占据我的整个生活。我不希望别人凭外表评判自己。

琳赛：双重愧疚

琳赛是一名典型的过度焦虑的主观易肥胖者，她的目标是不再长胖，以免失去她一直拥有的健康身材。她面临的问题同样困扰着美国许多成年人：工作或学习让他们如此忙碌，以至于他们几乎没时间锻炼。考虑到处在一个致胖的环境中，我们的身体天生有长胖的倾向，除非不停努力运动，我们几乎定会长胖。尽管琳赛对饮食小心翼翼，但因她不想运动，所以对长胖的恐惧萦绕在她的脑海中。

琳赛的故事反映出这样一种怪异的现象：正常体重的人非但不能因达到一个被文化认可的状态而雀跃，相反，他们时刻害怕堕落为不正常状态（即肥胖），还承受着这种状态带来的耻辱和奚落。她对社会加诸年轻人——尤其是年轻女性——的矛盾看得很清楚：一方面，她们被人以外表和体重为标准进行评判，也相应地自我评判；另一方面，她们认为这种标准太肤浅，不甘心被这么评判。她现在的愿望是摆脱对发胖的恐惧。然而，到目前为止，她还没有找到出路。因此，她承受着双重愧疚：第一重是因为长胖，第二重是因为她对自己被以体重为标准评判无能为力。

布兰登: 健身成瘾

布兰登21岁, 是一名菲律宾裔美国人。他来自圣地亚哥, 出身于中产阶级家庭。尽管按照医学标准, 他的体重正常, 但按照美国社会划定的男性魅力标准, 他的身材就太差劲了。就好像女性容易把自己看作事实肥胖者, 布兰登把自己看作了事实干瘦者——这是一个如此不堪忍受的身份, 以至于他开始努力进行身体改造, 这也立刻成为了他生活的主旋律。

干瘦且低人一等

你好, 我的名字是布兰登。我是一名菲律宾裔男性, 总被认为是瘦弱的。在我的记忆中, 我第一次开始在意自己的身高和体重是在四年级左右。在男孩子们中, 那些长得比较高大的 [被认为] 是更厉害、更强壮的。我还记得我当时想, "如果我变得那么高, 会怎样?" 我还意识到自己很干瘦。到了初中时, 我开始自觉比那些有女朋友的、受欢迎的男孩子们低一等。[我不是很确定] 他们为什么有这个能耐——帅气、身高、体重, 还是什么神奇 [的原因]。我低人一等的身形是我质疑自己的主要原因之一。我非常注意要避免同比我高大的男孩子陷入冲突和打架。

我最后一次长个子是长到了5英尺7.5英寸, 那是在高二快结束的时候。我对我的身高满意了一阵子, 但我的好朋友在继续长高, 最终都比我高。在高中, 我们的身份在很大程度上取决于我们身体的状态。对于我大多数的朋友来说——包括我——我们都试图在体育课上尽可能地偷懒, 而且还想吃什么就吃什么。在高中阶段, 我的体重一直保持在130磅, 所以我的BMI值在20左右, 在正常范围内, 但我还是一直觉得自己太瘦了。

我和我想成为的那种男生的第一个区别就是他们有腹肌。另一个区别是我的手臂比他们的细。我周围的人都说我太瘦了, 这使得我更自卑。高二的第二个学期，我选择了体重训练课代替体育课。在这一年，我因自己是同修这门课的同学中的"二头肌达人"而骄傲不已，但比我年纪大的男生仍旧要强壮得多、高大得多。在上这门课程期间，我的体重涨到了140磅。在上高三和上高四的时候，我对自己的体重思虑得比较少，因为我忙着参加其他社会活动。

成为健美运动员

在大三的春季学期，我开始坚持健身。在我的第一个12周计划期间，我变壮了很多。最开始，我只有130磅左右，现在已经有165磅，这就令我的BMI值处在超重的位置上了。我在网络论坛里寻求建议。我访问了Bodybuilding.com，在这个网站总能找到一些建议和简单的健身规划，我学到了一些窍门：多吃、经常吃、坚持健身、保证睡眠。饮食对我来说一直是个难题。当我几节课连在一起的时候，很难"经常吃"。选购"优质"食物也很难；它必须便宜，可是便宜的食材都得自己烹饪。锻炼相对简单，但这需要花时间——起码一次一个半小时。我尽量坚持，时刻反省自己是不是完成了健身目标。那些常出现［在健身房］的人看起来相当业余。我受到了鼓舞，便努力锻炼，因为我觉得我有可能真会成功。

为了增大块头和增强力量，我买了好多好多营养品。大概从去年开始，我已经在购买营养品上花费了超过400美元。我每个月都买一种价格为30美元的乳清蛋白。其实我不太确定这些营养品是不是真的有用，但我还是继续在这方面花钱。我也许不过是营养品广告的又一个受害者吧。

我一直觉得自己太瘦，现在既然有时间，我便格外努力，以期不被打回原形。我的体重已经达到165磅，却还是不满足。坚持锻炼、坚持增肌对我来说是已经上瘾了。我可能已经没办法准确、客观地判断自己的身材如何了。准备这些饮食需要很多时间，锻炼也占据了很多时间。我喜欢锻炼，因为那比窝在家里［打游戏］有意义得多。在我看来，我还是一个健身新手，［还有很长的路要走］。

布兰登：干瘦的我

在这篇文章中，布兰登描述了他的事实干瘦者的身份是如何出现的：还在上小学时，他就觉得自己太矮小、太瘦弱。上初中后，他开始觉得自己低人一等，因为自己的手臂像麻秆一样细，个子矮小，体格相比其他男同学弱小。布兰登认为自己的经历是围绕着干瘦展开的，他认为自己的主要身份就是非常瘦小、生活不如意，如追不到女孩、不怎么受欢迎等，这一切都被他归咎于自己竹竿一样的身形。及至大学时期，这似乎成为了他生活的主题，然而根据医学标准，他的体重却是正常的！

对每个人都能拥有理想的身材就意味着完美的人生这一身体迷思，布兰登深信不疑，他因而尝试了许多健康主义实践来努力增重。他对健身产生了热情，一旦他尝到了甜头，健身就演变成一种耗时且昂贵的瘾。尽管他的体重显著增长，甚至达到了医学上的"超重"的水平，但他还是继续执迷于此，因为他没办法摆脱自幼以来的自我认知，即自己是瘦小、没有竞争力的。布兰登把自己看作一名愿意在饮食和锻炼上花时间、用精力的高尚的身体公民，因为健身比其他活动，诸如打游戏这种"浪费时间"的活动远远更"有意义"。布兰登多多少少也意识到自己掉入文化陷阱了——他在文章中提到了自己对身材的扭曲认知，还提到自己可能被营养品广告商蒙骗了。但他还是痴迷于让自己符合社会标准，变成一个"真男人"，在此过程中，他并没有意识到自己付出了多少代价。最大的代价也许就是失去了其他的自我身份和追求，而这些从长远来看是可能会带给他更多满足感的。

健康狂热者

许多美国人都关注饮食和运动，但一些人把这种关注上升到了一个全新的高度。他们一般都被网上有关营养和运动的科普知识所引导，对饮食和运动采取微观管理，以期令自己的健康状态和身材外形达到最佳状态。尽管动机很复杂，但对苗条身材的渴望是核心，这意味着，有此渴望的人基本都是主观易肥胖者，他们的身材管理在很大程度上是为了避免发胖。接下来，我们来认识两位自认为的健康狂热者——杰德和莎拉。他们为了维持苗条健美的身材，只好成为极端身体公民，穷尽一生追求这个目标，并围绕这一目标建立自己的核心自我意识。从他们身上，我们将看到年轻人是怎样被科学的承诺所迷惑而去重塑他们的身体和生活的，以至于他们为此重新安排自己的整个生活。我们还将看到，他们不惜代价追求"健康"的潜在危险。

杰德：以身为健康狂热者为荣

杰德是一位华裔美国人，20 岁，来自圣地亚哥，出身于一个中产阶级家庭。年幼时，她是一个胖乎乎的、爱吃垃圾食品的"假小子"。高中的一堂健康课后，杰德的生活被彻底改变了，那堂课上讲的正是关于健康和体重的科学知识，而那些知识此后便成了她生活的指南。

我从未有过饮食障碍，也从未有过病态的肥胖，但我一直极其关注自己的体重。如果你让我的任何一个朋友描述我现在的饮食状态，他们马上就会说我是"健康狂热者"。是的，我承认这是事实。这既好也坏，但总体来讲，我很开心自己在挑拣食物方面十分谨慎，因为我知道，从长期来看，我的身体将会朝着更健康的方向发展。在这样一个无时无地不被快餐和甜品包围的时代，坚持健康的饮食并不容易。我如今能够很好地平衡饮食和运动，这背后的困难是难以置信的，因为我一生的大部分时间都在与体重做斗争。

圆脸假小子

在四年级，我的圆脸蛋和突出的肚腩看起来不那么健康。我特别像个 "假小子"，我从来不穿紧身的衣服，也从不在乎我好不好看。我从来不看营养成分表，我的父母也从不告诉我某种［食物是否］健康。我从不认为汉堡、披萨、软饮或奇多膨化零食有什么不好。在六年级左右，我长高了几英尺，体重则分布得更均匀了。我的胖脸颊和圆滚的肚腩开始变小了，当我像猴子般地活跃于运动场时，我的身材也更好了。［无论］体重还是饮食，我都从不放在心上。

到了初中，事情就不太一样了。我进入了青春期，女孩子们开始化妆、找男朋友，"广受欢迎的群体" 出现，我也开始变得更有女人味，有意识地注意仪容。此外，我上高中的哥哥还修读了一门健康课。他开始告诫我软饮和精制肉相当不健康，他自己也开始注意保健，远离这些食物。我开始［和朋友一起］看 MTV、VH1、TV 频道的情景喜剧。［有生以来第一次，］我［开始留意］女性和她们是如何被刻画的。

脱胎换骨

［高］一那年，我修读了哥哥曾修过的那门健康课。那年年终，我像变了一个人一样。我开始打网球，到了高二甚至进入了网球队。在教练的指导下，我花费很多时间进行大量运动，经历了迄今为止最挑战自己生理极限的［健身计划］。那年我的身材改变巨大。我的双腿不再像直筒筒的细杆子，而是肌肉分明、强健有力。我不再吃垃圾食品，不再喝软饮，大多数时候我都在家吃健康食品。进食之前，我基本都会先看营养成分表，而且不仅查看热量值，而且还查看营养成分。尽管我的饮食改变了很多，但是我对自己的体重还是不满意。在我上高三那年，也就是高中阶段压力最大的时候，我的体重上升到接近 140 磅。而我只有 5 英尺 4 英寸高。那

一年我一直都穿着一件巨大的运动衫，因为我忍受不了自己的粗壮大腿和下腹肚腩。高中毕业时，尽管我已经改变了自己的生活方式，却仍对自己的体重和体型很不满意。

如今，作为一个［20 岁的人］，我的体重一直都在波动，主要的原因是压力大、作业多和没时间。然而，我却把［自己的体重］控制得前所未有的好。不得不说，我很骄傲自己成了一个健康狂热者。这是我靠自己的努力得来的，我也从中获得了很多根本无法想象的益处。我的饮食方式令我学习成绩优秀、精神饱满。此外，因坚持锻炼，我自幼就一直很严重的哮喘病也得到了缓解。

充满挑战的世界

我写这篇文章的目的是想表达，在这个世界中，成长是［多么］困难。我知道吃得健康会令我身体更好，但在我的潜意识里，我的主要动机还是为了变瘦。一直以来，我给自己施加了巨大的压力，希望自己保持一个好身材，我也希望能用正确的方式实现这一目标——这就意味着吃得健康和坚持运动。有时候，我问自己："我为什么要这样？我做这些又是为了谁？"据我所知，我的室友中没有任何一个人会吃这些高纤维麦片、糙米或者大豆蛋白。我不得不说这是我的个人问题。很多年来，我一直患有一种明显的、目前仍无法治愈的遗传性皮肤病。我想变得健康和健美，拥有一个好身材，这样我就能证明自己尽管皮肤不好，但还是美丽的。此外，因为我少年时期就比较圆滚，所以我一直担心自己被别人认为是懒惰和没有自控能力的人。我想让别人觉得我能掌控自己的生活。

基于这一点，我相信我会坚持做一个健康狂热者，不断称体重和关注营养成分表。重读这篇文章，我为自己如此在意外表而感到羞愧。我在其他方面的特质远比外貌出色。然而，从自己的身材中得到快乐和满足是一个艰辛的旅程。我不得不承认，如今我也没有完全对自己的身材满意，但我正在学着越来越喜欢它。

杰德：美式成功故事

在这篇引人入胜的文章中，杰德讲述了她是如何成为一位循规蹈矩的身体公民，并将英勇的身体公民主义变为自己的核心身份的。描述自己的故事时，杰德大量借用占主流地位的肥胖流行谈，即管控和优化自身健康是每个美国人的个人责任和公民义务。她的文章是围绕美式成功故事来架构的：个人勇气、自我控制、个人奋斗，虽有曲折但终将获胜。在她的案例中，她经历了长久的斗争以期变得苗条并融入一个充满挑战的环境——无知的父母，生来较胖的身材，外表丑陋的遗传病，以及满是快餐和甜食的世界。经过了多年的勇敢奋斗，她克服了困难，在某种程度上成功地管控了自己的身体，让她能骄傲地宣称自己是个健康狂热者。

杰德代表了"肥胖歼灭战"一直试图营造的典型：把追求健康和追求正常体重当作重中之重，且依照最先进的科学知识追求自己的目标的主观身体公民。在本书出现的所有的年轻人中，杰德是最听话的一个，极殷切地将身体公民身份看作是自己的核心身份和自己生活的主旋律。在杰德的文章中，处处可见她对主流文化范式的毫无保留的接受。比如，她认为应当对自己的体重负责，把自己的身体看作一台机器（可以"健康地运转"），她将控制体重看作基本美德。她还批评她的父母不懂营养学，这呼应了所有美国人都应该以科学的方式管理体重的假定。

杰德说，做一个健康狂热者"既好也坏"，但她的文章中只描述了好的方面。然而，我们还是可以找到有关坏的方面的线索。她的极度痴迷吞噬了她的生活，阻碍了可能给她带来的更多的真正快乐，令她能更坦然地迎接成年生活。然而，像这样模范的身体公民主义也不一定就能给她带来苗条或健康。杰德会不会在某天清醒过来，意识到她把青春浪费在了追求不可能达到的目标上呢？

莎拉：听从专家的教诲

莎拉今年 19 岁，华裔美国人，来自坦普尔城，出身于中产阶级家庭。坦普尔城位于洛杉矶圣盖博山谷——是华人聚集地。莎拉是一个自我意识强、聪明却叛逆的年轻女性，莎拉在幼年时就接触到了汇集各路营养专家、运动达人和体重管理大师的诱人的网络世界。她不顾父母的告诫，盲从专家的建议，带来了相当复杂的后果。

不过一箭之遥

我父母的［互联网］主页是"雅虎"，［当我还在读小学时，］一篇有关健康的文章偶然地吸引了我的眼球，它勾起了我的好奇心。我于是想了解更多何为健康、何为不健康的知识。怎样的食物、外表、身材和生活方式才算"健康"？我上网查询雅虎的健康网页，［在那里我］了解到了有关BMI值、健康食品、运动指南等的信息。那时，我还完全不知道什么是BMI值，也不知道它有什么用。［接下来的］几年，我读的文章越来越多，从个人经历、医生建议和营养成分表中［汲取了］各路知识。我对健康、健美和完美身材的观点和看法其实都是被自己阅读过的文章塑造的。我感到自己所知甚多，还决定减去一些体重，因为根据那些文章的介绍，我需要这么做。

到了11岁，我的身体开始发生巨大的变化，我长胖了不少，我的脸［眼睁睁地］变得更圆，我的胃口也越来越大。我的父母用中文告诉我，我越来越胖了，但他们用的是积极的口气，因为在他们看来，那意味着我变健康了。但到了某个临界点之后，这种评论［就变成］负面的了。我变得太胖了。因为我在那时已经认真阅读了许多有关健康的文章，我知道为了减肥［应当采取怎样的］步骤。我还清晰地记得，我曾以表格记载每月、每周的运动、饮食和体重情况：93 磅、95 磅、96 磅、98 磅，最终是可怕的 99 磅。每当体重上升，我就很难过，并不知道这完全是长身体的正常情况。我不能在 12 岁的时候突破 100 磅红线——我必须节食和运动。

在整个初中和高中期间，我［依旧］在积极运动、注意饮食。我从 13 岁起就会计算卡路里，但并不特别严格。我知道什么是厌食症、什么是暴食症，我也知道我［不可能得］这些病，因为我太爱食物了，不可能不吃东西或者吃了食物又把食物再吐出来。相反，我利用自己对食物的兴趣来制作更健康的食物。［与此同时，］在那六年期间，我很缺乏自信，总是穿着很宽松的衣服掩饰自己的肥胖。随着年龄的增长，我的脂肪开始聚集于彰显女性特征的地方。我的朋友告诉我，我不胖，但我知道自己挺胖的。我决心要减肥，即使当我更了解 BMI 值后，发现自己处在"正常"范围内。

盲目信仰科普知识

在我高中生涯的后期，我有了更多的空闲时间。我办了一张［健身房的］会员卡，开始积极健身。我觉得自己消耗了更多的热量，变得更健美了。当人们开始留意到我的新形象，家人也开始赞美我时，我的自尊心又猛增了。然而，我的体重并没有下降；相反，因为肌肉的增多，它反而上升了。即使我［明白其中的道理］，我还是继续为了减重而努力。我怀疑这是因为我从小到大都抱着必须减重的信念。我所看的文章、医生和电视节目全都告诉我应当减重。［那时］我［从］没觉得自己痴迷于健康和健美有什么不好。我很喜欢学习与此相关的科学知识，比如食品在加工过程中需要添加怎样的化学物质。我将阅读这些文章看作是学习和拓展知识，而不认为必须遵守文中的"准则"。

现在我意识到，生物遗传因素确实对我身上的脂肪量有影响。［尽管］我已经为了拥有健康的生活方式而调整了自己的饮食和运动习惯，但当我看到自己腹部囤积的脂肪时，我仍会计算卡路里并感到不安。在我看来，我还需要减掉 5 磅体重，因为我希望自己能跑得更快，也希望未来罹患某些疾病的风险降低。但是，[现在] 我慢慢明白，体重并不是决定健康和美丽的最重要的因素。随着我逐渐长大，我开始叛逆起来，对 [家人的] 大多数评论也不再理会。然而，因为我仍旧相信医生以及其他受过高等教育的权威人士，所以又陷入了他们的圈套。在尝试了各种节食方案和长时间的运动之后，我很开心自己能够走出条条框框，不再认为医生和营养学家所说的都是对的。[所以现在] 我也会吃那种红丝绒纸杯蛋糕，但吃完还是要去跑步的，这是肯定的！

莎拉：科普的诱惑与危险

在莎拉的文章中，我们可以看到描写饮食、运动和体重的科学故事拥有怎样不可思议的诱惑力，这是我们的文化主流，也无疑是"肥胖歼灭战"的核心。作为一个不足十岁的小姑娘，好奇心重的莎拉被科学童话所诱惑，认为"完美"和"健康"的身材是存在的，每个人都可以通过听从专家的建议来达到理想的身材（这也是"肥胖歼灭战"的一个核心身体迷思）。她相信受过良好教育的专家，像杰德一样，把自己变成一个健康狂人，痴迷于记录自己的饮食、运动和体重，不遗余力地去优化自己的身体。

从莎拉的文章可以看到，做优质的身体公民能得到微妙的满足感（有趣的信息）；身体公民坚信自己的生活更为美好、更有建树，知道自己的行动有助于预防未来疾病而感到的宽慰，同时，也揭示了让易受影响的孩子接触这种科学故事的危险性。这样的危险比比皆是。莎拉从十一二岁开始，为了减重而进行剧烈运动，却并没意识到体重增加是成长发育的正常表现。在初中和高中时，尽管她的 BMI 值正常，但她仍然疯狂节食，以期拥有理想中的完美身材。高中毕业后，她为了减掉多余的 5 磅，比以前付出了更多努力，即使这多余的体重是因过度运动导致的肌肉增加的结果。莎拉对专家建议的解读让她觉得自己正在走向成功，而实际上她的计划注定会失败，因为理想的身材即使存在，也是无法实现的，也因为我们控制身体的能力是有限的。萨拉花去了她大半的年轻生活来汲取这些痛苦的人生教训。

正常就足够了

在这些文章的年轻作者中，有一些人摆脱了文化中的——以及他们自己的体重崇拜，学会了接受自己的身体和种种"缺陷"。在一些个案中，年轻人终于会达到这样一个境地：追求理想的身材让他们积累了过于沉重的压力，他们终于意识到自己囿于这种追求太久了。梅甘的故事就是这一类案例的代表。在另一些案例中，亲密伴侣的侮辱性评论引发了难得的顿悟，让当事人能够看穿纤瘦崇拜的肤浅，并放弃了对完美的追求。克里斯汀的故事是这类案例的典型代表。在这两个案例中，主人公都经历了从主观肥胖者到前主观肥胖者的转变，所谓前主观肥胖者，是指走出了身体憎恶和肥胖人格，最终能够清晰地认识到我们的文化对肥胖过度关注的种种弊端，对自己身体的接纳令这些年轻女性不再将她们的自我身份建立在身体的基础上，而是建立在更有价值的地方。

梅甘：一位女性的历程

梅甘 21 岁，白种人，成长于南加州纤瘦崇拜的两大"圣地"：圣地亚哥，以及奥兰治县富饶的纽波特比奇沿海区。作为一个自我意识极强的年轻女性，梅甘在文章中述说了自己是如何在父母和其他的压力下变成一个完美的身体公民的，此后，又是如何摒弃了对完美身体的崇拜，选择了她认为更真实的其他自我身份。

我 21 岁，是一名白种女性，我先后在圣地亚哥［被妈妈抚养］和纽波特比奇［被爸爸抚养］长大。我一直都很瘦，过去几年，体重对我而言并不怎么重要。但回首往事，［我发现］体重对"我是谁""我想成为怎样的人"以及"作为女性，我如何定位自己"是有影响的。

父母令我变成身体公民

跟体重有关的第一战发生在"阿特金斯节食法"开始流行的时候。我妈妈对自己的体重一直很注意，当她听说有这么一种"节食法"可以令人在短短一周内见效，她为之疯狂了。"阿特金斯节食法"强调，必须完全避免摄入碳水化合物。那时我在上初中，大概七八年级的样子。刚开始，我觉得她为节食受了这么多苦很愚蠢，但当她告诉我，她的体重真的减轻了，我想起我的朋友们总是谈论他们自己的体重，还开始质疑自己是不是够瘦。我妈妈鼓励我也这么节食，即使我已经很瘦了。我决定加入她。一天，我去爸爸家，继母看到了我那天的食物清单，每种食物的旁边还［写］有碳水化合物和脂肪的含量。那个清单［如此的］短，她［表达了］对我吃那么少的担忧。我告诉她，这种减肥法广为流行，所以肯定很安全。但［那次节食］没有持续很久。

我还记得，我第一次得知自己的身体质量指数（BMI 值）的情景。我那时还在读初中，我身高 5 英尺 9 英寸，体重 125 磅。我计算了自己的 BMI，发现它勉强达到"健康体重"的临界值。大多数人应该为此感到开心，或者可能有一点忧心，想去增点重。但我的反应呢？我很难过，恼火，沮丧。健康体重？我竟跟那些我认为"臃肿"的人同属一样的类别。我不想要健康体重，我想要体重过低，但令我伤心的是，数据显示，我并不具有广告和电视上的模特和明星们那般的体重。我需要变得瘦一些，但我不情愿为此挨饿。那时，我家在圣地亚哥一个"治安不好"的社区，所以外出［运动］也不在选择之列。

转眼间我就上了高中。我决定搬去家在纽波特比奇的爸爸那里住，并在那里上高中。这给了我一种全新的自由感。我可以外出散步，走到学校，探索我一直热爱的户外世界而不用害怕遇到危险。在爸爸家住的时候，爸爸强迫我选择一项运动，还要我去健身。我一直是创造力比较旺盛的人，摄影和阅读带给我的乐趣比跑步和打篮球多得多。但爸爸十分严厉，所以最终我选择加入学校的篮球队。我在那里只呆了一年，因为我并不适应如此高强度的运动，但那并不意味着我就可以放弃健身了。爸爸总是督促我做运动——篮球、网球、舞蹈、跑步或者泡健身房。我逃脱不了。

当我回首往事，我意识到我的父母对我施加了不少压力，想让我变瘦。我的家人都是高挑苗条的人，我也不例外。我人生中从没被任何人说过"胖"——除了父母和祖父母。我还记得某个下午，我去拜访外婆，她说我好像"胖了"。她的话令我跑到客厅哭了起来。我妈妈后来走过来安慰我。我告诉她，外婆说的话太过分了。我妈妈也同意并安慰我说："我觉得她只是想说你的腿看起来有点粗，但你的肚子看起来不错！"这就是我妈妈对我的安慰。

释放自我

终于，我要去读大学了。终于，我可以逃离这种疯狂了。我可以做我想做的事，开开心心地做自己，而无须应付总是挑剔我的亲人了。然而，我一踏入加州大学尔湾分校的校门，就加入了一个"姐妹会"，那里无比看重外表。这一循环又开始了。我在那个俱乐部的时候（现在我已经退出了，部分就是因为这个原因），试图达到它设定的所有标准。女性的大腿内侧靠近胯部的地方会稍肥一点，我也有这个特征，因此我那时不肯穿短裤。我身高5英尺9英寸，比较纤瘦，但我还是不肯穿那些突显我的"肥胖"的衣服。我成了社会风气的奴隶，陷入了这个循环：嘲弄我的家人，外表至上的"姐妹会"，以及时刻引导我改变自己的媒体。

去年，我决定解放自己。现在，我大概135磅重，但每当照镜子的时候，我还是觉得自己很美丽。[19.9 的 BMI 值，仍旧是很瘦的！] 我不再拥有每天须做 500 个仰卧起坐练就的肌理分明的腹肌，但我终于摆脱了束缚我的枷锁。有些时候，我还是不由得注意到身材"完美"的模特或朋友，并希望我也能像她们一样，但我也知道，比之身材，还有重要得多的东西。每当我回家，就会听到我妈妈在评论她自己的体重：她太胖了，她不能喝橘子饮料，因为热量太高了，诸如此类。我现在为她感到难过。我希望她也能逃出这个陷阱。

梅甘：伤人的枷锁

在梅甘的文章中，可以看到，像她一样的年轻女性——白种人、生来高挑纤瘦、相对家境富有的女性——是如何成为当下女性身体公民主义的"奴隶"的。她本是一个喜爱创新的小女孩，在父母和祖父母对她"不完美"的不断批评的影响下，她开始因自己的赘肉感到焦虑。早在初中，小梅甘就不屑于和那些在她看来"臃肿"的女孩同属"正常、健康"的体重范围，这令她希望自己能像超模和明星一样成为一名体重偏低的人。和南加州（和其他地方）的绝大多数女孩不同，梅甘 5 英尺 9 英寸的身高和白皮肤让她敢于去做不可能实现的梦——可以真正实现主流文化中的理想女性美，即像得了厌食症一样苍白的女性美。

和南加州的许多父母——尤其是经济条件不错的父母一样，梅甘的父母是严厉的"身体警察"，爸爸和妈妈都分别给她施加了身体公民计划。上了大学，梅甘终于逃离了父母施加的压力，却又被来自"姐妹会"的类似压力困住了。她感觉自己又一次被囚禁，她下决心要挣脱这严酷的、已经基本内化了的对完美身体的追求，而去接受正合适她的正常体重。如果她体重稍重一些，她能否摆脱身体崇拜就很难说了——好像不太可能。梅甘认为这个转变是一个伟大的解放，令她得以追求其他更能发挥她的创造力的自我身份，而这些自我身份在她童年和青春期的阶段都被身体政治的要求湮没了。

克里斯汀：外表不是一切

下面这篇发人深省的文章的主人公是克里斯汀，日裔美国人，来自洛杉矶南湾加迪纳城的一个中产阶级家庭。克里斯汀是一位罕见的年轻女性，她成功挣脱了美丽陷阱，不再局限于以身体形象定位自己。下面就是她沦陷和逃脱的故事。

自从小时候，我就看诸如《恐龙战队》《美少女战士》这样的节目，且希望能成为那些美丽的角色。那些有着最长的腿、最美的脸、最浓密的头发、最纤细的腰以及最绝妙的身材的角色——我和朋友们都一心想拥有那样的外表，过那样的生活。我们的想法是："如果我长成那个样子，我一定会成功。"现在我年岁渐长，发觉外表并不一定就是一切。尽管我仍旧会买化妆品、规划饮食，我还是尽可能不屈从于社会的评判。当我回顾往昔，我很庆幸自己没有堕落成像太多女孩推崇的美丽怪兽。

我的家人都是日裔，但我父辈和祖辈却是在秘鲁首都利马出生和长大的。后来，我父母从那里移民到洛杉矶。在成长的过程中，父母从未因体重问题批评过我。他们只希望我吃光自己的那份食物，以免浪费。我还记得诸如此类的评论："她一定会把自己碟子里的食物吃光的。""女儿很能吃。"我那时没多想，现在也是。幸运的是，我父母并没让我以负面的眼光来看待这些评论。上初中之前，我甚至［想都没想］过减肥、节食和运动。

BMI 值"太正常"

我想我从来都不了解社会中［盛行的］观念。然而，在七年级的体育课上，我［被］称重以测定我的 BMI 值。我还记忆犹新，因为最开始我根本不知道 BMI 代表什么。那时我的朋友都排着队等待接受测定，她们不断窃窃私语着，断言某女孩的 BMI 值必定是怎样的，因为她过于胖大或是过于纤瘦。就在那时，我才第一次对自己的形象有了恐惧的感觉。由于我从没有定期运动的习惯，还想吃什么就吃什么，所以我很担心自己会被归入体脂过高的一类，我很担心自己的体脂率会很糟糕。当我接受测定后，我松了一口气，因为我完全处在正常区间。然而，这种感觉没能持续多久。我身边的女孩们看了看我的报告单说："是啊，你确实该得到'正常'的结果；我的意思是，你不胖，但是你［也］不瘦，懂不？"此时，我感到自己有节食和运动的必要，因为我太正常了。为了变得完美，我需要达到一个体脂率近乎为零的状态。我班上的女同学都为那些体脂率低到危险范围的女孩子惊叹。她们才是令所有人都妒忌的美女。

　　尽管这件事颇让我震惊，但它对我的影响并没有像对其他人那样严重。我记得我曾尝试运动，但我的懒惰占了上风，最终我决定还是［忘掉锻炼］的好，要快快乐乐过好自己的日子。［然而］我的朋友们，尤其是男性朋友，却受到了严重打击。我记得我的朋友约翰尼［直接］开始绝食。我试图劝阻他，但是他听不进去。他告诉我，他是个男人，可以照顾好自己。他变得皮包骨一般，可自那之后也没人再议论他的饮食习惯。

男朋友："松弛又丑陋。"

　　在上高四那年，我迎来了下一个［极端的］外形顾虑。一个迷人的男孩主动与我约会。他吃得不多，相当纤瘦。我却完全不同！每隔几个小时我就会吃东西！我感到非常尴尬、羞愧，以至于在他面前我不再吃东西。我们约会的时候，我叫他不要在我吃东西的时候看着我。我是以玩笑的语气说的，但在某种程度上这是我内心的真实想法。

　　我记得我曾和一位男性朋友一起去逛街，听到他说我的身材不像以前那么凹凸有致了。［特别是］臀部的曲线都看不出来了。尽管他本意不是想嘲笑我，但我深以为耻［便开始严格地节食］。我那位男朋友老是［指摘］我臂膀松弛的蝴蝶袖，或是评论某一天我看起来很丑。他甚至会对我脸上任何一个印记或是青春痘指指点点，但他自己也并不是十全十美啊！
［最终］我和他分手了，因为我不想和一个因外表而贬低我的人在一起。

　　尽管我仍会因自己的外表感到羞愧和尴尬，但我尽可能地忠于自己的内心。不落入社会"常态"很困难，但我认为自己该努力为我的表妹树立良好的榜样，向她们证明，外在形象并不是女孩子的一切。我们都过于看重外表了。我很开心自己在美丽和体重的问题上找到了正确的方向，我还希望我有勇气帮助任何一位像约翰尼和我［一样，纠结于这些问题］的人。

克里斯汀：让世界不再以体重为中心

　　克里斯汀应该是本书中最幸运的年轻人了。她的父母无论是出于何种原因——根本不在乎女儿的体重也好，或是作为新移民，他们尚未知晓有关孩子的肥胖、节食和运动的文化焦虑也罢——克里斯汀的父母没把她的体重及体重控制当回事，这给了克里斯汀独立的空间，让她得以思考自己和身体的关系。由于她的父母从没令她把体重看作自己自我身份的一部分，也没令她觉得自己是有缺陷的，克里斯汀似乎从小就对自己有一种发自内心的自信，有一种"做自己就很好"的感觉。她自然也没能幸免于追捧纤瘦的文化压力和同伴压力；在她的文章中，我们可以看到学校的健康测试对引发年轻女孩和男孩对体重的痴迷所扮演的作用，还可以看到同伴文化的毁灭性后果——正是同伴文化给她灌输了她"太过正常"以至于没法受到大家欢迎的观念。然而，克里斯汀借由自己的生活阅历，最终跳脱出"纤瘦文化"的困扰，并发觉了"纤瘦文化"的局限性。她最终得出的结论是，体重和身材并不是她的一切——事实上，对任何人来说，也都不是他们的一切；那些基于外表就对他人肆意妄断的人不值得被当作朋友。令人振奋的不仅仅是克里斯汀有智慧超越了身材崇拜的同伴文化的压力，也有勇气与居高临下的男友分手，她甚至以帮助他人看清"身材与体重并不是一切"为己任。

（自我认定的）正常根本不存在！

"正常"是一个在医学上被理想化了的范畴，但在文化上却无立足之地。它会造就复杂而多变的身体意识。因他们的身材无特别显著之处，正常体重的孩子们可能免受身体欺凌的侵扰，但他们仍会收到各式各样的身体说教型建议。这些文章凸显了三个问题：媒体、科普知识以及校园体检。在我们的生活中，到处都有媒体的影子，可以说，媒体就是关于"好身材"的身体说教型建议的最重要来源。媒体给我们灌输了诸如怎样的身材才是性感的、谁的身材可堪作我们的榜样的观念。对于当今的年轻人来说更是如此，在他们的成长过程中，媒体的影响至深至远。在克里斯汀的文章中，我们可以窥到儿童电视节目的威力：它令小观众们都梦想着自己变成灰姑娘或白马王子。流行明星也有着巨大的影响力。媒体通过明星、名人和超模的诱人身姿以及充满刺激的生活告诉人们，医学上的正常和文化上的认同属于两个不同的世界。媒体宣扬，对于女性来说，文化上的理想身材是极其纤瘦、胸部却丰满的；对于男性来说，则是紧致且肌肉壮硕的。除非你拥有这些特征，否则你医学上正常的 BMI 值除了可能会被医生赞许一二，并不能给你带来任何其他赞誉。媒体还宣称正常——无论是医学上正常还是文化上正常——都并不是什么好事。如果想得到社会认可，我们得看起来卓尔不群、与众不同、别具一格。这可能就是为什么"正常谈"相比于"肥胖谈"和"干瘦谈"来说极为少见的原因。前文也只有一个案例——克里斯汀被同学斥责为"太过正常"——这加重了对"正常"的否定意味。

食品广告、健康广告和美妆广告（从"低脂黄油"到"低卡麦片"）都在告诉我们该如何鉴定和修正我们身材的"缺陷"。然而，如今在网络和印刷媒体上几乎无处不在的那些关于节食、营养、运动的科普知识正在塑造着高尚的身体公民。从杰德和莎拉的故事中可以看到，关于身体的科普知识打着"客观、科学、真理"的旗号，对那些正在寻求融入社会和获得"健康"秘诀的青少年具有极大的诱惑力。这种科普知识的魅力有一部分来自于年轻人可以足不出户地寻找并学习这些"科学事实"。缺少判断力的孩子们很容易被这样的"童话故事"迷惑：只要听从专家的建议，他们就能塑造出完美、令人钦羡的身材。孩子们并不知道，这类文章大多是营销软文，是食品公司出资请写手创作的。稍不注意，危险就会来袭。许多专家都是自封的。这门科学也绝非权威，相反，它常被质疑。那些看似确凿的事实实则可能是模糊的虚构。那些信誓旦旦的解决办法不光可能不起作用，如后文所言，它们甚至会损伤身体。如果年轻人将这些"基于科学的实践"付诸实际，其结果可能事与愿违，他们并不会得到所承诺的健康和完美的身材。

我们已经见识过保健专家对儿童有体重意识的形成有重大影响，本章通过揭示校园体检是如何在小学生和初中生间制造体重焦虑来对这点做了进一步阐述。克里斯汀的文章揭示了这种体检对只有 10 岁大的孩子造成了极坏的影响。在"科学"的权威光环下，体检给孩子们传输了这样的观念：一些人身材很好，然而另外一些人身材不好，必须改正。当年轻人得知自己的 BMI 值时，也同时接收到了"体重与道德挂钩"这一信息。更为普遍的情况是，曾很少留意自己身材的孩子们在体检的作用下开始产生身体顾虑。体检是公开进行的，通过创立一个新的等级框架——BMI 值是好还是坏、一个人是否值得认可——这些体检给孩子们日常进行的相互攀比身材这一实践引入了科学依据。体检给孩子们灌输了这样的观念：除学习成绩以外，体重这项他们几乎无力掌控的指标也成了评判他们是否是"好学生"的重要标准——"好学生"也暗指"合格的美国公民"。体检可能帮助学校推动健康（通过体检，可以得到反映健康状况的数据），但与此同时，它们也引发了身材焦虑和体重崇拜，正如本书民族志文章所显示，这种影响可能会持续多年。

媒体有着巨大的引导作用，这就不难解释为何即便"肥胖歼灭战"的目标是把所有人都变正常，在南加州，"正常"却几乎不被看作有文化意义的社会属性与自我身份。书中没有一个年轻人把自己看作正常的，也无人会为了变成一个正常人而努力。与此相反，在大行其道的身体公民主义文化影响下，他们全都变成了各式各样的主观肥胖者，这体现在以下三个方面。

第一，BMI 值正常偏高的女生认为自己"块头太大"，开始对自己曾遭遇的有关肥胖的经历念念不忘，并最终变为主观实施肥胖者，为了减重，她开始节食、过量运动。同时，本章中出现的那位正常体重的年轻男性将自己定义为"过瘦"，对自己因干瘦引发的遭遇念念不忘，他过量饮食、过量运动以增肌。第二，体重正常偏高的孩子变为追求"健康"的狂热分子。这两位健康痴迷者不屑于被归为"正常"，而追求在道德上更为优越的自我身份——健康狂热者——因有着极端的信念和艰苦的努力，便能有更高的追求和成就，实现平常人想都不敢想的、更有价值的目标。然而，对健康的执着只是为了遮掩对体重的关注。从本质上来看，他们有风险成为主观肥胖者——他们对健康实践的痴迷及他们的英雄道德主体性在很大程度上缘于对肥胖的深刻恐惧。第三，一些曾遭受过尖刻的"肥胖谈"并被认定为肥胖的年轻人最终能超越这个经历，学会接纳自己的正常体重。他们虽没有被认为是正常的，但他们停止了过度的身体实践，做到了将体重视作生命中的一件小事。他们成为了将自我身份建立在体重以外的其他身份上的前主观肥胖者。

这些新的自我身份对年轻人的身体和生命都有各种各样的影响，其中有两点尤为重要。首先，即使他们的身体是正常的——在这痴迷于体重的文化下，这本该令他们感到欣慰——这些年轻人却和那些超重或过瘦的同龄人一样，对自己的身材无法释怀。在最极端的案例中，这些健康狂热者，为了追求完美身材，进行了危及健康的极端实践。他们通过超级身体公民主义得到了道德上的优越感，但却看不到在追求那些不可能实现的"完美健康"或"极致的身材管理"时付出了怎样的代价。

不过，也还是有一个积极的影响。在我的研究中，有少数年轻人成功地战胜了身体欺凌，接纳了自己仅仅是正常的身材，他们跳出对完美身材的文化执迷，看到了这种执迷造成的伤害。有一位受访者还期望自己的生活经历能够被引以为鉴，从而将这个世界变为一个所有的体型都被认为是美丽的、对个人价值的衡量不拘泥于外表的世界。她的转变给"后肥胖歼灭战"时期带来了希望的曙光。

第三部分

无法预见的成本与遥不可及的目标

第七章

身体健康与心理健康面临威胁

我的闺蜜［很漂亮］，但她一直认为自己需要再减减肥。几周之前，她开始尝试所谓"柠檬水节食法"。连续 10 天，她什么也不吃，只喝自己用有机柠檬、辣椒和有机糖浆配制的柠檬水。每天晚上，她还要喝泻药茶，冲走肚子里残留的一切。她拼命与饥饿做斗争，为减掉几磅折磨着自己。几天下来，她看上去很虚弱，只能吃这些流质食物，令她情绪低落，但她仍然强迫自己去健身房。10 天后她减了 10 磅，节食方法显效令她兴奋不已。现在，她的习惯和做法传遍了朋友圈，大家争相效仿。

——加布里埃尔《十天，十磅》［SC 178］

前文的自我民族志揭示，席卷全社会的"肥胖歼灭战"正在造就一代自我身份被毁的美国年轻人，他们不再认为自己是优秀的、有社会价值的人。肥胖症的主流观点是担心肥胖会危及美国的健康水平、医保成本和生产能力。这一论断已成为毋庸置疑的真理，它固化成某种教条，扼杀了理解肥胖问题的其他方式，令我们对真正有价值的事情——比如自我身份的减损以及对自我的贬低——视而不见。本章中，我们将探讨一个主流话语几乎无法接受的观点是否有可能性："肥胖歼灭战"不仅导致自我贬低，而且还损害了我们社会中最脆弱成员的身体健康。

这种医源性的后果，从公共卫生和医学文献中就能找到线索。前文提到的《肥胖之耻》一书就提供了有力的证据。近年来，体重的耻辱化有增无减，仍在伤害着受害者。第二个值得关注的领域是进食障碍，布莱恩·奥斯丁认为，这是推动"儿童肥胖预防计划"的"盲点"。（Austin，2011）直至前不久，肥胖症研究人员基本忽略了该计划与进食障碍之间可能存在的关联。然而，在进食障碍的圈子里，人们越来越担心"儿童肥胖预防计划"可能对进食障碍产生医源性影响。[1]黛安娜·诺伊马克－施泰纳及其同事们的研究显示，初、高中学生普遍都在节食，关注自己的体重，甚至存在饮食失调的情况。[2] 她们对上述行为进行了追踪，发现原因之一是有些学生的家人拿他们的体重开玩笑，且鼓励他们节食。（Neumark－Sztainer 等，2010）另一项研究表明，学校推广的"肥胖预防计划"可能正在加剧饮食失调的现象。（Wagerson，2012）风靡全国的反肥胖运动可能

---

[1] 例如，Sánchez－Carracedo，Neumark－Sztainer 与 López－Guimerà，2012；Schwartz 与 Henderson，2009；Puhl et al.，2014. 我十分感激 Anne Becker 对这些问题进行了讨论。

[2] Neumark－Sztainer 等，2012。2010 年，在明尼阿波利斯圣保罗都会区的一个调查样本中，大约50%女性、38%男性存在不健康的体重控制行为；7%女性、4%男性存在与厌食症和暴食症相联系的极端体重控制行为；10%女性、6%男性有暴食行为。

损害了肥胖者的健康，加剧了饮食失调的现象，尽管这不是此运动的本意，但这种可能性已经足以让人担忧。伤害会不会再升级呢？

在本章中，我将依据民族志文章论述，"肥胖歼灭战"的初衷原本是改善年轻人的身体健康，但却无意中损害了美国年轻人的健康。我认为此类健康风险不仅具有普遍性，而且还具有地方性，这跟风靡全国的"减肥潮"有关。尽管很少有人能长期保持减肥成果，但超重的年轻人却被不断要求减肥，如果减肥失败，他们还会被污名化和边缘化。公共卫生信息和医疗建议都在强调减肥高于一切。相信正在改善自己的健康，也因为受到了文化高压，体重过重的年轻人被迫走向了极端，常常用危害身体的方式减肥。身体健康受损的情况常常发生。

在本章中，我挑选出了采用极端方法减肥并因此造成身体健康受损的案例。因为这些文章按成长史记述了个人生活，描述了（有意识地）使用各种减肥方法的动机，所以我们能据此厘清某些特定的减肥者所面临的压力，他们采取的减肥方法以及减肥对他们的健康都造成了怎样的损伤之间的联系。与统计数据不同的是，这些文章能让我们将"肥胖歼灭战"与其怎样地伤害了身体健康联系起来。

我通过分析个案，从个体角度近距离探寻这种联系。我将选取年轻人因极度节食、运动和（或）用药，短期或长期地伤害了自己的健康的案例。针对这些案例，我提出三个问题。首先，受访者面临的是怎样的压力？他们的案例会不会没有代表性？其次，他们采用了什么实践？他们知道有危险吗？最后，这些经历可能造成哪些长期影响？他们曾不惜以健康为代价，他们可能重蹈覆辙吗？还是会从痛苦中汲取教训，不再重犯？控制体重的行为和对身体的影响之间的联系很直接，无须逐篇对受访者的文章进行讨论，所以我将在本章的结论中，对全部文章一并进行分析。

接下来，我们来看看"肥胖歼灭战"和进食障碍之间的关系。虽然我对受访者的要求是撰写关于节食和体重方面的文章，但超过五分之一的人却选择撰写自己在深度进食障碍方面的遭遇。显然，在他们的意识里，厌食症和贪食症与节食和体重密切相关。进食障碍在南加州非常普遍。我所做的调查显示，在我执教《女性与身体》课程的这些年里（1995—2011），63%的女生（样本总量为 1582 名学生）至少认识一名进食障碍患者。约 10%的人认识五个人或更多❶。有些受访者称，"我认识的每个女孩"或"我 70%以上的朋友"都有进食障碍，说明这些问题在某些社交圈子里很普遍。

我无法通过收集的文章系统阐述肥胖、饥饿、暴食和净空之间众多的纠葛方式。然而，通过它们，我确能证明，强调不惜一切代价减肥的某些极端文化与医学方式似乎正在把一些人推向深渊，患上深度进食障碍症。本章倒数第二节中，我概述了近 50 篇有关进食障碍的文章，并选择了其中 3 篇做详细解读。这些文章都清楚地表明，我们文化所期望的日常节食和锻炼与进食障碍行为之间的界限是相当微妙的，而为达到理想的体重和成为优质身体公民所作出的努力则会很容易地转变成进食障碍，尤其是（但不总是）有情绪因素也在起作用。

冒 险 的 实 践

面对来自外部和内在的减肥压力，却又几乎没办法达成目标，年轻的加州人在"减掉几磅"的路上越来越努力。他们并不明白这些身体实践是有限度的，因此他们推断吃得越少、锻炼越多就越好。体重不下降，就提升节食和减肥的力度；安全的做法不起作用，就采取危险的做法。结果，极端的甚至危险的减肥方法就盛行开来。极端的节食法已如此普遍以至于不再引人注目。年幼的孩子不断承受减肥压力，或是因肥胖遭到欺凌，迫使他们开始尝试饥饿减肥法，切断了身体所需的营养来源。有些会连续几

---

❶ 这第二个数据基于自 2001 年至 2011 年间的四年进行的调查，共计 663 名学生参与了调查。

天甚至一周不吃任何东西［SC 12，16 和 28］，另一些则严格坚持极端饮食，如饼干加水［SC 223］、蔬菜加冰［SC 173］、水加沙拉［SC 1］或糙米［SC 23］。运动成瘾者说，他们坚持每周 7 天锻炼，每天锻炼 3 个小时［SC 30］，或者每周 5 天锻炼，每天去健身房 2 次［SC 39］。渴望减肥的青少年，常常把节食当作一项竞技运动，甚至发明了各种比赛让年轻人相互比拼，看谁每天吃得最少［SC 3 和 177］。胜者是摄入卡路里最少且健康尚无问题的人。

极端节食与过度运动往往会被一些年轻人——通常是高中或大学的男生同时采用。他们执行更为困难的"锻炼计划"，认为持续的剧烈运动外加几乎不进食，必能减掉自己多余的体重。每天只吃水果和喝水还要跑 3 英里的男孩［SC 25］，和每天饿着肚子还要参加 4 小时舞蹈训练的女孩［SC 242］都是最典型的例证。经常进行极端节食与过度运动，不仅已经是正常或普遍现象，而且还被常态化——被认为没什么可大惊小怪的。事实上，任何人只要是稍胖一点点，都会被期望甚至被要求去采用这种做法。当一群朋友一起执行严格的节食或"锻炼计划"时，就会失去对其危险的警惕性——因为每个人都这样做，所以不可能有安全问题。

若节食和锻炼不奏效，抑或显效缓慢，年轻人往往会选择减肥药以及其他快速减肥方案。他们从朋友或家人（包括自己的母亲）那里了解这些信息；也在网上查找信息，网上到处充斥着此类广告，宣称既能获得显著的减肥效果，又无须吃苦，而且还不贵。（2014 年 7 月，谷歌上"减肥药"的点击量为 7960 万次。）被提到最多的方法是导泄（或排毒）茶，要饭后饮用，正如一位年轻女性精辟地解释："把肠胃清空（或冲净）。"［SC 175］一种最流行的导泄茶就是柠檬排毒水，即加布里埃尔在她的文章开头提到的那种。在明星碧昂丝·吉赛尔·诺斯的影响下（她还唱了一首名为《Lemonade》的歌），柠檬排毒水成为"热门"减肥方法。对一些人来说，用这种药剂"清理肠胃"就是家常便饭。而对另一些人来说，他们则再也不想重复那种不舒服的体验："这种排毒茶和普通袋装茶一样，都是用开水浸泡后饮用，饮后马上就会让人排便。第二天早晨醒来时，我的胃疼得难受，没法去学校。一整天的绝大部分时间，不是蜷缩在床上，就是在洗手间。导泄茶简直掏空了我的肠胃，包括食物和水。我再次发誓，以后再也不喝它了，但我还是要减肥。"[SC 48]

减肥药（处方的，但更常见的是非处方的）的使用非常普遍。对许多人（甚至大多数人）来说，通过排便和水分流失既然可以实现减肥，那么这种方法是否可能存在健康隐患就无关紧要了。一名减肥药使用者写到："只需要2周，多余的体重就减掉了，我感觉很好。我因此能穿着比基尼走来走去，让我神清气爽，为自己感到骄傲。即使我采用的不是最健康的减肥方式，我也不在乎。只要能让我看上去漂亮，跟身材比我瘦很多的女孩看上去别无两样，我就愿意这么做。"[SC 13]虽然这些药片通常有助于降低体重，但也同时带来了重大的健康风险，如疲劳、虚弱、呼吸急促、脱水，在某些情况下，还会出现严重的过敏反应。那位曾自豪地穿着比基尼招摇过市的服药女孩，打算再碰碰运气，决定继续服用。她选择了另一个牌子的药片，结果引起严重的荨麻疹让她住进了医院。即便是这种恐怖的经历，也没能令她下决心放弃服药[SC 13]。

还有一些人使用兴奋剂 Aderall 来抑制自己的食欲。在某些人群中，可卡因似乎成为常规减肥手段。一名受访者解释道：可卡因的药效始终强劲，经久不衰，它每每有效。"[SC 22]尽管可卡因会令人上瘾，但明星服用可卡因的报道屡见报端，再加上配图中服用前后的对比照，这些都无不在鼓励人们使用可卡因减肥。这些名人通过吸食可卡因，既获得了梦寐以求的魔鬼身材，看起来也没受到什么副作用的困扰。下面这句话摘录于受访者的一篇文章，描写了长滩的一群朋友是如何理所当然滥用可卡因的："我的一个朋友曾连续几个星期使用可卡因，她想看看自己一个月能减重多少。另一位朋友最近因藏有可卡因被捕，被送到匿名戒毒所戒毒。可是她最害怕的是自己会长胖。"[SC 22]

在我收集的文章中，采取不健康的、有潜在健康危险的以及实际有害的减肥方法的情况严重得令人触目惊心。仔细分析这些民族志文章发现，绝大多数案例中的主人公都尝试过存在健康隐患的减肥方法。其分类详情参见表7.1。

采取这些手段减肥的人忽视了其可能对身体导致的伤害，也未必清楚这些节食方法背后的营养学理论。一位年轻女性写道，她在6岁时，"对卡路里或燃烧卡路里一无所知"，她"只知道食物会让人发胖这一概念"，就此开始严格控制自己的食量［SC 87］。她的案例很典型。在我收集的文章中，人们详尽地描写了他们的节食和运动方式，但却无人提及甚或未曾考虑过其中的危险，也无人向成年人咨询其危险性或在网上检索。他们不光没考虑过健康可能受到的损伤，大多数人甚至认为，节食、锻炼和减肥，不管效果如何，都对健康有益。一些服用减肥药的人隐约意识到，减肥药可能存在安全隐患，但为了减肥，他们宁可接受未知的健康风险，以赢得变瘦的可能。

过度节食和锻炼都造成了严重的健康危害。❶ 摄入卡路里过少会导致肌肉萎缩、性激素生成中断、骨骼生长放缓或停滞、骨密度不可逆下降、新陈代谢减缓、皮肤干燥以及睡眠障碍，进而诱发心脏衰弱和血压下降。在心理方面，可能会出现抑郁、惊恐发作和高度强迫症等症状。过度运动会造成严重的躯体磨损、骨骼应力性骨折风险增大，肌肉创伤、心血管不良反应，以及女性闭经（经期停止），运动频率不合理和运动事故也会损伤躯体。这些非处方药剂在互联网上和保健品店里广为销售，经常被包装成"纯天然产品"，但实际上无非是利尿剂（或水丸）、食欲抑制剂、咖啡因丸或对减肥不起作用的草药制品。（Battaglia，2008）非处方减肥药通常含有未注明的（且不安全的）成分，或使用误导性的标签，往往会引起不适，甚至产生其他危险的副作用。

毋庸置疑，在我收集的这些文章里，到处都有健康受损的例子。其中，有些可称之为过度减肥行为导致的正常副作用：疲劳、虚弱、呼吸急促，以及抑郁、焦虑等情绪障碍。这些问题很少有人提及，因为人们已觉

❶ 这里有关极端节食和运动的危害的讨论提炼自多个网站的信息，其中一些是进食障碍专家的观点。这里的讨论仅提到了某些主要危险，并未涉及全部。

得司空见惯、顺理成章。如果有什么难熬的，也只会被当作追求苗条和魅力所需付出的代价。认真分析这些文章就能发现，至少四分之三的当事者在减肥过程中受到了伤害。虽然表7.1中的数据并不精确，但也能从中看出问题的普遍性。

表 7.1 减肥方法及其伤害

方法	百分比（%）
潜在危险[a]	74.2
过度行为[b]	17
不明确	8.8
合计	100
影响	
深度进食障碍	30.2
快速、极端减肥	5.7
其他严重伤害（受伤、失去知觉等）	20.8
日常伤害	8.2
体重不断反弹	9.4
不明确	25.8
合计	100.1

注：此统计结果是以详细介绍减肥方法及其影响的160篇民族志文章为样本，按所记述的当事人的行为进行分类的。每篇文章在表中仅被统计一次，只取记载的最严重的一种伤害类型。

a. 潜在危险的减肥方法，是指与进食障碍密切相关的日常行为：呕吐与净空，极低卡路里饮食，服用减肥药、泻药和（或）利尿剂，吸食可卡因或其他强效毒品，极端节食并且过度运动。许多主人公同时采用了两种或两种以上的不同方法。

b. 过度行为包括极端节食、过度运动。

短期伤害

先谈谈不合理减肥方法所导致的（明显的）短期伤害形式。在我收集的文章中，短期伤害包括失去知觉、血糖升高与心律失常。这类痛苦虽然被认为不值得一提，是那些轻率、痴迷外貌的人自作自受的结果，但却值得密切关注，因为它们可能预示（甚至造成）更为严重、更为持久的疾病。除了日常的副作用外，晕厥是文章中纪录最多的身体伤害。还记得第四章的艾普萝吧？那位连续 4 天没怎么吃东西，最后晕倒在星巴克的女孩。当一个人极度限制进食，导致大脑血糖供应严重不足时，就会出现这种反应。先是感觉头昏眼花、呼吸急促，然后就晕厥过去。即将登场的夏安也曾因营养严重不良而晕厥过。

美国人经常被告诫，诱发糖尿病的主要因素是肥胖，事实的确如此。但是几乎没人被告知，某些预防肥胖的饮食方法同样可能诱发糖尿病。新鲜水果被冠以"健康食品"的名声，是南加州许许多多年轻人自制饮食的主要食材。后文将出现的索里本人完全以水果为食，直到出了问题才不再这么做。营养缺乏对生命安全造成的最大威胁是患心脏病。饥饿对心脏（及其他器官）的伤害发生得很快，远远早于减肥者的外表看起来"太瘦"。在本章最后，我们将会读到凯姆的案例，心肌劳损令她的世界天翻地覆。

夏安：过度减重

运动是为了拥有健康的体魄，但有些运动对体重有要求，这就加重了社会对纤瘦的执着追求。夏安是一名雄心勃勃的赛艇运动员，为了提高自己在比赛中的竞争力，她选择了极度危险的节食方法。夏安 20 岁，白种人，一名来自经济困难家庭的女孩，是在丹维尔海湾地区长大的；而她极端减肥的故事，却是在尔湾的大学宿舍发生的。

在我成长的过程中，我一直比同龄人胖大一些。虽然这应大半归咎于我的肌肉发达和骨架粗大，但我确实比别人有更多的"婴儿肥"，我母亲就常那么说。我们家所有女人的体重和形象都有问题，所以我自然也不是个例外。

"完美" 的运动

在刚上大学时，我就顺理成章地加入了赛艇队，因为这项运动非常激烈，很适合我这种体格。我的四头肌和小腿肌肉非常发达，因此我的双腿很有力，适合参加赛艇运动，而我通过打垒球练出来的臂膀和后背又极适合划桨。一个月后，我就能和有3—4年赛艇经验的女孩们一块比赛了。我很高兴这么快就找到了自己的擅长，并且认识了一群女孩，我愿和她们成为毕生的朋友。

直到我们争夺赛季揭幕战的顶级参赛资格时，我才意识到自己在这项运动中唯一的缺点：体重。女赛艇选手，身高一般在5英尺9英寸—6英尺3英寸，体重在155—185磅；若是轻量级选手，则身高在5英尺5英寸—5英尺8英寸，体重在121—130磅。刚上大学时，我身高仅5英尺5英寸，但体重达178磅。当教练打算根据选手体重调整赛艇选手的名次（她真这么做了）时，我真的很伤心，然而教练认为每位选手都必须为团队做出贡献。单纯论力量和划船水平，我在我们队的女孩中排前四；但如果将体重考虑在内，我的名次就降到了全队中游。从那以后，我一直在和体重做斗争，希望减到150磅。

高中时我最轻，那时我160磅。因此，上个赛季，我为自己设定了一些小目标。一个赛季的时间，我降到了169磅，这意味着我在2个月的时间里减了将近10磅。我减重的方式很健康：每天少摄入一些卡路里，除了一周6天的划船训练外，每周再额外锻炼2—3天。当听到人们夸我看起来很棒时，我感觉好极了。学期的最后一个月，我的体重却不再下降了。但为了下个赛季，我希望减得更多些。当时，我把自己的目标设定在150磅，在夏天结束前达成。

去年整个夏天，我都特别在意自己的体重。每天早上、每次锻炼后，都要称一下，并算出体脂率。我一直在寻找运动和节食的新方法。我每周有5天是每天锻炼2次，另外2天每天锻炼1次。白天我几乎什么都不吃。饿得实在挺不住时，我通常是在午餐前后才会吃东西，午餐和晚餐都只吃一点。七月中旬，当我的体重降到163磅时，遇到了"瓶颈"。因此，我对自己的饮食控制更为极端。就在这个时候，我经历了两件非常可怕的事情。

可怕的经历

一天早上，我在上课前醒来，要像往常一样去完成8英里跑步。起床后，我感觉饿极了，但我很高兴，因为前一天没吃晚餐，我又减了将近一磅。现在我156磅，又创新低。跑步回来，我觉得有点虚弱。我觉得应该吃点东西，但先得冲个澡，然后再去吃。正当我独自一人在公寓的浴室里洗澡时，突然觉得自己要晕过去，然后就失去了知觉。醒来时，我躺在浴缸里，公寓里只有我一个人。除了自己，没有谁能帮我。我攒足力气，设法抓住毛巾，爬进自己的房间，躺在地板上。我知道自己极度脱水，所以找到了水和一瓶佳得乐类饮料，并把它们一饮而尽。随后，我一遍遍地晕过去又再醒过来，10分钟后才开始感觉好了一点。这是我一生中最可怕的时刻之一，我感到生命是如此脆弱和无助。我再也不想为了多减一磅而重演这种感觉了。但就在几周后，我又做了另一件蠢事。

那天，我冒出个想法，要完成一个为期7天的"排毒餐"。我不想谈细节，它基本上就是减少卡路里摄入，每天大约只能摄入1000卡。到第三天，我感觉特别累。当天运动量和前几天差不多，至少燃烧2000卡路里，几天下来，我的身体就吃不消了。第四天，我醒来时头疼得厉害，而且很晕。我按照计划吃了早餐，摇摇晃晃地去上课。听课时，我无法集中注意力。我太累了，疼痛令我难以忍受。我意识到，后面的三天半绝不能再做下去了。我决定面对现实，我意识到这种排毒方法并不适合我。

这两次遭遇让我想起了妈妈。在我这个年龄时，她正在和厌食症做斗争。在她意识到自己究竟做了些什么之前，连续好几年，她都是医院的常客。每当我看到她80磅时的照片，我都会感到害怕，并发誓绝不像她那样对待自己。直到30年之后，那些经历还影响着她。每当我提起这件事时，她的眼里都会涌出泪水。今年夏天，我的经历让我明白，我不能再盯住自己的体重不放了。我的饮食问题与母亲的厌食症可能不一样，但我身心所遭受的损害却一模一样。现在，我的体重稳定在168磅，但我确实想减到160磅。

索里：全水果饮食

作为生活在洛杉矶上流社会的伊朗裔美国人，索里面临的减肥压力巨大。13岁时，她自己想出了解决体重问题的办法，这办法看起来极为有效，而且还极为健康。

在洛杉矶，少女的成长并不容易。作为少数族裔的孩子，我更感受到一种无法抗拒的压力，要求我必须控制自己的体重，以适应美国标准和伊朗标准。我是在20世纪90年代的流行文化中长大的，那时的布兰妮·斯皮尔斯、克里斯蒂娜·阿奎莱拉和杰西卡·辛普森是女性美的代表。我希望自己看上去像她们一样。但想到自己深色的头发、黑眼睛，以及主要集中在臀部和腿部的脂肪，我明白自己与那种形象简直南辕北辙。

我开始憎恶自己的体重。更何况我还有个身材苗条，乳房发育却比我快的妹妹。我伊朗裔的妈妈总是对我说："索里，如果你想和一名优秀的伊朗男孩约会，那就要身材好，不要吃太多。"我的中间名在波斯语中是"甜"的意思，人们经常取笑我是因为总喜欢吃甜食，才导致体重增加的。大约13岁时，我开始有嫉妒心，明确意识到自己的体重问题。我锻炼身体，尽量吃健康食物，但我永远也不可能有妹妹那样的身材。于是，我开始节食，限制卡路里。我发明了自己的节食方法，即只吃水果。早、午、晚三餐我只吃水果。我逐渐看到了效果。我认为自己的饮食是健康的，[因为]我们从小到大一直相信水果对人有好处。在我开始节食之前，妈妈每晚都给我端来一碗水果，鼓励我多吃水果、少吃甜食。

我的体重在快速下降［这让我很兴奋］。然而，在我年度体检时，医生发现我虽体重变轻，但是血糖却飙升了。他给我妈妈建议，要确保我摄入足够的营养。回到家中，我开始哭起来，并把自己只吃水果的饮食方法告诉了妈妈。她立刻担心起来，但她安慰我说我很漂亮，并开始为我做更健康的饭菜。她也不再嘲弄我了。为什么她的态度瞬间就改变了？因为我们家族有糖尿病史，妈妈害怕我也会患上糖尿病。

凯姆：饥饿、净空、禁食、呕吐……

凯姆是第二代移民，越南裔，家住厄尔蒙特。她的家庭虽然经济拮据，但似乎一心想把每名成员——包括骨架较大的凯姆——都打造成理想的超瘦体形。但最终结果是，现年 21 岁的凯姆因他们对体重的执着而付出了精神和肉体的代价。

小时候我从没超重过，但进入青春期后，我体重增加了一点。即便如此，我也没有迈进超重的门槛。妈妈（在越南长大），她经常强调，一个女人的价值不仅在于她的成就，而且在于她的外表。记得她告诉过我，每当看到肥胖甚至仅仅是超重的人时，她都会毛骨悚然。她想知道那些人怎么会受得了自己，并告诉我永远也不要变成那么胖。家人经常开玩笑，说我最终会像那些人一样，早早死去。他们的说法让我恼羞成怒。他们经常拿我和我那些瘦到可以说是"皮包骨"的朋友相比较。接下来发生的事情也许就是源于这种比较。

上中学时，有一次我整整一周没吃东西。我真心为自己感到骄傲。我记不清自己为什么没坚持下去，但清晰地记得，某天吃了一个苹果之后，我得了极其严重的腹泻。我全身发抖，觉得自己要晕过去，没法直起腰走路。我非常害怕，我推测这是"绝食"引起的。

我接下来尝试呕吐和净空。持续了大约一个月，直到有一天，净空做到一半时，我感觉心脏非常难受。我耳朵里传来了低沉的重击声，周围的一切都错乱了。我全身被冰冷的感觉笼罩，冷汗直流。我知道这种情况不该发生。我听说过有模特采用呕吐和净空法减肥，几年后就死于心脏病。一股巨大的恐惧感油然而生。我还没做好死的准备，更不能让自己死于减肥这种事。我发誓再也不会那么做了。[然而，我与食物的斗争并未就此结束。]

当我又长大一些后，妈妈开始限制我的饮食。只允许我吃蔬菜和一些肉，几乎不让我吃碳水化合物。糖果和垃圾食品连想都别想。可以吃半包面条，妈妈会告诉我在汤里多加水，这样就会感觉更饱。这样做并不能很好地解决问题，因为没过多久我就又饿了。但我知道，要等到"饭"点，妈妈才允许我吃另一半。

当妈妈开始工作以后，我很高兴，因为我可以想吃什么就能吃什么了。我开始暴饮暴食，起初很开心，后来就特别内疚，感觉很糟糕。我会囫囵吞枣地填饱肚子，吃得又快又猛，几乎品不出[食物]的味道。有时我还会把食物偷偷带进自己房间，藏在妈妈看不见的地方。我的体重开始增加，她大发雷霆，指责我在她出去工作时偷吃东西，还在房间里藏食物。我很不高兴，觉得要想尽一切方法去减肥。但我真不能再让自己回到净空的老路上，那种恐惧让人不寒而栗。

我可能不算患过或患有进食障碍。然而，我确实不断地监测自己的体重，如果吃得比计划多，往往就会感到内疚。高中毕业后，我瘦了15磅。我快乐了一点，但总有这样的想法："如果我能再减掉几磅，就会更快乐。"

身体健康风险

过度运动，尤其是在身体得不到充足营养的情况下，一定会损伤肌肉、肌腱或肌骨系统的关节。从受访者的文章来看，相比女性，男孩和年轻男性更易选择极端运动。在我收集的文章中，法里德的案例最具代表性地表现了极端运动导致的生理损害。一些文章还披露了减肥药物对重要内脏器官（如心脏、肾脏和肠胃）造成的危害。其中，特拉维斯的经历是最骇人听闻的。

法里德：先天疾病

管男孩子的社会化过程要求他们的感情深藏不露，但在内心深处，"BMI 值不合格"的残酷结论对男孩子的影响和对女孩子的别无二致。故事的主人公是法里德，21 岁，来自约巴林达（奥兰治县），出身于一个中产阶级家庭，是一名敏感的伊朗裔美国人。他的童年充斥着体重侮辱的创伤，引发了他极端的"锻炼计划"，结果给他带来另一个身体问题。

"那个大块头！"

从我 1989 年出生到 16 岁，别人总叫我"胖娃娃"。甚至当我刚一出生，护士就脱口而出："他可是个大块头！"这一切都记录在父亲的便携式摄像机里了。我出生时体重 12 磅可真不是件寻常事，每当做例行体检时，我的（体重）都会引起医生们的格外注意。他们得出的结论是：我不健康，如果在整个童年时期我继续超重，我的身体可能会出现某些问题。就像患先天唐氏综合征、囊性纤维化或心脏病的婴儿一样，我也会患有先天疾病：超重。

在我成长的过程中，一直比同龄人重。在整个童年时期，我的 BMI 值介于 26~28，绝对进入了超重区间。没完没了警告我超重危害极大的不只是医生，连我的朋友、家人甚至陌生人都乐此不疲。小孩子对体重的自控能力还很差，导致别人总想把我变成一个苗条、健康、人见人爱的人。有些时候，人们直接指责我，说我应该对自己的健康负责。我 12 岁那年，大家开始敦促我注意自己的体重。我想吃健康饮食,但身边都是高热量、高脂肪的东西。在这种环境下,我怎么减肥呢?

我父母担心我的外形,也迫不及待地加入了这场公共卫生运动。那之后不久,妈妈就不再让我吃麦当劳,把我的晚餐换成了六英寸的赛百味。食物种类也开始转变,如从全脂牛奶换成了有机脱脂牛奶。尽管努力看似积极,但其他人却对我造成了极坏的影响。就好像我没有尽心尽力地减肥似的,整个社会都看扁我。事实上我仅仅是个少年,但有些人却连一点怜悯心都没有。例如,我14岁时,参加学校的高中篮球队。每天训练时,由于各种原因,比如不听教练指挥或者偷懒,总有那么一拨孩子要围球场多跑几圈。有一天,教练走到我跟前说:"你也去跑吧,你都胖得没人样了。"整个体育馆的人都大笑起来。我跑完几圈,离开了体育馆,我从此再也没有参加篮球训练了。

另一次自尊心受伤也是在高中。那是毕业舞会的前一周,我终于鼓足勇气邀请我心仪的女生做我的舞伴。午饭的时候,我给她献花,但还没等我说完话,她就拒绝了。当天晚些时候,她的朋友走过来对我说:"你要是不那么胖的话,她也许会答应。"

全身心投入减肥

15岁时,超重话题铺天盖地,它们来自新闻、同伴以及社会,我下定决心要成为那种大家都喜欢的 [瘦而健康] 的人。高二时我的BMI值是28,从那时起,过度锻炼与节食就变成了我的"全职工作"。我开始每天减顿,每顿减量,大幅度降低碳水化合物的摄入。很多时候,我每天只吃一顿,或是早餐或是午餐,其他时间什么也不吃。总体上说,我的饮食方式非常不健康。在6~8个月的时间里,我的BMI值下降到23.7,完全进入了正常体重区间。人人都夸我成功减重,认为我有毅力、有克制力,完全换了一个人。一天我遇到那位篮球教练,他甚至说我体形棒极了,应该尝试再次加入篮球队。

从高中步入大学后，我继续追求"拥有完美男性身材"这一目标。所谓"完美男性身材"，就是既要肌肉发达，又要瘦削。然而，这种理想本身就是个悖论。长肌肉需要消耗大量的食物，而瘦削却恰恰要求尽量少吃。为了［获得那种身材］，我坚持每天［举重］几个小时，日复一日地节食，不让我的身体得到所需的休息和营养。

18岁时，过度锻炼和节食的代价终于找上了我。我举重时双肩出现剧烈疼痛。我最终找了一位肩部专家，他说我患了肩袖肌腱变性。❶ 在家庭医生、肩部医生、理疗、X光、核磁共振和皮质类固醇注射等检查和治疗之后，我肩部疼痛至今仍然很严重，不能从事任何涉及肩部的身体活动。

在人生所有拼搏和诸多奋斗目标中，对我影响最大的是努力获得理想的男性身材。可以告诉你，我现在有一个健康人的外表，但我真的更健康了吗？我现在BMI值为23，但两只肩膀都带伤，难道比原来BMI值为28但却没有受伤的时候更健康吗？可能只能等以后才能知晓吧。

特拉维斯：服用"神奇药丸"

在这个"真正的女人"要乳房大、"真正的男人"要肌肉多的时代，拥有大乳房比任何其他身体问题都更让男人感到羞耻。这篇文章的主人公是特拉维斯，19岁，因体重超重，胸部过于丰满，承受了巨大的压力，因此成了一则广告的牺牲品，那则广告承诺可以"去除顽固的脂肪"。特拉维斯的故事发生在他的家乡帕萨迪娜、河滨市和尔湾的大学城。

我的家族大部分是中东血统，也有部分是高加索血统。我的体形特征是这样的：身材高大、肌肉生来发达、骨架壮硕。这就是我分量重、块头大的原因，即便我体脂率很低。（孩提与少年时代）我一直为自己的体重

---

❶ 肌腱变性是肌腱组织因长期劳损导致的胶原蛋白紊乱。尽管通过治疗可以缓解症状，但细胞损伤很可能是不可逆的。

感到尴尬，倒不是因为自己的体形，而是因为胸部那些赘肉，即所谓的
"大胸男"。我拒绝和朋友一起去游泳或去海滩派对。即便去了，我也不会
脱下衬衫，我总是因那些脂肪感到窘迫。

减掉多余的肉

我从广告和父母那里学到，管住嘴和多锻炼可以帮助减肥，不久我就
开始拼命地节食和锻炼。上高二时，我曾经参加了一个越野队，在那里的
"训练"内容包括每天平均跑 7 英里。果然，我的体重从 180 磅下降到 160
磅，BMI 值从大约 27 下降到 23 左右，这一巨大变化把我从超重中解脱出
来，进入正常范围。

在初秋时节赛季中一场最大的比赛中，我正在做短跑项目的准备活
动，忽然被草地上的一个深坑绊了一跤，右脚踝严重扭伤。我伤得太严重
了，以至于本赛季后面的比赛我都没能参加。可是那时候，我身体的新陈
代谢已经习惯了每天跑 7～10 英里，不到一个月，我的体重就增加了 30
磅。我的体重比跑步前还要重，当时我 190 磅，BMI 值约为 28。

体重猛增让人很不舒服，于是我伤好后训练得比以前更加卖力，不过
我新选的项目是径赛。我举重、短跑，每天训练 4 个小时，拼命想降到
160 磅，但只降到了 180 磅。那时，我家从帕萨迪娜搬到了河滨市。在新
高中，我在田径队不再具有竞争力，因此被迫退出了田径队。高二两个月
的久坐不动，使我的体重惊人地增加了 40 磅。我现在是 220 磅，BMI 是
29.5，介于超重与肥胖的边缘。从那时起，我的体重就没再明显变化过。

重塑身体

接下来在河滨市和尔湾的两年里，我因厌恶自己过高的体重酿成了实
实在在的祸端。我一直在努力控制自己的饮食习惯。一天晚上，我对自己
身材外形感到异常沮丧，碰巧浏览了一下电子邮箱，看到了一封来自 USP

Labs 公司首席执行官的电子邮件，该公司生产减肥药物和健身用的营养补剂。这封邮件称，我获得了他们正在研究的名为"重塑"的新补剂的首次试用权，据称，该补剂旨在以一种全新的方式"重塑"使用者的身材外形。通常情况下，我不会栽在骗子手里。但那天晚上，我情绪很低落，所以就买了一瓶那种东西。几周之内，我收到了一瓶宣称能"解开遗传学的密码"、帮助我"除去顽固脂肪"的"神奇药丸"。此时，离我搬进大学宿舍只剩一周了。

搬进大学，在陌生的人群和陌生的环境中，我开启了新的人生篇章。在这里，我再也没有空闲时间了。有一阵子，我不再关注自己的体形和体重。接着是寒假，三个星期的假期里，我又开始感到尴尬和担心自身的形象问题。我想就在此时此地做个了断，脑海中闪现的第一个念头就是那些药丸，我买来后还没吃过。冬季整个学期，我进入一边服用药丸一边严格锻炼的模式，每天锻炼约 3 小时，每周 5 天。到学期末，不仅我的学习成绩因投入锻炼的时间和精力过多而受到了影响，而且我的个人健康状况也急剧恶化。我仅减掉了 10 磅，体重为 210 磅，但一系列的健康问题却出现了。无论是课上还是在自习时，我都无法集中注意力。我患了失眠症，睡不好觉。如果我哪天忘了吃药丸，就会呕吐，变得神经质、喜怒无常，头痛得很厉害。我虽然坚持锻炼，但是既没减掉太多的脂肪或体重，也没长出一点肌肉。

一天早上，我和几个朋友一起吃早餐。因为早晨忘记了服药，所以我非常紧张，把一杯牛奶掉在了地上。此时，我决定去看医生。检查结果证实，我之所以有这些问题，是因为那些药丸含有大量的咖啡因：每粒大约 300 毫克，而一杯普通咖啡含量只有 90 毫克，我按照标签上的说明，每天竟然服用 3~4 粒药丸！医生告诉我，每天摄入 1200 毫克的咖啡因实际上会刺激身体增加体重。我的肾脏和肾上腺可能在几个月内就会衰竭，甚至会诱发心脏病。那一刻犹如一记耳光打在我脸上，我竟然以身体健康为代价去换取体重降低带来的虚荣感。我希望拥有所有那些广告中模特的身材，像霍利斯特或 Abercrombie & Fitch 的模特那般，但我追求得过于迫切，以至于差点要了我的命。我的自我意识竟然只建立在身材上。

新焦点

　　毫无疑问，我立即停止了服药，开始认真调理自己的健康。春季学期里我逐渐康复。我不再痴迷于体重，而把注意力放回到学习中。我终于明白，一副好身材对我来说毫无用处。当我回归生活，再去看那些有肌肉凸显、轮廓分明的胸脯、结实的胳膊的广告时，我心想，我宁可在临终前已有一番功绩，完全接纳自己，被真正重要的人爱着，也不要为了虚荣心，直到死去时也没有真正相爱的人，除了搓衣板一样的腹肌以外一无所有。我放弃了对体重的痴迷，才发现自己到底是谁，应该真正热衷于什么，这让我与家人和朋友比以往更为亲近。

从饮食紊乱到进食障碍

　　有些文章还描述了"肥胖歼灭战"可能通过何种方式导致进食障碍。我收集的文章中有约50篇明确描述了患有进食障碍的人。虽然他们的情况复杂多样，但也能从中归纳出一定的模式。一些案例描述进食障碍的起因时与老套的故事情节相类似，并未直指"肥胖歼灭战"。❶ 而在另一些案例中，则暴露出可能的联系。我总结出了四种模式，即运动、移民、来自家庭的体重侮辱，以及我称之为"我们对肥胖的集体关注"。

　　现今，加州大批年轻人参加学校或俱乐部的体育运动。2011年，我进行了一项调查显示，足有70%的女性和74%的男性在初中和（或）高中

---

　　❶ 许多年轻人之所以出现进食障碍是因为进食障碍用于应对性与心理暴力（五个案例），或是因为父母感情破裂（五例）。在少数几个案例中，年轻人是为事业做准备，在那些领域里，苗条身材是必需品（比如音乐剧行业、模特业）。在这些情况下，"肥胖歼灭战"并无明显作用。

时参加过学校的运动队，约**40%**的人参加过俱乐部运动队（样本包括273名女性和61名男性）。体育运动应该并且通常有利于身体健康，但正如夏安的故事所描述的，对体重要求严格的运动项目增加了年轻人患进食障碍的风险。其中最危险的，对男孩来说是摔跤；对女孩来说是体操、跳舞、滑冰和花样游泳。从患厌食症的教练鼓动年轻舞者吃浸泡在橙汁中的棉球，到"倔驴教练"让青少年摔跤运动员通过净空或禁食"减肥"，这些民族志文章向我们展示了这些年轻的运动员如何一步步走向进食障碍，让人深感不安［SC 127，234，245］。

在第二种模式中，年轻的外来移民因与同龄人外貌有差异或块头较大而遭受欺凌，他们努力减肥，希望不再受伤害，"成为真正的美国人"，却逐渐患上进食障碍。由于他们的"美国公民"身份还没有完全得到认可，拥有"美国公民的身材"——没有多余脂肪的身材——就变成了他们得到社会接受的必要条件。因此，如前文所述，这些年轻人会重新审视自己的生活，将他们遇到的所有问题都归因于自己"体重过重"。这些故事进而使得采取极端减肥的方式合理化。我收集的此类案例共有四个，其中一个是来自亚美尼亚的女孩加利，她的亲人一心忙着融入美国社会，没工夫关注加利的厌食症，甚至在她最终住院输液时仍然如此［SC 249］。

第三种模式常见于体形较大的年轻人，他们持续遭受来自家庭的体重侮辱，因而努力减重，希望尽早告别羞辱，最终发展成进食障碍。此类案例有六个。家庭对体重过重成员的折磨已经屡见不鲜。但是与以往不同的是，在当今这个身体公民社会里，保持瘦削是所有人的道德责任，体重过重受指责是合理的。

在前文的民族志文章中，此类令人担忧的情况俯拾皆是，因此不再赘述。

最后一个模式是我们对肥胖的集体关注。今天，各行各业的人们对肥胖的关注简直前所未有，发现有人减肥成功会为他们喜形于色，而完全没有意识到他们认为的"健康"减肥模式有时会演变成不健康的进食障碍。对于那些登上"减肥战车"的人来说，任何表达赞美的"肥胖谈"都是他们冲锋的号角，通常会鼓舞他们设定更加雄心勃勃的目标，激励他们更加激烈地去节食。有个案例恰是强有力的佐证。一名 12 岁女孩制定了一项看似健康的"新饮食计划"与锻炼习惯，非常接近"肥胖歼灭战"所推崇的那种，因此得到了妈妈和姐姐的热情鼓励。当她们最终发现这名女孩病得不轻时，已发展成重度厌食症，需要住院治疗才能挽救她的生命［SC 245］。

本节将列举三个案例，以鲜活的事例来阐述这一联系。这些案例的主人公通常很少会与进食障碍联系起来的，即：男人和老人，但进食障碍确实在他们身上发生了。即将登场的是凯西，前高中摔跤运动员，他始终无法摆脱"满身肥油"的标签；布拉德，伊朗裔，是一位才华横溢的研究生，努力想成为"成功的美国人"；还有上了年纪的内利，她是在执着于体重的医生的护理下患上了进食障碍并去世的。这三篇文章的作者，都是与主人公非常熟悉的人。

凯西：沉重的话

凯西 22 岁，非洲裔美国人，块头很大，家住圣路易斯 – 奥比斯保县帕索罗布尔斯，出身于一个中产阶级家庭。这篇文章是他的一位好友写的，文中描述了作为摔跤运动员的凯西是如何在少年时还能以自嘲的方式漠视别人针对自己体重的身体欺凌，但当他上大学后，体重大幅增加，促使他开始采取极端的瘦身训练，吓坏了身边的所有人。

"奖杯男孩" 与 "满身肥油"

我最好的朋友凯西高中时期一直在与自己的体重和性别（做斗争）。记得有一天，我走进他房间时，他正站在镜子前（看着自己穿的）摔跤服哭，那套摔跤服几乎盖不住他那超大的肚子。高中时，他是班上的小丑，但他更是镇上摔跤运动的"奖杯男孩"。我们在一个很小的城镇一起长大，在那里无论成就大小都会家喻户晓。所有人都不知道，这位摔跤冠军，正在为了什么而在内心苦苦挣扎，那具体是什么连我都不太明白。

摔跤是凯西一家的大事（这并不足为奇），因为他父亲就是我们高中摔跤队的主教练。凯西一直努力把自己的体重控制在一定范围，但不知何故，比赛前他总是发现自己的体重不是低于就是超过了［目标］。这往往导致他暴饮暴食，或是完全禁食。他总是告诉我，他认为自己"满身肥油"。高中期间，他也因此受过一些队友的气。无论受到的伤害有多深，凯西总是藏在心里。他经常对欺凌行为随声附和，自我调侃，这一举动初衷似乎是想减少自己遭受的欺凌。

记得高中毕业刚上大学的时候，凯西在他的"汤博乐"上写下了这样一条博客：

> 高中刚毕业，来到莫尔豪斯学院，我就考取了驾照，这让我更为懒惰，也让我有更多的机会去快餐店。［我开始］整个周末都出去喝酒，每个周末都这样，无一例外。很快我的体重猛增。我知道自己超重了，但我有一群亲密的朋友，男男女女，总是欢声笑语。就这样，我给自己催眠，告诉自己不会出什么问题。一天晚上和伙伴们出去喝酒时，我拍了一张和最要好朋友的合影。当发现自己有多胖时，我简直目瞪口呆。我比标准 BMI 超重 40磅，我看上去太糟糕了。

读了这条博客后，我开始每天关注凯西的"汤博乐"，因为我不希望他出事，怕他走极端。此后的一周，凯西开始较理智地注意饮食，体重减轻了两磅，他说：

> 我开始每周去几次健身房，大约一个月后，我减掉了 20磅。如果我能减得这么多、这么快，减掉更多的体重还能有多

难呢？我开始（一周4天）去健身房，不去的日子就骑自行车或沿着跑道跑圈。体重继续减少，我感觉很棒，但还是觉得不开心。每次照镜子，我看到的都还是高中时代那个体重过重的年轻男孩。

读完这篇帖子，我有点惴惴不安，于是给凯西打了个电话，但他不以为然地说："我是忧天的'杞人'。"我从其他高中密友那听到传闻，说凯西吃得越来越少了，而且这个传闻逐渐被证实。虽然大多数人猜测他在服用可卡因，但没人想到凯西会出现进食问题。

我试图在学校放假期间去跟凯西见个面，但每次打电话或发短信，要么得不到响应，要么只得到简单的回答："我很忙，稍后再联系你。"我在家的最后一天，看了他的汤博乐，最新的博客说："有时我感觉快要饿死了，所以嚼嚼口香糖来阻止食欲。"尽管家人和朋友一直告诫凯西，说他体重减得太多了，看上去很病态，但他一概不理不睬。凯西（写道）："有些人跟我说我体重减了不少，这让我感觉很棒，这是对我的鞭策。我现在几乎什么也不吃，每天锻炼，至少完成5英里跑步和举重训练。我上瘾了。"还记得当时一读到这帖子，我就意识到凯西已经彻底完了。不久，家乡就开始传闻，凯西的妈妈告诉我们的一位好朋友，凯西肝肾功能出现异常，手指出现了痛风症状。

男朋友的劝阻

我和凯西通电话时，才知道他恋爱了。帕特里克忍耐了［凯西的饮食问题］几个月，直到一天晚上，终于忍无可忍了。我猜帕特里克当时想让凯西吃一些肉汁猪排，却被凯西拒绝了。他俩最终吵得非常激烈，帕特里克告诉凯西，他对他（凯西）节食的行为再也看不下去了。由于害怕帕特里克会与他分手，接下来的一周，凯西开始调整自己的饮食行为。他在汤博乐上写道："我认为这是迄今最为艰难的事情。我要试着改变自己认为食物是［邪恶］的这一基本观点。我必须建立新的思维框架，只要合理选择，食物也没那么罪恶。"

凯西开始正常进食三餐，同时仍然保持健康的生活方式。他花了将近两年的时间，才意识到自己已经从临床上的肥胖发展到后来才听说的厌食症。他在"汤博乐"上写道："我花了很长时间才调整到大多数人认为正常的状态。在朋友和家人，特别是帕特里克的支持下，我终于彻底走出来了。

布拉德：从伊朗到美国

布拉德25岁，一名研究生，不久前刚从伊朗移民过来。从这篇文章记述的访谈中，我们得知他是在一名爱刨根问底，却同时在很关心他的朋友（即我的学生）的帮助下，才找到他几乎快把自己饿死的可笑原因。

为完成这个民族志项目，我决定访谈一位好友。布拉德生于伊朗德黑兰，高中毕业后随家人搬到了尔湾。他现在是工程专业一年级的一名研究生。上个月，我第一次去他家，惊讶地发现他现在的模样和他在伊朗时拍的照片完全判若两人。照片中的那个年轻人体重很正常，与眼前这位纤瘦非常的研究生形成了鲜明的对比，除了俩人都在笑，但几乎没有任何相同。

我们如约在帕尼罗面包店见面。他点了一杯咖啡和一份丹麦奶酪，只有巴掌大小。我问他这是不是他今天的第一顿饭。布拉德犹豫了一下，才回答："我今天整天都在搞研究，很忙。"在接下来的一小时里，我费尽口舌才说服他吃了三片薄薄的面包。

我从询问［他的］BMI值入手，开始了民族志田野调查。

> 我：我之所以这么问，是因为自从搬到美国后，你体重明显减轻了很多（布拉德开始打断我，以示否认）。我看过你原来的

照片。你体重减了这么多，是为什么呢？

布拉德：噢，因为我吃得更健康了。到这（加州奥兰治县，Orange County）后，我成了素食主义者，并不单纯是为了保护动物，而是因为不吃肉的时候，你会感觉食物更新鲜。至少我这么觉着。

我：你在伊朗时，对自己的体重或饮食有过担心吗？

布拉德：没有，我从不把这些放心上。在伊朗，只有去医院做年度体检时，才自己称一下体重。但现在，我每周称一次。

我：为什么呢？

布拉德：知道自己的体重数值有好处。这是你健康与否的衡量标准。

我：你认为自己健康吗？

布拉德：我没时间去认真思考这个问题。我没时间感到饥饿。

谈到这，布拉德又点了一杯咖啡，而我继续记录。

我：我是唯一一个说你患厌食症的人吗？

布拉德：不是。和我同在一个实验小组的其他成员也注意到了。我通常不吃东西，只点咖啡。我妈妈也唠叨着让我吃东西。

我：当他们说你患厌食症时，你感觉如何？

布拉德：这让我感觉很不舒服。我不喜欢。你知道，我是个大男人，太瘦比太胖还令人难以忍受，尤其是在美国。这让我觉得自己软弱无能。

听了布拉德的话，我非常诧异，尤其因为他叔叔亚历克斯已完全融入了美国文化。

我：好吧，亚历克斯怎么看呢？他是一名医生，你经常说和他关系很亲近。当你开始减肥的时候，他说什么了吗？

布拉德：嗯，一开始他真的为此感到很骄傲。他的观念是，保持瘦削应当是不懈追求的目标。但最近，他开始说我太瘦了。

我：不介意的话，能告诉我你现在多重吗？

布拉德：我从伊朗来到这里时，体重是 75 公斤（165 磅）。现在是 51 公斤（115 磅）。

我：好的。你的意思是说，你刚到这边时，亚历克斯从未评判过你的体格吗？

布拉德：哦，我到美国的头几个月里，他告诉我，我有点胖了，这对健康有害。但我并不太赞同他那套身体健康的哲学。

我：什么哲学？

布拉德：不提它了，那不是什么让人引以为豪的事情。

我：快，布拉德，请告诉我，是什么？

布拉德：我刚到这边时，他告诉我："在这个社会里，当你走在街上，必须具备三个条件才会被认为是成功的。你必须个子高，是白种人，身材瘦。前两条都与你无缘，但你肯定能做到最后一条。"

老年厌食症患者

最后，我们来看内莉·诺伍德的案例。她来自低收入家庭，住在洛杉矶，83 岁时死于厌食症。在这个悲惨的故事中，我们将看到，医生的减肥建议会产生意想不到的可怕后果，这点连她的医生也从未预料到——甚至也从未注意到。

内莉·诺伍德是我真正想念、内心挚爱的人。有这样毅力惊人的曾祖母，我很荣幸。虽然她的辞世使得我们在一起的时间缩短了，但她对我心灵那份刻骨铭心的触动却更深了。

内莉生于 1920 年，在宾夕法尼亚长大，在那结婚并生了两个女儿。不久，她随丈夫和女儿迁往加利福尼亚，在洛杉矶开始了新生活。夫妻俩均是俄罗斯裔，两个孩子在他们的影响下信奉犹太教。她的女儿们很快长大、结婚，并各自有了孩子。

诺伍德家族很快人丁兴旺，但内莉的生活却急转直下。内莉·诺伍德的丈夫于 1975 年去世，原因是患了一种全身扩散的疾病。他的病扩散得非常快，内莉还没做好当寡妇的心理准备，他就死了。在内莉眼里，家人就是自己的一切，所以丈夫走了，她不知所措。幸运的是，有女儿和孙辈陪在身边，帮她走出了这段可怕的阴霾。

灾难性的医约

她的日子过得还算顺利，但 65 岁那年的一次体检颠覆了一切。她被告知自己的胆固醇非常高，需要想办法降下来。医生告诉她，为了降低胆固醇，她需要注意饮食，减掉些体重。曾祖母内莉从未特别瘦，也从没特别胖。她身高 5 英尺 5 英寸，体重约 160 磅 [BMI 值是 26.6]。

她立即开始计算卡路里。然而仅仅注意饮食并不见效，她便服用泻药，想把吃进去的东西都从身体里排出来。体重虽然在慢慢下降，但永远无法让曾祖母内莉满意。她减肥、变瘦的意志顽强，想尽一切办法继续减轻体重。她的 [目标] 已不再是降低胆固醇，[而是] 让自己变瘦。

曾祖母择选食物越来越严苛，没人敢带她再到外面吃饭了。女儿们带她出去用餐，她会把盘子里的食物不断挪来挪去，或者切成小块，营造一个自己吃得不少的假象。

曾祖母内莉会定期到医生那里检查胆固醇水平。见了这么多次面，医生从没关注——或担心——她怎么变得那么瘦了。正相反，医生还鼓励她，说她好多了，体重减轻后胆固醇水平正在逐步下降。医生把错误的信息灌输给她，她对医生说的每句话都坚信不疑。家人建议她应该换个医生看看，她一概拒绝，（说）她多年来一直找那个医生看病，他知道什么对她的健康最有益。

到 67 岁时，她减掉了 50 磅左右，体重已降到 110 磅，非常瘦（BMI 值为 18.3）。看着镜子，她对自己一手塑造出的新形象很是得意。虽然她喜欢自己现在的纤瘦身材，但她还是不敢正常吃东西。她害怕体重出现反弹，会让她重回老样子。

内莉走了

虽然内莉对自己的外表很满意，但她的性格却彻底变了。我妈妈原本很乐意去看自己的祖母，但自从她全神贯注于体重之后，和她在一起就变得索然无味。她开始喜怒无常，不愿和任何人长时间交谈。即使和人聊天，她也说话很少，而且态度不好。作为她的曾孙女，我曾经会很兴奋能跟她在一起。但令我难过的是，她从来不愿意让我哥哥或我接近。我们出生时，她已经是重度厌食症患者了，她关心的事只有一件，那就是她的体重，而不是她的曾孙。虽然她很难接近，但作为女人，她那份毅力总是激励着我。她意志坚定，知道自己想要的是什么。

不幸的是，我的曾祖母于 2003 年与世长辞。去世时她 83 岁，体重不足 100 磅［BMI 值不到 16.6］。死前，她的身体浮肿得吓人，因为积水太多。她的所有器官都衰竭了，丧失了功能。这个病夺走了这位被众人爱戴的长者的生命。我知道曾祖母希望我们过得幸福，并从她的错误中吸取教训。如果没有曾祖母内莉，我自己的生活肯定不会和现在一样。

为减肥不计成本

本章表明，"肥胖歼灭战"所带来的压力实则损害了许多年轻人的身心健康，而那恰恰是我们最想保护的。这些案例说明，导致这些人采取极端减肥措施的正是 "肥胖歼灭战" 施加的正常、日常压力，而绝非某些特殊因素。本章民族志出现的来自父母、教练、医生和其他权威的压力，和其他章节中引用的民族志基本雷同，只是当事者行事更激进一些，造成令人遗憾的后果。

在他们所处的环境中，普遍存在的 "肥胖谈" ——无论是消极的，还是积极的——在事件中都发挥了至关重要的推动作用。以上几个案例都说明，肥胖侮辱是促使人们减肥的惯用方法；但案例也反映了 "积极肥胖谈" 对减肥的重要推动力。因减掉几磅而得到曾羞辱过自己的人的由衷赞扬（"你现在看起来很棒！"），有些人（法里德和凯西）被赞美声极大地鼓舞了，因此愈发勇往直前，不断提升自己的目标。他们相信，如果有一点进步都能带来这么多赞许，那么多减一些可能会让生活近乎完美。我们以前提到过这种模式，但当时尚未展开讨论，即赞美—— "积极肥胖谈" 的一种形式——会激励雄心勃勃的节食者定下更加不切实际的目标，再用偏激的方法去实现。

在本章所选取的案例中，年轻人根本没有意识到他们所采取的极端方法具有危险性。唯一的例外是凯姆，他［错误地］认为："一些模特有心脏病，并死于净空。"（那些模特其实是死于 "饥饿减肥法"。）几乎在每一个案例中，他们都确信自己的所作所为既健康又有益，通过践行那些方法，他们会成为高尚的身体公民。例如，索里完全相信只吃水果对她有好处。特拉维斯和法里德对剧烈运动有助于身体健康和体重下降深信不疑。特拉维斯在一定程度上知道减肥药制造商经常做虚假宣传，但在绝望的状态下，他想冒较小的副作用风险，换取较大的减肥承诺。

我的研究表明，这些年轻人和他们的父母之所以对 "极度减肥法" 的危险性一无所知，公共健康信息在体重问题上的沉默和缺失是负有重大责任的。美国大众不断得到有关超重和肥胖会带来健康威胁的警告，然而，除 FDA❶ 偶尔发布关于减肥药物的警告之外，几乎见不到公开披露与减肥常用方法——节食、锻炼和药物——相关的健康风险信息（第九章会讨论"手术疗法"）。搜索美国政府负责健康问题的主要机构的网站，也没发现有系统介绍减肥方法及其中存在的问题的消息。❷ 这些官方网站全部聚焦于鼓励美国人减肥。而在互联网上，我们能找到更多信息。用谷歌搜索"减肥方法的危险"这一词条，在 2014 年 7 月查询时，检索到的结果有 1600 万条。在检索到的条目中，真正涉及减肥危险的并不多，但还是有一些网站，特别是关注健康的网站，如 LiveStrong. org、WebMD. com、Fit-Day. com 和 LifeScript. com，偶尔会刊登一篇标题为《减肥绝不能做的六件事》的文章。（Zelman，2011）讨论进食障碍的网站也描述了日常进行过度节食与锻炼的风险。但是我几乎没发现，有哪个网站讨论那些不会导致重度的进食障碍的"日常"节食和锻炼方法所存在的潜在危险。

　　虽然有些信息要找还是可以找到，但是当公共卫生领域和更为广泛的文化都在强调减肥的紧迫性时，就很少有人会想到去了解一些减肥方式的危害了。小孩子绝不可能想到，他们的父母、老师、教练和医生要求他们去做的事可能会对自己造成伤害。他们更不可能理解，自己创造的节食方法会影响到自己的营养吸收。还记得亚历克西斯吗？作为一名 6 岁的孩子，不知道卡路里为何物，但却知道食物会让人发胖，以及肥胖是件坏事情。还有艾普萝，在中学便开始采取"饥饿减肥法"，以消除自己的赘肉。这些案例绝非偶然性的个案。

　　另一方面，厌食症敲响了嘹亮的警钟。那么多明星的死亡使得那些瘦到皮包骨般的女性身材被烙印在人们的脑海中——至少被烙印在了年轻女

---

　　❶　FDA 监管处方药及所有上市药品的安全性，因此，公众可以获取更多有关减肥药物危险性的信息。处方类减肥药物因安全问题向来臭名昭著，其他学者已进行过很好的讨论（例如，Fraser，1998；Mundy，2001）。FDA 也列出了非处方药物的危险性或潜在危险性。详见美国食品药品监督管理局（FDA）2011，2013a，2013b。背景请见 Pollack，2012a，2012b。

　　❷　在美国卫生研究院（NIH）网站上搜索"危险的减肥实践"检索到 259000 条结果。而大多数内容都是关于减肥的临床实践指南，减肥方法的效力，甚至不运动、不节食的危险性。我几乎没找到任何有关安全问题的结果。CDC 网站上的信息就更少了，在"肥胖与超重"网页上全都是抗击肥胖的策略。检索时间为 2013 – 07 – 04。

性的脑海中。但是，十几岁的女孩和她们的父母从中得到的信息似乎是，厌食症与普通节食性质不同，厌食症是一种"疾病"，而节食只是日常行为。大家都认为，厌食症只有"别人"才会得；"我们"了解它，因而对它免疫，几乎没有考虑到节食是会引发厌食症的，因此，年轻的身体继续受到伤害。人们认知上的另一个盲点是认为厌食症和贪食症大多是——或仅仅是——女孩的问题。在凯西和布拉德的病情恶化之前，没人会觉得他们可能患有进食障碍。内莉的医生也万没想到，这位老年病人可能患深度厌食症，但发现时为时已晚。

这些文章表明，除去对厌食症有所警告，主流公共健康给当今年轻人的信息仍是强调减肥首当其冲，而并没给极端减肥行为设定限制，也没指出其危险。孩子们被灌输的不仅仅是每个人都必须达到而且确能达到狭义的"正常"体重，而且超重是不健康的标志；他们还被告知，任何形式的节食、锻炼和减肥几乎都是有益的，只要做了就会变得健康。和大多数公共卫生运动一样，为了突出"肥胖歼灭战"的主题——体重过重是不健康的——而开展的工作中，忽视了重要的细微差异和难以确定的界限分别，例如，健康与不健康的节食和锻炼之间的分界。虽然悲剧发生后会发出警告——譬如，当明星病倒时——但证据表明，儿童们并没有被经常告诫：减肥方法应该有限度，或者极端节食和锻炼都是存在风险的。

这种对健康风险的无知令人担忧，因为在本章的案例中，除了法里德和特拉维斯之外，健康受损的可怕经历根本无法阻挡年轻人减肥的决心。而对于法里德和特拉维斯来说，他们的身体遭受重创的经历颠覆了他们的世界观，使他们摆脱了"不惜一切代价都必须终生坚持减肥"的魔咒。这些年轻人吸取了深刻教训，发誓从此远离极端减肥方法，有可能终生不再回头。如果连续几个月的高咖啡因药丸没有对他造成永久性损害，特拉维斯将成为屈指可数的幸运儿，因为他把一场近乎悲剧的结局转化成了寻找生活真谛的一个机会。但特拉维斯的情况是不寻常的，因为他所遭遇的身体伤害有可能危及生命。相比之下，那些身体健康所受伤害较轻的年轻人的反应则有些摇摆不定。夏延和凯姆两人仍然对自己的体重非常不满，尽管他们与危险擦肩而过，但是他们极有可能再度尝试极端的减肥方法。

最后一节的案例展现了"肥胖歼灭战"所伴生的身材压力是如何导致弱势人群——不论性别、年龄——孤注一掷去减肥，进而形成进食障碍的。高中时卡西遭受的身体欺凌给他造成了严重的精神创伤，使他终生为自己的体重感到担忧。当后来他的体重大幅增加，他就吓坏了，便马上开始采取过度运动和"饥饿减肥法"（这是他在高中当摔跤运动员时学会的方法），最后，他发展成重度厌食症患者。在布拉德的例子中，外来移民群体用来衡量是否为成功的美国人的隐性标准，可能再加上对男性的进食障碍一无所知，导致他罹患了极其严重的厌食症，且在写民族志文章时仍未治愈。像布拉德这样的外来移民，在努力成为美国的优质身体公民的过程中，不知不觉地损害了自己的健康，危及了自己的性命。

医生在抗击肥胖运动中责任重大，而医学界对体重的极端关注也暗藏风险。有些时候，医生在热衷帮助病人减掉多余体重的同时，可能会误诊，甚至无意中制造出其他疾病。内莉就是很好的例子。当然，内莉也许也受到了心理因素的影响——减肥之所以发展为一种执念，也许是因为在内莉的丈夫去世后，只有减肥才能帮她重新找回生活的意义。尽管如此，医生应该注意到她出现的厌食症状，并在酿成灾难之前予以干预。综上所述，这些文字佐证了进食障碍社群中正在出现的一个新观点，即医学和文化对减肥的过度强调正在令罹患严重精神疾病的风险增加。

这些发现理应得到重视，但是有谁注意到了这些呢？在以上提到的五例健康受损案例中，有四例源于医生的诊断结果。如果医生见证了这么多青少年儿童因过度节食、运动或服用药物而受到伤害的病例，为什么不把这些发现纳入根治肥胖这一更大的话语中？为什么关于肥胖危害的公共资讯多如牛毛，但却几乎没有关于极端减肥措施的危害的资讯——而年轻人（也包括年长者）因极度渴望减肥，正在采取这些危险的极端措施？为什么人们很少讨论"肥胖歼灭战"与进食障碍之间可能存在的联系？在"肥胖歼灭战"中，生理和心理的损伤似乎被视为附带损害，尽管令人遗憾，但终归是次要的代价。为了战胜真正的威胁——肥胖，从而赢得更大的胜利，这个代价是可以不必提及和不必计算的。或许，这些代价甚至既渺无踪影也无可名状，因为它们不在公共卫生的危机框架内，不在主流观点视线中。

下一章，我们将谈到"肥胖歼灭战"的另一种未知成本，这个成本甚至更少为人关注，即对恋爱关系和家庭关系造成的危害。

第八章

家庭关系与亲密关系遭到扭曲

　　我曾经和一位叫杰森的男孩交往了两年；我和他于去年这个月分手了。我们初见时，杰森身高 6 英尺 3 英寸，身材极佳。我身高 5 英尺 3 英寸，体重 115 磅。我很在意自己的体重，每周都会健身，饮食上也很是注意。我们约会了一段时间后，杰森长胖了不少。跟我比起来，他显得块头极大。我曾经劝他吃点健康食品，和我一起健身，但他的体重还是不断增加。朋友们开始注意到这一点了，其中有些人还会说："你俩居然在一起，我觉得很惊讶。"抑或："你这么好看，应该找个更好的男朋友。"这些［肤浅的恭维］真是些无礼的话。一方面，这些话的潜台词是"我肯定有哪里不对劲，否则绝对不会做出跟一个超重的人在一起这么羞耻的事情"；另一方面，这些话也冒犯了杰森，因为他们仅基于杰森的体重来批评他的人格。我反对仅凭外表评判他人。尽管我不断告诉自己，和他分手是因为他的负面品质太多了，超出了我能忍受的范围，但我心底却隐约明白，其中一部分原因就是他长得太胖了，而我觉得男朋友的身材是我个人品质的一种体现。既然我很注重照顾好自己，我要交往的人也应该同样会照顾自己。

——劳雷尔《体重对亲密关系的影响》［SC 261］

在当今体重崇拜的文化下，一个人的价值不光取决于自己的体重，而且还取决于自己身边人的体重。在《肥胖之耻》一书中，法雷尔描写了文化对肥胖者的限制：尽管肥胖者可以和肥胖者交往，但却不被允许在主流社会占据一席之地，也不被允许和普通人交往，如果他们硬要这么做，就会被认为越界了，还会遭到肥胖羞辱的处罚。（Farrell，2011）我的学生们写的自我民族志为此观点提供了丰富的佐证。就像劳雷尔惭愧地承认那样，肥胖在亲密关系中被视作"污点"；如果一个人和肥胖者有瓜葛，那么别人就会觉得此人也不怎么样。其中的逻辑似乎是这样的：如果一个人和肥胖者有紧密的关系，就说明他/她没有尽到高尚的身体公民应尽的责任，没能成功帮助他人变成体重正常的人。因为道德和体重直接挂钩，肥胖者被认为天生就是"坏"的。如果有人和他们过从甚密，别人就会觉得那个人也缺乏判断力，也会变成一个（又胖又坏）的人，因此也会对他/她进行贬损。无论如何，和"那些胖子"过从甚密都会给自己招致伤害。这种态度会令肥胖者被纤瘦者排斥，我们也已见过不少这样的案例了。

在本章，我们着眼于两大社交领域——家庭关系和亲密关系，探究肥胖会在其中引发怎样的交流，导致怎样的影响。因肥胖有传染性，家人或伴侣的发胖一般被认为会对亲密关系（或家庭和睦）产生威胁，肥胖也就成为了一个必须整顿的问题。在前几章的自我民族志中，我们已经见到了不少因肥胖孩子的体重问题引起家人争吵的案例。比如，妈妈费尽心思让女儿减肥；家里的男性成员，认为对家中女孩的身材挑三拣四是他们应尽的责任。举例来说，艾普萝的哥哥曾经警告她，如果她再胖一点，就会有男孩子拿东西砸她了；蒂凡尼的弟弟曾经冲她大叫"你胖死了！"对这些行径，他们的父亲还赞许地点点头（见第四章）。在这个世界上，男性被认为理当评判女孩的身材，而女性则务必迎合他们。本章收录了六篇自我民族志，都无比透彻地呈现了在家庭关系和亲密关系中，体重问题是被以何种方式讨论的，以及会造成何等影响。本章继续讨论"肥胖歼灭战"的代价，我们把重点放在全社会都在强调要不惜一切代价减肥会对亲密关系造成怎样的伤害（而不讨论对个人的伤害）。

在"肥胖歼灭战"中，家庭是最经常公开讨论年轻人体重问题的地方。基于对关于肥胖的公共话语进行的研究（包括官方声明和政策，新闻报道和公众讨论），女权主义学者注意到母亲在儿童流行性肥胖症和其解决办法上被赋予了很突出的作用。家长被认为应尽到全面周到的养育责任，而母亲尤其被认为应该监督和管理孩子生活的方方面面。"肥胖论"给母亲们赋予了这样的使命：要确保所有家庭成员——特别是孩子们，因为母亲应对孩子负有特殊的责任——都成为优质身体公民，都吃健康食品、定期运动、保持正常体重。没完成这一使命的母亲会被定义为不合格的"坏"母亲。在由来已久的责备母亲的文化话语的背景下，母亲，尤其是职场母亲——因其族裔和阶层而被边缘化的母亲更甚——被看作是导致儿童肥胖症的主因，进而被认为她对孩子、社会和国家都构成了威胁。（Bell，McNaughton 与 Salmon，2009；Boero，2009；Maher，Fraser 与 Wright，2009；Saguy，2013；Herndon，2014）既然"儿童肥胖论"并不探讨男性家长应对儿童肥胖症负有怎样的责任，男性家长也就因此而无可厚非，于是女性家长就成了"替罪羊"，遭受指责。在这点上，学者艾普萝·赫恩登认为，女性家长（和肥胖儿童）无非是这些话语和政策的受害者罢了。（Herndon，2014）

我们细细对比文献——这些文献和论点都经过了学者的仔细剖析——和"肥胖歼灭战"在社会中的展开方式，就会发现前文引述的学界论点得到了有力支撑，与此同时，我们还看到了更加复杂的图景。我通过民族志研究证明，"肥胖歼灭战"几乎未给父亲分派任何职责，这正与公共话语极少讨论肥胖与男性的关系相吻合。文化确实赋予了父亲一些责任——比如，父亲被认为应该带着孩子一起运动——但这与母亲承担的职责不同，就目前情况而言，父亲的职责并没有被清晰地界定。然而，与此同时，也有一些男性在与家庭肥胖做斗争中扮演了相当重要的角色，这也应当为人所知。我的研究认可前文有关母亲的论点，但在此基础上还有所延伸。尽管公共话语确实对职场母亲苛责颇深，尤其是特定族裔和阶层的母亲，我的民族志研究却表明，"所有"母亲都为孩子的体重问题感到压力倍大。而且，给她们带来最大压力感的不是公共话语，诸如学界研究过的那些；她们的压力其实源于周围人的嘲弄和白眼。不仅诸如医生和老师这样的文化权威人士期待母亲们成功地履行她们对孩子的身体公民责任，朋友和亲戚也对她们抱有如此期望。媒体在不断渲染体重过重对健康的威胁和纤瘦的社会价值，这些都进一步强化了一个已经尽人皆知的信息——保持苗条漂亮对一个女孩的事业和爱情至关重要。自然，每个妈妈都希望自己的女儿收获良好的事业、稳定的感情。除此之外，她们之所以要求女儿苗条，也是为了自己，因为一旦女儿的体重失控，妈妈也会因管教不力遭到指责。尽管孩子的基因是由父母双方决定的，但孩子的身材，尤其是女孩子的身材，却一般被认为反映了母亲身材。孩子肥胖会给母亲带来羞耻感，这就难怪有那么多母亲为了孩子的体重而殚精竭虑了。尽管在我的受访者中，有许多都对母亲的"铁腕政策"有诸多抱怨，他们的自我民族志却揭示了母亲因孩子的体重问题承受了巨大的压力。这种压力几乎每位妈妈都会感受到，无论她们是否出去工作，也无论她们的族裔背景。只有一些刚来美国不久的妈妈，她们对美国的文化热点几乎一无所知，才得以幸免于这种压力。赖安和克里斯汀的妈妈就是很好的例子（见第四章、第六章）。

本书的民族志研究还揭示了仔细考量以身体迷思的形式盛行在流行文化中的体重科学的必要性。在美国，一个关键的身体迷思是：纤瘦的孩子都健康，而体重过重的孩子都不健康。害怕他们体重过重的孩子已经或将会有严重的健康问题是父母对孩子体重担心的主要原因之一。尽管父母承受着巨大的压力，我研究的母亲们发现，控制孩子的体重仍旧是一件很困难的事情。朋友和亲人（包括母亲们自己）都从未质疑过母亲实际上能够决定自己孩子的体重，这点也印证了普遍存在的"体重是可以被管控的"身体迷思。虽然她们在某种程度上确实可以影响孩子的体重，比如，她们可以教给孩子正确的营养知识，可以烹饪健康食物，还可以监管家人所食之物，但每个家长都知道，父母并不能完全决定孩子的身材。他们不光对孩子的基因和青春期的迅猛发育无法掌控，甚至对孩子在学校的饮食、运动等也都无力插手。孩子们也有许多办法来破坏父母的努力。妈妈们被期望去实现无法实现的目标，因而发现自己陷入了一个无解的境地。她们被要求去完成不可能办到的事，一旦失败，就会遭到社会惩罚（惩罚形式为包括羞辱和其他各型各色的尖刻"肥胖谈"）。如果自家女儿体重过重，母亲就会面临两难困境。如果她们仅仅采取温和的"说教式肥胖谈"，那么可能并不会见效。但如果她们采取身体欺凌，女儿可能会怨愤、产生叛逆心理，甚至可能伤害母女关系。在"儿童肥胖症歼灭战"中，母亲选什么都是错。母女关系也会因此受损。据此，我的民族志研究表明，备受伤害的不光是母亲，尽管这已经够可悲的了，但事实上，亲子关系都会受损，也就是说，整个家庭的稳定都会受到威胁。在本章中，我选取了四个有关家庭关系的案例，这四个家庭皆因孩子的体重问题而造成家庭关系紧张。第一部分呈现的前三个案例都和母女关系有关。第四个案例则波及了整个家庭。我们将着眼于父母如何管教超重的孩子，孩子们如何回应父母的努力，母女关系乃至整个家庭会受到怎样的影响。尽管故事是从女儿的视角讲述的，但是我们还是可以从字里行间看到（或者说是推测出）父母的种种努力——他们尝试过的手段，他们定然曾产生的挫败感。

其中三篇自我民族志描述的都是亚裔美国人家庭（菲律宾裔、韩国裔和华裔），这绝非巧合。但当他们的孩子拒绝减肥时，采取铁腕的"虎妈"手段（借用蔡美儿的话来说）的并不仅是亚裔父母。达拉-林恩·韦斯于2012 年在《Vogue》杂志❶上发表了一篇极具争议性的文章，详述了自己是如何不遗余力地强迫 7 岁的女儿减肥（她于 2013 年发表的一本著作中也曾讲述了这一经历）。达拉-林恩·韦斯是白人，但她也是个名副其实的"虎妈"。（Weiss, 2012, 2013）不过，不可否认的是，在许多东亚和东南

---

❶ 《Vogue》杂志是美国的一本时尚期刊，被誉为世界的"时尚圣典"。

亚文化中, 高压家教方式不仅更容易被父母、子女以及更大的 (族裔) 社区所认可, 而且还被认为是恰当的、对孩子本身和对整个家族都有利的家教方式, 个中缘由我们下文详析。我收集的自我民族志显示, 在这些族群中, 家教基本上就意味着权威式的家教方式。其中, 对亚裔美国人是如何进行体重管控的详细描写令我们开始质疑那些铺天盖地对亚裔是多么高尚、苗条、有责任感的身体公民的赞誉是否恰切。

劳雷尔的经历说明, 体重问题对亲密关系也会造成伤害。社会学家特雷西·罗伊斯就肥胖压迫问题写过一篇极富影响力的文章。这篇文章帮助我们看到, 在亲密关系中, 身体欺凌和其他形式的语言和情绪暴力都具有普遍性和破坏性。(Royce, 2009) 她指出, 亲密关系暴力是社会层面上的男权产物, 且被一些男性用以管控 "自己的" 女人。(Royce, 2009) 自从肥胖不被接纳以来, 亲密关系中的肥胖羞辱就已然存在了; 与以往不同的是, 肥胖侮辱如今被社会认可了; 而且为了促动减肥, 它还被认为是理所应当的、必不可少的。在这样的背景下, 那些因肥胖而遭到恋人打击的人几乎没什么自卫的途径。不仅没有公认的语言可以被用来抗议肥胖侮辱, 而且也没有什么社会支持来帮助这样的诉求。肥胖羞辱和与体重相关的争执不光会严重损伤亲密关系, 更糟糕的是, 当施虐者给其女性伴侣 (或男友, 后者较为罕见) 起贬损性的外号时, 就会击溃受虐女性的自尊, 受虐女性为了捍卫自己的尊严就会不择手段地减肥。罗伊斯认为, 对一些人来说, 这类暴力会导致与 "创伤后应激障碍 (PTSD)" 极为类似的症状。本章的第二部分会介绍两对异性恋伴侣, 男方都对女方进行了肥胖侮辱, 这给受害者带来了长期伤害, 最终导致亲密关系破灭。

母女关系出现裂痕

我们首先讨论三对母女间的体重斗争案例。在这三个案例中, 女孩——德斯蒂尼、希拉里、凯尔西——的母亲都不顾一切督促女儿减肥，她们采取了铁腕的甚至侮辱式的手段，而这不光毫无效果，反而还伤害了宝贵的母女关系。在前两个案例中，女儿们不会回嘴，也就无法为自己辩白，于是母女关系似乎受到了长期的伤害；在第三个案例中，女儿挑战了母亲，故事的结局似乎也圆满一些。

我的母亲严苛、粗鲁、唠叨、评头论足、虚伪矫饰、愚昧无知：德斯蒂尼道出了自己的怨愤

这篇文章的主人公德斯蒂尼，菲律宾裔美国人，家住圣何塞，出身于中产阶级家庭。在她的笔下，她的母亲在体重问题上喋喋不休，却根本不起作用。德斯蒂尼的妈妈采取的手段——无休止的挑剔、批评以及不公正的对比——适得其反，令21岁的女儿愤怒、沮丧、执迷于自己的体重，并把那个让自己生活痛苦的女人视作仇敌。

我的母亲，一名体重警察

上高中后，我入选了女子篮球队。正式［进入］球队之前，［所有］运动员都需要进行一次体检，因此我就去见了医生。一个护士给我称体重、测身高，然后［告诉］我母亲，我超重了。这令我非常受伤，因为此前我从未真正把自己的体重放在心上，也没人提醒过我。［尽管］我的BMI值比"正常"高了区区几磅而已，但那位护士却表现得似乎那是件了不得的大事，让母亲对我的体重相当焦心。

［对我的体重这一全新认知深深地］影响到了我。在训练时，我［开始变得］异常卖力，不光是为了把篮球打得更好，而且还为了多流些汗水以减掉更多的体重。妈妈会来看我的比赛，她总是批评我太胖，以致跑得太慢。她不断鼓励我减肥，让我感觉自己比实际上更胖了。

现在我才明白母亲深深影响了我对体重乃至对自己的认知。她总是叫我注意饮食。每当我买了汽水而不是水，或是选择了白米而非糙米时，她就会批评我。令我最难忍受的是，在我年幼时，她从未鼓励我吃蔬菜水果，恰恰相反，她总是给我吃白米饭和肉类。那时她对于我老是吃麦当劳、喝汽水、喝全脂牛奶等行为从来不置一词。而如今，我都已经习惯于这些"坏"饮食了，她却来对我妄下论断。因为她能很轻易地改变自己的饮食方式，但这不意味着我也很容易，我认为她根本不明白这一点。

当我和母亲一起外出时，如果看到一个稍胖些的路人，她往往会说："看，德斯蒂尼，如果你还吃那些垃圾食品，就会变得和那人一样。"我觉得这话很无礼，她不光冒犯了我，还冒犯了那位路人。我不由得暗想，母亲竟然是如此粗鲁而妄下论断的人，我为自己是她的女儿感到可悲。

如今我体重130磅，身高5英尺，BMI值为25。这个数值恰好落在"正常"和"超重"的分界线上，[然而]母亲却认为我很胖。每次回家，她都命我必须减肥。她竟还多次说过："我像你这么大的时候才98磅重，我那时可瘦了。"我知道她这么说无非是想鼓励我也减到98磅。也就是说，为了让她对我的外表感到满意，我需要减掉30多磅！我们每次见面，她都会议论我的体重，却不常询问我在学校表现如何，也不常关心我是否还遇到其他什么事。这令我觉得她更在意我的外表，而非我过得如何。

她对减肥手段的看法也令我深感恼火。她说应该戒掉汽水，我承认这确是个好的开始，但她还说应该免掉晚餐。我认为这很荒谬，因为这基本等同于她要我在夜间挨饿来减肥。[不吃晚餐]完全是不健康的。她一度采用过这一手段，减掉了几磅，但等她恢复晚餐，那几磅就又长回来了。

最可笑的是，她和我明明胖瘦差不多，但她却觉得她比我瘦多了。我试穿她的衣服时，她总会面带惊讶的表情说："你居然穿得进去？"她丝毫不知每当她批评我的体重时，我有多么受伤。她应该换个方式和我沟通，她现在的表达方式只会令我对自己感觉糟糕透顶。

一个愤怒、受伤、自我怀疑的女儿

别误会我的意思。我是爱我的母亲的，但她关于体重的想法和观点让我十分沮丧。有时我真的会被打击到。我看着镜子里的自己，觉得自己很胖。我因为自己的外表哭过很多次。我每次选择"健康"食品时，都是因为感到自己很胖，而非因为追求健康。运动也是一样。我讨厌运动，只有在自我感觉肥胖时才会去运动。

我竟然是这么看待自己的，真是可悲。我是个很好的人。我脾气好、友善、聪明、幽默。我知道自己的内心是美好的，也知道自己的未来是光明的。尽管如此，我还是会因体重问题而极度缺乏安全感。我计算卡路里，采取一些根本坚持不下来的极端节食法，例如，催吐、饥饿疗法，为减肥做了大量研究。除了我的不安全感以外，我对自己各方面是满意的，但是那份不安全感在我的生命中扮演了如此重要的角色，以至于它令我无法做我自己、无法成为我想成为的那个人。被迫减肥是一件令人感到压力巨大且极度沮丧的事。我知道，早晚有一天，我将不再理会别人尤其是我妈妈对我体重的看法。

德斯蒂尼和她的妈妈：关系破裂

从女儿被确诊为"超重"的那一刻开始，德斯蒂尼的妈妈就用尽手段劝说甚至强迫女儿减肥。这些手段反映了两个我们所熟知的身体迷思：其一，体重是可以由个人所控的；其二，女儿应该有与其母相同的身材和体重。然而这些信条与现实不符。德斯蒂尼用尽了一切手段，却毫无效果。她的身材不光是由她父母的基因所决定，也与她所成长的环境相关，而她的成长环境与其母亲的成长环境并不相同。德斯蒂尼的妈妈希望女儿达到最好的状态，但却忽略了这些事实，不断给孩子施加压力，最终会为母女之间就体重问题产生剧烈冲突埋下伏笔。

德斯蒂尼受到的影响是深刻而具有破坏性的。即使她仅在正常与超重的分界线上，她却认为自己是肥胖的，肥胖成了她主要的自我身份，令她无法成为想要成为的那个人。和本书出现的其他主观肥胖者一样，德斯蒂尼沮丧、不安、自我怀疑。而母亲虽显然是关心女儿的，但其无休止的挑剔却可能不知不觉间给女儿造成感情创伤。高压手段还会严重损害母女关系。德斯蒂尼的妈妈不一定能意识到这一点，但她处理女儿体重问题的方式却令女儿满心愤恨、羞耻和失望。母女纽带该如何修复？或许时间会给出答案。

报复母亲：希拉里的叛逆故事

希拉里 21 岁，是一位韩裔美国人，出身于中下层阶级家庭，她家本住在卡德希（位于洛杉矶县），后来移居洛杉矶市。希拉里的母亲常常针对其体重发表尖刻的评论，希拉里因此感到十分受伤，决定奋起反抗，但凡母亲主张的，她全都反其道而行之，试图以此报复母亲。

自我年幼时，父母就不断搬家。[我们搬家的] 原因部分在于商业投机失败，但更重要的原因是发生于 1992 年的洛杉矶暴动。上小 [学] 时，交朋友对我而言还算比较容易。长大一点后，就难了，尤其是在我家搬到一个拉美裔聚居地的时期，因为我是社区中唯一的一个亚洲人。我感到格格不入，很难与住在附近的孩子接触和交往，这导致我把更多的时间 [花在] 窝在家里看电视。9 岁时，我开始增重，一半因为我缺乏锻炼，另一半因为我家隔壁就是 "塔可钟"❶，对面就是 "疯狂炸鸡"❷。那时恰逢哥哥搬出去独自居住，我与哥哥的关系也越来越疏远了。他上次看到我时，我还是一个苗条的小孩子。当我再次见到他时，他第一句话就是责怪我变得太胖了。那是我第一次被人说胖，我除了哭不知道还能做些什么。那天

---

❶ 即 Taco Bell，是世界上规模最大的提供墨西哥式食品的连锁餐饮品牌。
❷ 即 El Pollo Loco，专注于墨西哥风格的烤鸡。

之前，我从来没觉得自己那么差劲，我知道我不像以前那么瘦了，但我并没因此厌恶自己。自那之后，我开始很在意别人看待我的眼光，并开始穿着很宽松的衣服，试图遮掩自己的体重。

被妈妈抛弃

随后，我上初中了。我刚刚融入环境，我们又从南门搬到了韩国城。我终于身处一个亚裔聚居地了；然而，尽管看似我终于融入环境了，但我自己却还是感到格格不入。我不喜欢自己的身材，因此继续穿着宽松的衣服，还穿着毛衣，即使天气很炎热。就是从那时开始，我与母亲的关系紧张起来，因为她开始针对我的体重品头论足。我感到自己似乎被母亲抛弃了，而母亲恰恰应该是那个能让我有安全感、感到被爱的人。她开始叫我少吃点，让我一天只吃一餐。很多女孩如果处在我的位置上，大概都会患上贪食症或厌食症，但我知道那些行为的危险性，因而拒绝走上那种道路。母亲每天都会用一种厌恶的表情上下打量我。那时我大概每隔一天就是哭着入睡的——［每］当她口出伤人之语时我都是哭着入睡的。

我从没想过要节食。正相反，我吃得更多了，甚至多于我的［正常］食量，只为用我的方式对抗母亲。我希望让她看到我根本不在乎她说了什么，表现出她的言辞对我而言根本无关紧要的样子似乎就可以伤到她了。可是我上床睡觉的时候，又会满怀愧疚，我愧疚把那么多"垃圾"都吃下肚了，因为我毕竟不想超重。我痛恨照镜子，痛恨看到与一个肥胖的自己四目相对。我受不了自己日渐圆滚的脸庞、突出的肚腩、粗壮的四肢、明显的双下巴。午餐时，我耻于在众人面前进食，因为我害怕自己在本该节食的时候吃饭而遭到指责。因此，我往往在学生商店买一包薯片，吃过一点之后，就把剩下的［大部分］与朋友们分享了。此后我就回家，将家里冰箱中的食物吃个精光。

当我母亲开始管控我从市场买到的食物时，我便自己去买零食并把它们藏在壁橱里。有时候我去上学后，她会发现那些食物，便把它们全部都扔掉。然而，我还是会买垃圾食品，而且还时刻提醒自己一定要在母亲找到机会丢弃它们之前把它们全部吃掉。我从没刻意净空过，因为我讨厌那种感觉，但有时候我会感到恶心并呕吐，这是因为我吃得太多了。这种情况［延续到］高中时期，那时母亲更坚决地要求我减肥。她开始说类似于"如果你很胖，就会嫁不出去"这种话。如果我告诉她我一整天都没吃东西，她还会夸赞我。

尽在不言中

可悲的是，我现在仍在与体重斗争，恕我直言，这是因为所有人都喜欢迅捷的解决方法、希求迅速见效，而不喜欢缓慢、循序渐进的解决方法。我［想我］仍对自己抱有偏见，因为我还是更喜欢穿宽松的衣服，以遮掩自己的肚腩。我想我大概永远都不会对自己的身体感到满意。即使有一天，我真的减肥成功了，我还是希望能在自己身上找到除体重以外的自我关注点，因为我过往的生活基本全是以外表为中心的。如今，母亲不再那么频繁地对我恶语相加，因为我告诉她，那只能令我愈发疯狂地暴食垃圾食品，但此时她的神情总会出卖她。

用伤害自己的方式伤害母亲：希拉里充满矛盾的"身材管控计划"

在这个令人心痛的故事中，希拉里的妈妈为女儿的体重感到担忧，并试图以温和的语言提出控制体重的建议来表达自己的忧虑。然而她的女儿却感到自己被本应无条件爱她的人抛弃了，于是开始反抗，但凡母亲主张的，她都反其道而行之。结果就是斗争进一步升级，只要是妈妈提出的减肥方法，无论是以温和劝说型的口吻还是以高压强制型的口吻，女儿都会选择对着干，因为女儿受伤太重了，所以她决定要不惜一切代价反过来伤害自己的母亲。但母亲仍不放弃，试图针对女儿的体重发起进一步的"战争"，尽管这场战争注定是失败的，但女儿却未能理解母亲的苦心，她已被愤怒蒙蔽了双眼，她甚至连优质身体公民最基本的实践都拒绝了。正相反，为了实现她的"反抗计划"，她不得不当起一个劣质身体公民，于是她把脸蛋吃得圆胖，沉溺于垃圾食品，坚信这种简单粗暴的方法会帮助自己达到目的。她如此迫切地想伤害自己的母亲，以至于最终伤害了自己，增加了她为之感到厌恶和愧疚的体重。希拉里的妈妈尝试了一切身体公民式手段，但适得其反，不光导致女儿的体重增加，还严重破坏了母女关系。

琼的分身

最后，我们来看看凯尔西的故事。凯尔西21岁，她是一个高挑而苗条的白人，她与母亲的关系非常亲密——在她与我分享的照片中，母女俩简直像一个模子刻出来的！正是因为母女二人亲密无间，当母亲开始因体重问题批评她时，便引发了一场灾难般的争执，而这个结局是母女二人都没料到的。

我在加利福尼亚州默里埃塔市长大，是白种女孩，来自中上层阶级家庭。我拥有最美好的家庭生活，一个充满爱和鼓励的家。我和妈妈的关系最好，只在一件事上例外：她总是因体重问题批评我。现在我知道原因了。

姐妹？

"你们是姐妹吗？"我和妈妈走在一起的时候，[人们]总是这么问我们。甚至有人问过我俩是不是双胞胎。我妈妈总会红着脸回答说："我是她的妈妈，我们生小孩比较早。"她的回答总会令人们倒抽一口气，感到非常惊讶。甚至我们的声音都一模一样；当家里来电话时，来电者往往会问："你是琼还是凯尔西？我实在分辨不出来。"一直以来，我都被称为是母亲的"双胞胎妹妹""'小一号的'琼""妈妈的分身"。我一直都为此欢欣不已。我真心觉得她是个心地善良的美人。然而，[大学]一年级末到三年级初，当我的体重出了点问题时，母亲给了我很重的心理打击，以至于我根本不想回家。

[这一切起源于]高中毕业那年，跟我谈了两年恋爱的男朋友某天突然决定不再和我继续交往下去了。我感到极为震惊。两年以来，他就是我的一切，我把初吻和初夜都给了他。分手后，我整个人都崩溃了。九月，大学开学时，我已经减掉了一些体重，但并不多。随后我发现，我前男友追随我报考了加利福尼亚大学尔湾分校，他[寝室]的窗户和我的窗户遥遥相对。那之后的几个月，他开始以各种方式来骚扰我：朝我的窗户扔食物，把不同的女生带到他的寝室就在窗前做爱，凌晨三点敲打我的窗户等。几个月过后，头疼和心灵创伤令我减掉了越来越多的体重，而我自己都没注意到。第一学期的期末考试那一周，我感到身体虚弱、病得厉害，不得不住院治疗。那时，我才发现我当时102磅重，5英尺10英寸高[BMI值为14.6，低得十分危险]。

我那时病得太厉害，不得不回家调养。我甚至被特许不必参加期末考试。那年的十二月和一月，我的体重基本都在102～105磅（穿00码的衣服）。当我增重到107磅到110磅时，妈妈说，我看起来美极了，还说我应该将体重保持在115～120磅（整个高中期间，我从来都没超过120磅）。当我开始看心理医生并身体好起来以后，我不但又吃得下东西了，胃口还特别好。大学第一年结束时，我体重达到了137磅，大学二年级那年，体重则保持在135～138磅[BMI值为19.4～19.8，在"正常"范围中属于较轻的]。每次一回家，妈妈就说我需要减减肥了。我妈妈身高5英尺9英寸，体重130磅[BMI值为19.2]。妈妈说，当我看起来有点超重、不健康时，她作为母亲是有责任如实告诉我的，而她的妈妈对她也是这样做的。刚开始，我没把这件事放在心上，但每次回家，事情都会愈来愈糟。妈妈越来越频繁地唠叨我，我感到越来越苦恼，因为[在此之前]从没有人认为我的体重有什么问题。

最激烈的争执

大二那年的圣诞节，我放假回家，妈妈和我之间爆发了我们之间最激烈的一次争执。那之前我刚去过发廊，将头发（从金色）染回我原本有的深褐色。妈妈反应极其激烈，说我看起来"难看，气色也变差了"。就在那时，我大发脾气。我告诉她，我厌倦了因为外表被一再批评，且尤其厌倦别人批评我的体重。我告诉她，这是我自己的身体，我觉得自己把它照顾得相当不错，而且它很好地代表了我。我告诉她："在我人生最痛苦的时候，你说我很漂亮，而我现在135磅，但开心快乐、身心健康，而你却认为我不如那时漂亮，你这样做深深地伤害了我。"她听到后失控地大哭起来。

现在我理解了妈妈为什么不断评判我的外表：人人都说，我是她的"翻版"。我把头发从金色染成褐色，就不再和我那美丽的金发母亲相似了。我变成了独立的个体。如果我比她胖，我的外形就会影响到她，因为她会"因母女间的相似性感到愧疚"。按世俗的看法，我作为她的"分身"，我有义务保持美丽、苗条和健美，这对我俩都有好处。以我的身高，就算体重达到135磅也还算苗条，只是不像妈妈那般苗条罢了。然而无论是外人［还是］家人，都认为我有义务和妈妈一样纤瘦。

我将身体公民主义给我造成的压力解释给妈妈听，她理解了［我的挫败和伤痛］。试图融入"琼模式"是很令人生畏的。她现在总是说，她为自己有一个富有同情心的、头脑聪明的女儿而感到庆幸不已。这总比她执迷于我比上次回家时是胖了还是瘦了要［好］。我现在终于可以和自己握手言和。

母亲的忧虑

在这篇富于启发性的文章中，凯尔西由生活中的一个重大事件挖掘出了她和妈妈特殊关系的复杂基础。琼是一个满怀关心却不依不饶的"身体

警察"。她认为通过责备的方式命令女儿遵循 "家规" 是她的责任。这个
故事可能反映了富裕阶层家庭的常见做法, 即母亲要求女儿保持的理想体
重不仅要低于自己的 BMI 值, 而且还要落在不健康的范围里(凯尔西并未
提到这一点, 正相反, 她认为母亲所期望的理想体重其实正是 "健康"
的)。凯尔西为此变得极为不安, 因为母亲不肯放过她的体重问题, 却忽
略了女儿的情绪健康。凯尔西与前文的亚裔女孩不同, 亚裔女孩大多选择
沉默去忍受父母的身体公民式侮辱, 但凯尔西选择和母亲硬碰硬, 宣告自
己身体的自主权, 并坚持自己的心理健康比体重问题更为重要。

　　反思随后的痛苦争执, 凯尔西开始认识到, 在身体公民理念的作用下
(这是她从我们课堂上学到的术语), 父母认为自己有责任确保孩子的健康
体重。接着, 凯尔西超越课堂里学到的概念, 进一步来解释孩子的身体如
何反映出长辈的家教水平, 即胖孩子就意味着父母的失职, 就意味着父母
是劣质身体公民。不光父母的家教水平被评估, 他们自己的身材也免不了
被臆测的厄运, 因为女儿的身材被认为是妈妈的 "投影"。虽然凯尔西跟
她妈妈有那么相似的身材是一个特例, 凯尔西对她的情况进行的敏锐分析
帮助我们明白了为什么几乎所有的妈妈都如此深切地关注女儿的体重。

亲密关系中的肥胖侮辱

　　在前面的章节里, 我们介绍了来自亲戚和同龄人的肥胖侮辱, 这种肥
胖侮辱会损伤年轻人的自我意识, 让他们觉得自己不再是优秀的、有价值
的社会人士。这种后果确实是毁灭性的, 但来自亲密伴侣的肥胖侮辱 (尤
其是来自男方的) 所导致的后果似乎更糟。下文即将出现两位女性, 她们
都遭受了来自男方的持续性残酷的肥胖侮辱。一位是利安娜, 一个年轻的
越南裔美国人, 长期遭受来自男友的暴力; 另一位是一名正值中年的墨西
哥裔女性, 她遭受了酗酒丈夫的言语侮辱和精神侮辱。显然, 亲密关系中

的肥胖打击可能发生于任何族裔中。在我收集的自我民族志中，有一个故事是关于一对中年白种夫妇的，妻子被丈夫以类似于"母牛"一样的词语羞辱多年，直到她的姐妹救她脱离苦海。在这些案例中，体重究竟是羞辱行为的"真实"原因还是借口其实并不怎么要紧，因为二者给被羞辱者所造成的影响是一样的。下文出现的两个案例（以及前面提到的白人夫妇案例），都是来自对受害者深切担忧的局外人。

利安娜：难愈的伤疤

这篇关于利安娜故事的民族志是她的男友记述的。利安娜19岁，越南裔，家住旧金山，出身于中产阶级家庭。她遭前男友殴打长达一年的时间，因为男友对她的身材不满意。尽管现在的新男友很爱她和支持她，但利安娜所受的创伤很可能仍需数年方能痊愈。

女性对自己身体的认知［极大程度上］会受到男性的影响［如果男方还使用了暴力手段，这种影响可能更大］。文章的主人公是我已经交往了三个月的女朋友，利安娜。她给我讲述了曾经的那段侮辱性亲密关系，以及她是如何因此纠结于自己体重问题的。

暴力前男友

利安娜那时正在读高中四年级，与一个比她年长一岁、已经毕业的男生交往。他们两个人在一起已有几年了，但她刚升入高四时，前男友就开始殴打她。她那时过得很不好。她的父母移居越南工作，她留在美国，和姐姐住在一起。利安娜是一个依赖性很强的人，她需要姐姐的支持。她告诉我，如果她的父母［还留在美国］的话，她很可能不会沦落到这个地步。

她的男朋友打她，因为他们那时总发生冲突，他对她的身材也不太满意。她不愿意把所有一切都讲给我听，但她告诉我，她遭遇了约一年的殴打。为了解脱痛苦，她尝试过离家出走、吸食毒品和辍学。她不敢离开[他]，因为她害怕他会做出更加可怕的事情。某天晚上，他拽着她的头发把她从客厅拖到了浴室，在浴缸里，他[不断地]打她。她被吓坏了。她还记得自己全身都被浸泡在冰冷的水中，还记得从鼻子里[涌出的]鲜血[是多么红]。

　　一天，在学校，利安娜的一位同学发现她被打得眼眶青紫。那个同学告诉了老师，老师报了警。那天，一位警察来到学校，询问她是被谁打的。她因为过分害怕，根本不敢据实相告，于是谎称是自己是从楼梯上摔下来才受伤的。她[又一次]担心自己的性命。她告诉我，她之所以被殴打，部分原因是前男友对她的体重不满意。她那时胖了几磅，他就不断在体重问题上羞辱她。他认为通过让她感到恐惧和毒打她，就可以使她[更有毅力]减肥。

长期创伤

　　她和家人的[关系]与她遭受的种种磨难确实是有因果关系的。她感到孤立、寂寞，因为她对家人隐瞒了自己的遭遇。这对她而言是个巨大的包袱，她无法释怀、走不出去。此外，这对她的感情生活也造成了影响。为了让她敞开心扉，我花费了很长时间。时至今日，她仍无法信任别人，且害怕一切形式的肢体接触。

　　[利安娜遭受的]羞辱在很大程度上影响了她对自己身体的看法。利安娜是一个很容易被操控的女孩，她也很难放下。她在很小的年纪，即发育期时，就经历了如此痛苦的事情，这改变了她，并成为一道她迈不过去的坎。我看得出她很在意自己的身材。她总是[拒绝]吃不健康的食物，还经常锻炼，少食多餐，以确保自己不会长胖。我告诉过她，无论她是否好看，我都爱她。然而，她并不相信我，也没告诉我她正在努力保持一定的身材形象和体重。我们出去用餐时，她更愿意吃沙拉，而非牛排。我告

诉她，她的体重从来都没有任何问题，但她就是不相信我。我认为她的伤疤终生难以愈合。为了在某些特殊场合看起来很苗条，她常常会疯狂节食以排毒，或是暴饮暴食［然后净空］。

我们偶尔会谈及她的经历。尽管我知道她不是很情愿讨论这些，但我相信，只要她肯开口，就更容易走出过往的阴霾。她曾经告诉我，她希望每时每刻都很好看，因为她害怕遭到男性的品头论足、拳打脚踢。我说我永远都不会打她。尽管她相信了我，而我也确实从没那么做，但她仍旧担心那种事情会再次发生。我知道她生活在恐惧中，她害怕再见到那位前男友。

利安娜的故事告诉我们，当事情涉及我们的身材时，我们会极度敏感。我正在拼尽全力帮助利安娜，我希望可以让她再一次感觉被爱。我真的很爱这个女孩，我就是希望可以把她应得的一切［关爱］都给她。

新男友：抚平伤痕

利安娜的故事清楚地向我们展示，当肥胖羞辱升级至殴打，受害者会遭受怎样的伤害。暴力行为给她带来了情感的创伤，使她很难进入亲密关系，令她形成了身材强迫行为，而她可能一生都无法走出来。利安娜在情感上似乎极度脆弱，确实已经接近崩溃的边缘。她因极度害怕暴虐的前男友，而不肯把故事完整地讲给任何一个人听，这让她很难从创伤中走出来。她的自尊心已经支离破碎，以至于她根本不相信现任男友爱她，也不认为自己是美丽的。无论对谁，她都无法敞开心扉，即使面对最爱她的人，她仍将自己隔离起来。情感上的巨大创伤令她恐惧被触摸，害怕亲密。"创伤后应激障碍"的症状在这个案例中得到了印证。利安娜遭受的殴打令她养成了一系列极端的、有潜在危害的身体实践习惯（即排毒节食法和净空行为），她采取这些强迫性的行为以确保自己不会长胖。如此看来，她的现任男友担心利安娜的伤疤终身难以愈合是不无道理的。我们只能希望，在现任男友的爱护下，利安娜可以慢慢痊愈，开始一段新生活。

我的母亲，我的英雄

写这篇令人痛彻心扉的民族志文章的是一名女儿，她描述了自己痛苦的童年。她出身于一个贫困的家庭，父亲暴躁、酗酒，总是对妻子的体重和外表恶语相向，于是，作者的母亲变得沉默寡言并采取"饥饿减肥法"。作者写这篇文章也是希望能让自己理解多年前发生在奥兰治县、她的墨西哥裔原生家庭中的事件。

我想写一写关于体重问题的文字，写一写那些只是因为［体重］不符合传统标准，就被人们歧视的人，他们承受的歧视被整个社会视作理所应当，因此他们很容易遭受攻击，沦为受害者。在修读这门课的过程中，我们阅读了许多材料。［我认为最］触动我的就是描写女性因过胖遭到恋人的侮辱的那篇文章［文章的作者是特雷西·罗伊斯］。我记得当读完［人们］对那位肥胖的女性说出的种种羞辱之辞之后，我哭了。我感到悲痛难忍，因为我不懂肥胖的女性究竟为何被歧视，而她们最亲密的恋人给予她们的歧视竟然比旁人只多不少。

最美的女人

小时候，我总爱看［母亲］外出前梳妆打扮，那时，父母每逢周末往往都要一同外出。我记得，那时我认为母亲是世上最美的女人。我喜欢她梳头、化妆的方式；我喜欢她美丽的套装和鞋子。我慢慢长大，从来没觉得母亲的体重或身材有什么问题。母亲总是把自己打扮得很得体，每个早上，我和姐姐去上学之前，母亲也会把我们打扮得同样得体。

直到母亲生下小弟之后，我才发现她变胖了。这很正常，因为怀孕会使女人发福。记不清从何时开始，也记不清到何时结束，但确有一度，父亲会因母亲的体重和外表问题辱骂她。作为女性，我们要承受生活给予我们的各种创伤。有时，当我们遇到难题，非但不会去寻求帮助，反而试图掩饰，结果［却］往往是引发了新的难题，譬如进食障碍或身材问题。

父亲酗酒而粗暴，母亲沉默而痛苦

那次怀胎后，母亲异常努力地减肥。［她］常常运动、注意饮食。她也要求我们只吃健康食物，确保我们会去公园上蹿下跳地玩耍。我从来不觉得她超重。我认为不过是父亲自己遇到了一些严重的问题——［特别是酗酒无度的问题］——但他不知道如何解决，只好把脾气宣泄到我可怜的母亲身上。父亲对她相当粗暴，总是针对她的外貌口出恶言，还会因体重问题殴打她。母亲被他酒醉［后］的责骂深深伤害了。由此，不难理解母亲为何产生身材问题，因为父亲总是在醉酒后侮辱她，使她难堪。父亲会叫她注意自己的饮食、不要吃那么多；如果妈妈穿的衣服不合他意，他［甚至］会叫妈妈把衣服换掉。他［真的］很伤人。

母亲遭受了很大的痛苦，［却］一言不发，也不反驳。她［大多］是在默默承受，从不告诉别人自己的感受，她甚至不会对父亲说，他是如何在伤害她。父亲发泄到母亲身上的怒火真的影响了她，以至于她的体重［降低了很多］。与此同时，她也不再是以前的她了。我记得，有很长一段时间，母亲对我们的情感都很疏远。我怨恨父亲剥夺了母亲的声音；他的恶毒导致母亲变成了一个沉默寡言的受害者。

我不知道［那时］我是否明白这一切意味着什么，但即使我知道，我想我大概也只会视而不见，因为我会认为父亲自己也面临着难题：他是个施暴的酗酒者，他自己也需要帮助。我［很可能］觉得有必要对他们两个人都同情，但我完全不了解父亲对母亲的辱骂给她带来多么深刻的伤痕。我现在的理解不同了。我终于明白，即使父亲自己也面临难题，也不应该通过贬损母亲的体重和身材来排解。

如今，母亲已经与自己和解。母亲学会了自爱，我知道这对她而言是最好的结局，因为她不能再像以前那样生活了。母亲是我的英雄，她是个无比勤奋的人。我很高兴她找到了上帝和内心的平静。她没有因为父亲的发泄而垮掉,也没有让我们成为没妈的孩子。母亲是我最好的榜样,她教我要自信和有主见。即使某人或某事伤害到了你,你也不该被打倒,因为你必须〔相信自己〕。

受伤的母亲,破碎的家庭

这篇令人不忍卒读的文章透过一个悲伤而敏感孩子的双眼,描述了酗酒的丈夫多年来对妻子实施的言语攻击和精神折磨所产生的影响,尽管孩子当时不太明白父亲为何伤害母亲以及母亲为何在感情上抛弃了家庭。母亲无法回嘴,于是慢慢自我封闭,也不再把感情倾注到孩子们身上。尽管很多细节都无从知晓,但据我观察她的母亲确实患上了进食障碍,她的体重大幅减轻,随之而去的还有她的自我身份。直到最后,显然是通过宗教信仰和相信上帝,她找到了内心的平静和自我接纳。

这篇文章揭示,亲密关系中的肥胖羞辱不仅会伤害到受害者本人,而且还会伤害整个家庭。看着父母一方在殴打辱骂另一方时,孩子们不想去批评也不想失去父亲或母亲,他们被夹在中间,只好默默地旁观。被羞辱的一方也只能保持沉默,连向自己的孩子都不能倾诉,因为害怕这样做会导致孩子们不得不选边站,最终会使得整个家庭支离破碎。最终,母亲封闭了自己。因为父亲酗酒,孩子们已经失去了父爱,而现在他们又失去了母爱。父亲的暴力不仅把母亲,而且还把整个家庭变成了沉默的受害者。

破碎的家庭

双亲之间的毁灭性肥胖羞辱不仅会导致家庭破碎,而且针对超重孩童所采取的过分的身体公民主义实践也有同样的风险。在我收集的民族志文章中,有关父母和兄弟姐妹"联合起来"对付一个不爱运动的家庭成员的案例比比皆是，而且不分族裔。如果受害者承受的压力过大，并且不能或是不愿依从，就可能造成悲剧性的后果，即令整个家庭支离破碎。有一个家庭就没能逃脱这种厄运，即李家。

再见，艾比

这篇自我民族志发生在李家，李家是一个中产阶级的华裔家庭，家住哈仙达岗，李家父母——尤其是父亲——强令二女儿减肥，以至于他们忽视了自己严苛的手段会损毁女儿的自尊心，并可能令她不堪重压而选择脱离家庭。这篇文章由李家二女儿的妹妹执笔，她注意到了姐姐遭受的不公待遇，却无力阻止。

父母总是对我的两位姐姐和我强调，健康、运动、保持身材就是生活的要义。母亲的生活几乎就是围绕她的外表展开的。每天早上，她都要化妆。她总会紧跟潮流改变发色，她还总减肥。大姐和我都能够较好地保持体重。我们不需从事某项运动，也不常锻炼，但我们的新陈代谢水平就是高于二姐——艾比。

圆胖孩子：节食、减肥药、不断游泳

艾比自小就有点胖，但也不至于被划定为超重或病态。然而，父亲总是说她应该少吃点、减减肥。母亲常常给她吃减肥药物。梅拉妮和我总是劝告父母不要强迫艾比减肥，因为那对她而言将会成为生活负担。只要她认可并喜爱自己的身体，父母也应该接纳。

我们家庭成员之间一向很亲密，我们很喜欢一起出门，共享欢乐时光，但我觉得艾比在很多情形下一定会觉得自己被孤立了。令我记忆犹新的是，当我们年纪还小时，我们常常一起去邻居家游泳取乐，梅拉妮和我会去深水区戏水玩滑梯，但父亲往往强令艾比去一圈一圈地游泳。艾比被

要求游的圈数太多了，我根本数不清楚。[我猜测] 可能是那时的我年纪太小了，太过以自我为中心，以至于毫不留意父母是如何对待姊姊的。如今回首往昔，我才发觉自己很反感父母对待艾比的方式。每当我回忆起艾比是如何被她最依赖的人不断折磨的，就会潸然泪下。

艾比极厌恶同我们一道游泳或远足。她总是找各种理由搪塞，例如抽筋了、课业繁重。父亲总说她懒惰、病态，但其实她只是在试图免受折磨。她其实是喜欢远足和游泳的。如果我们提议到朋友家去玩，她总是第一个到泳池的。她对自己的身材很自信，也没有运动障碍。当我们姐妹逐渐长大，游泳和远足的频率就没那么频繁了，因为我们姐妹们跟艾比是站在一边的。我们不愿意留艾比一个人在家，也不愿给父母差别对待艾比的机会——仅仅因为她有点胖。

我知道父母那样对待艾比并不是有心伤害她。他们只是希望她 "健康"。但事实上，她相当健康。她是家庭中唯一一个参加了高中运动队的成员——她打羽毛球，每天都参加训练。她所在的羽毛球队甚至赢得了 "加州校际联赛（CIF）" 高中组冠军。然而，父母却似乎从未以她为荣，因为他们只关注艾比的身材。艾比即使身在运动队，却往往比梅拉尼和我吃得还少。艾比从来不吃垃圾食品，她唯爱水果，放学后，她还总给自己做沙拉。[而] 那时，梅拉尼和我正坐在电视机前，大嚼奥利奥和趣多多。

父母甚至带艾比去看过医生，这样她就可以吃医生开的节食补剂了。然而，医生却告诉父母，艾比并未超重，以她的年龄和身高，她相当正常，也就是说，他们无须过分忧心。然而，医生的话并未打消父母强令艾比减肥的念头。无论医生的诊断结果 [还是] 艾比的 BMI 值正常且健康的事实都无法打消他们的念头。父母对 [她] 健康水平的 [看法] 完全基于 [她的] 外表。

父母甚至都不知道该如何安排艾比节食，因为她已经吃得很健康了，还在定期运动。因此，父亲认定每周六带她去晨跑该是对她有益的。艾比从一开始就不愿意，尤其不愿意和父亲一起。然而，每周六，父亲还是一早就把她叫起来，试图说服她出去跑步。于是，几乎每周六的早上，艾比一起床就会被提醒她的身材不够好——她本人不够好。

艾比上高中四年级时，仍积极参与羽毛球运动以及［校园活动］。她的成绩单上几乎都是 A，SAT 的成绩也近乎满分。相比于梅拉妮和我，艾比才是最用功的孩子。然而，上高中四年级时，艾比的体重却变重了一点。我当时好像并没看出来，但父母却立刻注意到了。他们又把艾比带去看医生，询问医生可否给她开具节食补剂，然而，医生又一次告诉他们，艾比的体重和身高指数很正常。

逃出折磨

我可以看到，这些年来艾比与父母的关系变得最为疏远了，我感觉主要原因就［是］父母不能完全接纳她。艾比现在就读于加州大学伯克利分校，而我们家在南加州，但艾比在伯克利过得更舒心。我知道，每个寒假当她离校返家时，她都感到深深的忧惧。家中的父母会对她品头论足，但在伯克利，［她的体重］则不会引起那么多关注。我父母从未意识到他们令艾比和整个家庭产生了隔阂。

我知道，艾比正在慢慢恢复，她逐渐学会爱自己。她现在不怎么回家，尽管我很思念她，但我认为这是对她而言——也是对我父母而言——最好的结果。她能够远离贬责她的人，专注于自身和学业，且无须为［父母无尽的苛责］所扰，我为此深感欣慰。我的父母永远不会意识到他们有错，即便如此，我还是很欣慰，因为我和姐姐得以有此经历，才学会不该如此待人。我们的家庭可能有些隔阂，但我知道，艾比会越来越自信，我也希望，几年后，我们的家庭关系会亲密起来。

被父母拒之门外

本案例是毫无争议的"虎妈教育"。艾比的父母一心追逐严格意义上的低体重，以至于无视两位医生的专业诊断。为了让艾比减肥，他们甚至不曾尝试劝诫的方式，而直接采取了严苛和强制性手段。艾比的父母给予她差别待遇，只关注她的体重，却无视她在其他方面的成就，这实则道明了父母一贯的观点：她的价值无外乎体重，因为体重不达标，她对父母和整个家族而言都无甚价值。毫无疑问，作为回应，艾比在各方面都力求出色——吃得特别健康，一流的运动员，学习成绩全优。然而，父母却仍不满意。如果艾比的三妹所言非虚，那么艾比所承受的情绪压力——减肥的压力、不被家庭认可的压力、被强令变成另一个人的压力——简直是毁灭性的。艾比遵循中国传统，从来不反抗。于是，她就被隔绝于家庭之外了。尽管艾比并没有在文章中发声，但可以推断，艾比很有韧性，因而读者不妨寄希望于她最终能够从一团糟的过去走出来，正如她的三妹所言，开始"爱她自己"。高尚的身体公民采取的"虎妈式教育"不光影响了女儿的情绪健康，而且还导致了家庭的破碎——使得艾比的姐妹否定父母的做法，且发誓不用类似的办法对待其他人。更具讽刺的是，这些出于好心却过分狂热的身体公民所采取的严苛手段并未帮助艾比减肥（事实上，艾比的体重一直都处于健康水平）。身体公民主义的局限性在此得到了淋漓尽致地呈现。

核心关系付出了代价

在身体公民主义文化中，父母承担着将孩子抚育成苗条、健康的公民的职责，且个人价值被认为可以通过伴侣的身材来反映出来，于是在家庭关系和亲密关系中，体重就成了一个巨大而往往麻烦的问题。本章收录的自我民族志是上述观点极为生动的例证，但每个案例都得出了相同的结论。在这里分析的三种人际关系中，因孩子肥胖和伴侣肥胖产生的挫败感都会导致以更严厉、更具侮辱性的手段，以期帮助他们减肥。所有案例中的肥胖者都没能真正成功减肥。然而，所有案例中的肥胖者却都饱受摧残，与此同时，双方的关系也都遭到了巨大破坏。

在本章出现的三个女儿中，其中一个化解了母女间的剧烈冲突，但却摒弃了其母的价值观；另外两个女儿则对母亲千方百计试图干涉她们体重的行为发出抗议、予以抵抗，在体重问题初见端倪之后的好几年里，母女之间的关系仍很紧张。在亲密关系中，男方的肥胖羞辱会给女方带来极大的情绪创伤和生理创伤，最终导致关系的破裂。在李家，父母采取的高压手段令原本亲密无间的家庭最终破碎，二女儿被排挤，大女儿和三女儿对自家姐妹遭受的不公待遇感到悲愤不已。

来自加州的这些自我民族志显示，学界关于"母亲是'肥胖歼灭战'的受害者"这一观点相当恰切。因流行性肥胖症受到公众谴责的尽管主要是少数族裔的和来自社会底层的职业女性，但几乎所有母亲都肩负着繁重的体重管理职责。本章显示，"肥胖歼灭战"强加给美国的所有母亲一份不可能胜任的工作：她们被要求培育出苗条而健美的下一代，然而提供给她们的手段却不能胜任这项任务。尽管我们只是间接地聆听到她们的心声，但这些文章的字里行间无不透露着这样的信息：如今，身为母亲就必须为了完成一项不能完成的任务做不懈奋斗，可是最终她们会感觉自己是个失败者，无论是对自己来说还是对孩子、家庭和自己所在的社区。她们甚至还会遭到女儿的反抗——母亲不过是想履行自己的职责，女儿却认为母亲背叛了自己，因为母亲不再给予她们无条件的爱。

然而，受害者的说法太过简单化。仔细观察肥胖问题的社会动态，我们不难发现，一些女儿也认为（尽管本章中并未出现，但儿子也可能持同样的观点），母亲在努力成为高尚身体公民的过程中，也同时成为了对儿女恶言相向、手段严厉——也就是对儿女施加身体侮辱的"施暴者"，尽管母亲的本意是好的。令现状更错综复杂的是，男性在"肥胖歼灭战"中也扮演着关键的角色。公共舆论或许很少提及男性，但在肥胖者的现实生活中，他们绝非是看不见的。在本书收录的自我民族志中，男性在"肥胖歼灭战"中既扮演了攻击者的角色，也是被攻击的目标。有趣的是，当他们扮演攻击者时——当他们致力于改变他人体重时——男性很少充当身体说教者，反而经常充当身体侮辱者，他们用嘲讽、申斥、威胁的方式逼迫别人减肥。❶ 因此，男性所扮演的角色也是林林总总，不尽相同：一些是无情的施暴者，另一些是受虐者的同情者，诸如案例中那位美丽母亲的丈夫，以及利安娜的前男友，都是恶毒的肥胖羞辱者。另一些男性，譬如艾比的父亲，则像是一位严厉的"身体警察"。与前两种形成鲜明对比的是利安娜的现男友，他同情并支持饱受创伤的女友，真可谓是女友的救命恩人。"在肥胖歼灭战"中，男性除了担当攻击者，也有许多男性——包括那些被认为"过胖"或"过瘦"的男性——也是众口一致的体重谈和身体公民主义的攻击目标，也因此饱受煎熬。斌、杰森、休伊（见第四章、第五章）就是典例。男性在"肥胖歼灭战"中扮演的复杂角色应该得到更多关注。

　　"肥胖歼灭战"是打着降低全美为肥胖症所付出的健康和经济成本的旗号发起的。如其他全面开展的公共卫生运动一样，这种成本是以金钱来衡量的。至于"肥胖歼灭战"本身令国家付出的代价却乏人问津，其中，无法用金钱衡量的代价就更是无人问津了。至此，本书已证明，"肥胖歼灭战"所造成的代价是巨大的——那些自认也被其他社会成员认为是肥胖的人，承受着情绪代价和社会心理代价；此外，亲密关系、家庭关系和家庭成员之间的关系也遭到了破坏。何为"国家"？难道不是我们所有一切的总和——我们的母亲、父亲、家庭和亲密关系，以及每个个体？事实上，整个社会都是输家。

　　在全美关于"肥胖歼灭战"的公开讨论中，美国最基本的社会成员遭受的种种伤害应占一席之地。为了继续这场战争，我们的国家情愿付出多大代价？如果这场战争没有打赢，或者我们现在手头的"武器"无法打赢这场战争，那怎么办呢？如果"肥胖歼灭战"对人们造成了种种伤害，却仍不能帮助人们减轻体重，又将如何？在分析这些问题之前，我先探讨这样一个关键问题——这场战争是否真能帮助那些相当肥胖以至于面临严重的健康风险的人减肥。

---

❶ 艾普萝哥哥的警告——如果她不减肥就会有男孩子拿东西砸她了（见第四章）——可能会被解读为传递信息性质的身体说教，但这样的言辞也具有一定的侮辱性。

第九章

身体公民主义对极度肥胖人群有帮助吗？

如果公共卫生运动对降低体重真的有帮助，那么"肥胖歼灭战"无意间造成的生理创伤、精神创伤和关系破裂或许还是值得的。也就是说，从社会层面上看，我们或许可以把这些代价看作是可以接受的，因为它们换来了肥胖症的减少。那我们现在回到这个最基本的问题：这场发动全社会的"肥胖歼灭战"——在医学专业人士的帮助下，优质身体公民教育和迫使人们去节食和运动以达到正常体重——是否真的可以令体重过重者减肥成功？

在我们读到的自我民族志文章里，我们接触到了许多超重的年轻人。在家人、医生、朋友和大众文化的压力下，他们大多开始尝试节食和运动，但几乎没人减肥成功。他们的减肥之路可以划分为三种类型：在第一种也是目前最常见的类型里，年轻人进行节食和锻炼，但未能实现长期减肥的目标。他们无不因为"没有付出足够的努力"而自责并加倍努力，从而变得愈加执着于减肥。我们不妨称这类减肥者为"饱受挫折的减肥者"。大多数美国人都应该属于这个类别。第二种类型，减肥者采取了过度节食、过量运动甚至其他（譬如使用减肥药物）的危险方法，其中一部分人的体重确实大幅减轻，但健康却因此饱受威胁。我们不妨称这类减肥者为"处于危险边缘的减肥者"。第三种类型，一些年轻人成功减肥，且能够一直保持,但他们无不把身材管理视作生活重心——这种类型最为罕见。我们不妨称这类减肥者为"健康狂热者"。本研究收集的自我民族志证明,超重人群并没有因抗击肥胖运动而获益良多。

从公共卫生层面来看,"肥胖歼灭战"所针对的最重要的目标群体就是肥胖者(即医学术语所称的"肥胖症患者"),因为研究表明,肥胖者面临着更高的健康问题风险,甚至可能过早死亡。如前文所述,公共卫生领域的学者常常强调,数据显示,肥胖症与数十种疾病存在相关性,其中很多是相当严重的。[1] 死亡率是佐证肥胖症确会造成健康风险的最有力的证据之一。2013 年发布的一项重要的统合分析显示,与体重正常的人群相比,肥胖人群死于各种疾病的死亡风险高出 18%。[2] 而增加的风险都是来自严重肥胖人群。"重度肥胖者"(BMI 值在 35 ~ 40)和"病态肥胖者"(BMI 值在 40 及以上)比体重正常者的死亡风险高出了 29%。然而,轻度肥胖者(BMI 值在 30 ~ 35)的过早去世风险事实上比体重正常者还低了 5%。尽管关于超重和轻度肥胖是否有保护作用的争论仍在继续,但几乎无人质疑重度肥胖症会引发健康危机。

身体公民主义是否有用,部分取决于重度肥胖者为何发胖、体重又为何居高不下。引发肥胖症和阻碍减肥的因素确实很多。如今,一些最具前景的研究显示,扰乱内分泌的合成化学品——自从 21 世纪五六十年代,这些化学品开始出现在我们的空气、水、食物系统和家居用品中——很可能会阻碍新陈代谢激素正常发挥作用,从而刺激了脂肪细胞的产生和增长。[3] 然而,这些因素是如何起作用的,在我收集的自我民族志中没有提及。接下来,我们进一步看看三大减肥阻碍,这些阻碍在学生民族志的叙述中也很凸显。

---

❶ CD 网站上可以很便捷地找到此类信息,cdc. gov/obesity/adult/causes/index. html。详见第一章。

❷ Flegal 等,2013。研究对象为有代表性的美国样本。

❸ 关于此研究的一项有帮助的、非技术性的讨论见 Guthman,2011:100 – 115。科学性文献请见 Tang – Peronard 等,2011。

体重问题的生物学原理

尽管我们身处致胖环境中，但那些从生物学角度讲的幸运儿——被俗称为拥有"纤瘦基因"的人——却几乎毫不费力就可以拥有和保持医学上的正常体重。然而，大多数人都没这么幸运。2014 年发布的一项研究结果显示，一个人是否会患肥胖症是在童年时期就已经注定的了——最早在 5 岁前确定，最晚也不会晚于 11 岁，此后变数就很小了——因为，导致肥胖症的最重要因素就是基因，其次就是环境。（Cunningham，Kramer 与 Narayan，2014）基因会影响一个人的饮食偏好、饥饿感、饱腹感、新陈代谢水平，等——这些都是当今有关基因的研究主题。家族史是判断肥胖症风险的重要指标。研究表明，家族成员之间 BMI 值之所以相近，很大程度上是由于基因相似性。体重的遗传力是很高的，双胞胎间有 47% ~ 90% 的相似性，血亲之间有 24% ~ 81% 的相似性。（Llewellyn 等，2013）总体而言，大约 20% ~ 40% 的体重变数可以用基因解释；（Brownell 与 Horgen，2004）在儿童中，30% 的体重差异可以用基因解释。（Llewellyn 等，2013）尽管除了基因以外，环境也对肥胖症有影响，但那些生而带有"肥胖基因"的人想要减肥肯定比没有肥胖基因的人更难。

节食尽管被认为可以减肥，其实却会导致增肥。如前文所述，减少卡路里的摄入在短期内确实会使体重有所降低，但大多数节食者都随后会把减掉的体重重新长回来，许多人甚至比减肥前还胖了。该如何解释这种反常的结果呢？饮食科学显示，人体会反抗减肥。节食会引发内分泌和新陈代谢水平的变化，因此，通过减肥手段瘦下来的人体与相同体型的却未采取减肥手段的人体是完全不同的。（Sumithran 等，2011）之所以节食会阻碍减肥，是因为节食不光会导致人体消耗卡路里的水平降低，而且还会提高人体从食物中吸收卡路里的效率，使节食者消化食物的速率加快，从而会更快速地产生饥饿感；节食者还会更偏好高脂肪食物；而且胃口也会变得更大。研究显示，体重降低之后的至少 6 年间或许更长时间，身体会致力于回到减肥前的体重。因此，会启动"多因素协同作用的自卫机制，导致人体增肥"（Sumithran 等，2011）。❶ 这就不难解释为何在我研究中的那些超重的年轻人中，鲜少有减肥成功并保持成果的。

悠悠球式的节食（或称不断反弹，指体重增减反复交替）在节食者中很是常见，但对于严重肥胖者来说，这种现象却尤为危险。一个人一旦开始节食，身体就会减少食欲抑制荷尔蒙的分泌。于是就会导致食欲的增加、新陈代谢水平的降低，最终导致体重增加。如若节食过度，则会令人体设定的目标体重相应增加，即一旦停止节食，人体会令体重反弹到一个更高的水平。❷ 因而，这项科学原理说明，节食导致肥胖症是完全有可能的。体重不断反弹似乎也与疾病风险和死亡风险的增加相关。❸

情绪化进食及商业利益

在很多情况下，人们之所以会长胖是因为"情绪化进食"。情绪化进食是指为了满足情绪需求发生的进食行为，这种行为是由外部因素和社会心理因素引发的，而非由自身因素——饥饿感和饱腹感——引发。《每种体型都可以是健康的》一书的作者，琳达·培根针对情绪化进食给出了这样的解释：许多人都试图通过进食寻求并获得情绪上的快感，但这种行为最终会导致负面效果。（Bacon，2008）由于进食并不能真的满足情绪需求，情绪进食者就会不停地吃，他们永远感觉不到满足，却往往平添了不少体重，于是反而产生更强的挫败感。由于情绪进食者大多丧失了识别自身生物信号的能力，就更容易受身体外部的食物信息所

---

❶ 关于此研究篇幅更长、流传更广的记录及其研究背景请见 Parker - Pope，2012。此处引用来自 Joseph Proietto，亦可见 Parker - Pope 的论文。Joseph Proietto 是研究者之一。

❷ 对这些变化的描述，可见 Bacon，2008：47 - 50。

❸ Bacon 与 Aphramor（2011）的研究结果表明，体重起伏会通过加剧炎症、高血压、胰岛素抵抗、血脂异常增加患病的风险；体重不断反弹也会对心血管造成影响。

左右了。在如今这满是诱人食物和食品广告的社会环境中，食欲很容易得到满足。来自加州的自我民族志中有许多情绪化进食的案例，案例中的年轻人因生活压力过大，选择以食物为情绪发泄口，他们如出一辙地选择了高脂肪、高糖、高盐的食物，最终，他们都感到极其愧疚，这反而加重了他们的苦恼和自我憎恶。两个最典型的例子：斌为了平复情绪而进食（见第四章），莎杰达为了缓解孤独感而暴食辣味奇多（见第三章）。威的文章更详细地呈现了体重飙升是如何发展的，并带来了怎样的负面情绪。

> 刚上大学，课业很重，恋爱也不顺，每当伤心、压力和失望的时候，我就会感到饥饿，开始情绪进食。直至我吃到昏昏欲睡时，饥饿感才会消退。于是，我索性吃饱就睡，醒来后又感到饥饿难耐……我就这样陷入了恶性循环。尽管我知道我的饮食习惯不健康，但我却并不在乎，因为我觉得除了吃，什么都不能令我感到快乐，什么都不能帮助我逃避生活中的问题。吃得越多，我的体重就增长得越多；体重增加得越多，我就越郁闷，于是我就吃得更多了。由此，我的体重越来越重，创造了我有生以来的体重最高峰。[SC 2]

当遇到困难时，人们会渴望从食物中获得安慰，这就给了贪图利润的食品公司牟利的机会。食品公司对薯条、饼干和其他垃圾食品的味觉制作方面变得越来越别出心裁，而且也知道这样的食品能够给人们带来情绪上的满足和生理上的无法抗拒。因而，人们通常会吃得停不下来，摄入的卡路里远超身体所需。也就是说，加工食品公司使得人们对垃圾食品成瘾。（Moss，2013）在《暴食的终点》一书中，前美国食品药品监督管理局（FDA）官员，戴维·A. 科斯勒披露了食品公司如何巧妙用糖、脂肪和盐等成分制作出非常美味可口的食物，使得人们吃了还想再吃。他的书中还披露了这种过度给人快感的食物如何导致一些人陷入条件反射的暴饮暴食，从而导致体重持续增加。（Kessler，2009）在情绪的影响下，一些人会失去食欲，甚至会患上神经性厌食症；同理，在情绪的影响下，人们也可能暴饮暴食，直至患上肥胖症。

然而，人们贪吃零食从而导致新陈代谢紊乱和肥胖症的原因并不仅仅是情绪需求得不到满足。如果 J. 埃里克·奥利弗（政治家，《肥胖政治》一书的作者）提出的观点有道理，那么这种进食方式如今已是美式生活不可或缺的一部分。因为它代表了美国核心价值观——强调自主选择和个人自由，所以尤为根深蒂固。（Oliver，2006）J. 埃里克·奥利弗认为，20 世纪 70 年代开始出现的美味的包装零食从根本上改变了美国人的饮食方式，因为袋装零食不光令个体（而非为全家准备饮食的人）拥有了决定自己何时进食、如何进食的权力，还鼓动了独自进食。零食的崛起也改变了食物的功能。因为大多数零食中含有的成分类似于鸦片对大脑所起的作用：如麻醉剂、兴奋剂和镇静剂，故而人们吃零食的原因不再是摄取营养，而是满足自己的精神需求——或是为了减轻压力，或是为了打发无聊，或是为了自我疗伤。奥利弗认为，正是典型的美国特质——美国的自由市场制度和追求个体自由的核心价值观——令美国人发胖。因此，导致肥胖现象的问题确实是根深蒂固的。

贫困致胖

统计数据清楚显示，贫困是肥胖症的主要诱因之一，对青少年儿童来说尤是如此。❶社会地位低下和经济贫穷导致肥胖症的复杂原因是如何根植于美国资本主义制度的大环境下的，这是一个重要的话题，不在本

---

❶ 低收入家庭的青少年儿童相比其他儿童更容易肥胖，但在不同种族/族裔间情况存在差异：在非西班牙裔白人中对比最明显，墨西哥裔中最不明显（Ogden 等，2010b）。成人中关联没有那么明显，且与对女性影响相比，对男性更明显，在不同种族/族裔间情况也存在差异（Ogden 等，2010a）。

书的讨论范围内,但其他学者已经在他们的著作中进行过令人信服的探讨。❶ 保罗·恩斯伯格的研究显示,贫困和肥胖之间存在着相互作用的关联,也就是说,肥胖也会加剧经济困难的情况,因为肥胖者遭受的歧视是各种各样的。(Ernsberger, 2009) 我收集的自我民族志中的主人公大都是年轻人,因此,肥胖羞辱对经济状况的影响尚不明显,但贫困对体重的影响可以找到。

我把这个议题放到最后讨论是因为学生们在自我民族志里无人论及这个问题。尽管撰写自我民族志的学生有八分之一来自经济条件困难的家庭,却无一着笔于贫困在他们的体重斗争中扮演了怎样的角色。他们要么是没能认识到失业、低收入、社区治安不佳等社会结构性限制对他们的饮食习惯和运动习惯造成了多么重大影响,要么就是为家庭条件不好感到自卑,因而不愿过多提及。抑或两种原因兼而有之。

宣扬"只要足够努力,所有人都可以瘦下来"的身体公民主义从未讨论过经济情况和所处阶层对减肥的影响。然而事实上,只有中产阶级和高收入者——那些有时间、有钱、对如何健康饮食和合理锻炼的文化有所了解、关注自身体重而无须关注温饱问题的人——才能够选择成为高尚的身体公民。达拉-林恩·韦斯发表于 2013 年的回忆录中记载了她为了帮助自己 7 岁的女儿减肥所付出的努力,从中可以看出,要减掉相对不算很多的体重(即 15 磅,她的女儿从 93 磅减到了 78 磅)也需要相当多的资源支持。在《体重过重者》这本回忆录中,韦斯把减肥几乎描写成了一项全职工作——需要准备特殊的食物、上网检索食物的营养水平、经常带女儿去看医生、参加学校的家长会、对付女儿无休止地"埋怨和牢骚"等。(Weiss, 2013) 只有很少一部分母亲才有这样的时间、资金和决心,但如想减肥成功,这些是必不可少的。

然而,身体公民主义这种阶级维度却不是讨论肥胖问题的公共话语的

---

❶ Oliver (2006) 和 Guthman (2011: 163 – 84) 对于美国资本主义、政府政策以及政治文化在推动流行性肥胖症中所起的作用做出了有说服力的分析。Albritton (2009) 讨论了更广泛的世界语境下资本主义在制造饥饿和肥胖中所起的作用。

一个部分。那些高傲、成功的高尚身体公民很少承认他们在体重和健康上的成就与他们的社会地位和经济状况是分不开的。正如身体公民的主旋律在一味强调个人责任的时候，实质上是把肥胖归咎于穷人一样（认为他们"懒惰，没有责任心"等），我的学生也把他们的肥胖和没有遵循优质身体公民的实践归咎于他们自己的懒惰和其他的缺陷上。这些学生几乎全都内化了肥胖代表个人缺陷这一主流文化观点，却忽视了社会结构的影响。然而，确有一篇自我民族志充分披露了文化、社会地位和经济上的匮乏是如何导致肥胖症的。故事的主人公是佩德罗，他的故事将在本章后文中出现。

生理因素、情绪进食、经济贫困——这三者往往交织在一起，形成强大的力量，导致很多人的体重远高于当下的医学标准。来自热心的身体公民的劝导能否帮助肥胖者战胜这股力量并成功减肥？本章将出现六位肥胖者或濒临"病态肥胖者"的年轻人和中年人，他们的体重一直是他们身边的高尚身体公民共同关注减肥的焦点。他们中有两位是肥硕的年轻人，她俩的父母都是高尚的身体公民；有两位是体重过重的中年加州人，身边聚集着许多热心的身体公民；最后两位是胖大的年轻人，很多人都试图把他俩从克利夫兰、洛杉矶这种致胖环境中拯救出来。

家长的努力适得其反

在这一部分我们会认识两对父母，他们的孩子都很圆润，父母为了确保孩子的健康成长，在孩子年纪很小的时候就给他们制定了严苛的身体公民主义规定。不幸的是，父母的努力适得其反。最终，伊斯塔和珍妮佛的体重都大幅增加，成为了真正意义上的肥胖症患者。

拒绝身体公民主义观点

南加州的伊朗裔美国人为数不少，且往往受过良好教育，伊斯塔的父母也不例外。这个族群对后代都抱有极高的期许。要想成为优质的伊朗裔美国人，先得成为优质的身体公民。伊斯塔21岁，和父母一起住在亨廷顿比奇。在她朴素但感人的文章中，她揭示了好心的父母如何过早过严地充当了"身体警察"，结果对一个年幼的孩子而言却成了施暴者。

超级身体公民父母

自小，我的体重就偏高，这也一直令我父母担忧。父母在我身上投入了100%的精力，因而不难理解他们为何会把体重这种问题看得比天大——他们认为体重问题会引发无数的其他问题，比如糖尿病。我的爸爸非常注重健康。他每天都跑步上班，他会跑马拉松，他甚至完成过铁人三项赛。从我记事开始，他一直看不惯我的体重。

[早在]我上小学时，父母就开始控制我的饮食。别的小朋友从家里带的午饭都是三明治加上薯条或饼干，而父母只给我带三明治加一个水果。我也希望可以像其他小朋友那样吃到美味的零食，我总觉得他们很幸运，因为他们无须挂虑自己什么该吃、什么不该吃。我很纳闷为何他们吃了这么多垃圾食品，却仍旧纤瘦。那时，我甚至还是一个很好动的孩子。我经常踢足球、打篮球或打排球。

上小学时，我就觉得自己是个异类。我很害羞，觉得很难交到朋友。[尽管]我那时的身材其实还可以——自我感觉最胖的时候也不过5英尺6英寸高、140磅重。父母总是强调减肥的重要性，每当我体重下降时，他们就会奖励我。一旦我饭量减少、注重健康，他们就会为我感到骄傲。

母亲的体重也偏高，我们会一起节食。我尝试过慧俪轻体❶的减肥方法，也尝试过"阿特金斯节食法"❷。无论采用哪种节食法，我顶多只能坚持几周的时间，而后总是因为节食的限制过于严苛而选择放弃。我减掉的体重最终都会长回来，甚至还会比减肥前更重一些。

我记得，我们一家三口曾利用一个暑期去伊朗——父母的出生地，那次旅行令我感到很愉快。我的两位姑母和她们的女儿都比我还胖。她们为我过小的饭量感到担忧，劝我多吃一些。那是我唯一一次没有感到自己格格不入。

上初中时，我一度早餐只吃 Slim Fast 牌的代餐奶昔，午餐只吃三个水果，晚餐才吃一些米饭和肉类。体重和节食无时无刻不萦绕在我脑海中。学校的各项运动我全都参加，还拿到了排球比赛的 MVP［即最有价值球员］，以及篮球比赛的"教练认可奖"。我初中修读的所有课程都拿到了A。［然而］我从未感到自豪。我认为取得这些成绩不过是分内事而已；就因为我比其他女孩都胖大，所以我感到自己很失败。

如今，翻翻那时的老照片，我很惊讶地发现我那时一点都不胖。我那时将自己难交到朋友和异性缘差归咎于体重问题，然而真正原因竟然是我的自卑和胆怯。❸ 每次开口前，我都会左思右想，甚至经常把话咽回去。我总跟自己过不去，每当我试图和人交流，都会感到尴尬非常。

新朋友的帮助

我带着这样的情绪进入了高中。我有三个密友，她们应该算是"书呆子"，因此，我很想认识一些新朋友。在高二那年，我［结交了一群新朋友，］他们外向、有趣，和我的旧朋友完全不同。在新朋友的影响下，我

---

❶ 慧俪轻体，即 Weight Watchers，是一家全球性的健康减重咨询机构。
❷ "阿特金斯节食法"是美国医生罗伯特·阿特金斯创造的一种颇具争议的减肥饮食方法。它要求节食者戒绝碳水化合物，多吃高蛋白食品，从而将人体代谢模式从消耗碳水化合物为主转化成消耗脂肪为主。
❸ 事实上，体重过重和缺乏自信之间有着紧密的联系。

不再自我封闭，越来越感到自在了些。

我从初中三年级开始发胖，到了高中二年级时，我已经将近160磅了。曾有一［度］，我被减肥的压力压得喘不过气来。我决定不再在乎他人的眼光，想吃什么就吃什么、无须计算卡路里的感觉自由而美好。然而，不注意体重管理的结果是体重不停增加。父母用尽了一切办法让我重新开始节食。父亲采取了恐吓的手段，他告诉我，如果我不减肥，我的朋友们就会离我而去，我就会找不到工作，也永远找不到男朋友。这令我很是受伤，但我已经不像从前那么脆弱了。我再也不要回去做那个胆怯而别扭的人。相比从前节食和控制体重的时光，我现在虽然体重增加了，但却开心多了。

高中毕业前夕，我的体重达到190磅，那时的我感觉最轻松、最自信。大学期间，我的体重持续上升，现在达到了210磅［BMI值为33.9，濒临"严重肥胖"］。然而，我却比以往任何时候都［更］自信、更喜爱自己。我有许许多多的朋友，很棒的社交生活，也有不少追求者。我决定接纳自己，卸下内心的重担。从前，我之所以要减肥，一度是因为害怕遇到社交问题，但是照目前的情形来看，我显然无须这么做。然而，我还是计划吃得更健康些，也计划开始运动，如果这会导致体重减轻，那当然很好啦！

讨厌自卑

伊斯塔的案例表明，一旦身体公民主义计划忽视了孩子最基本的心理特征，那么在实施过程中就可能会搁浅。她有着和母亲相似的胖大体型（这也正是伊斯塔减肥效果的基因限制，但她的父母却并未意识到这一点），结果伊斯塔眼睁睁地看着自己节食不光没能帮助减肥，而且还导致了她体重的不断升高。因为自我感觉不是一个"优秀的人"，伊斯塔曾经没有自信，也没什么朋友。她煎熬了数年，真正想要的不过是自信而已。因此，当她最终找到了志同道合的朋友，就把父母的希冀抛诸脑后了，这令她最终摆脱了"肥胖"这个标签，也摆脱了体重管理的束缚。

伊斯塔的父母秉承身体公民主义观点，认为苗条身材对健康和社交生活来说都至关重要。当伊斯塔还是小孩子的时候，她唯一的关注点就在于能否被社会接纳；她那时太年幼，无法理解体重可能会影响健康水平。她一旦找到认可她的朋友，就迅速摆脱了父母强加给她的"差劲的人"这种自我身份，也停止了她被要求付诸的实践，变成了一个认可自己、社交活跃的肥胖者。在伊斯塔的案例中，父母用心良苦却用力过猛的身体公民主义计划适得其反。他们用尽努力希望孩子瘦下来，却最终令孩子变得相当肥胖。

珍妮佛：体重不断反弹，直至肥胖

珍妮佛 21 岁，有着菲律宾和华人的血统，来自位于湾区的尤宁城的中产阶级家庭，她一出生其体重就比较重。她 4 岁就被确诊为"超重"，珍妮佛的母亲遵医嘱给她制定了"减肥计划"。珍妮佛在此后的 15 年间都严格执行此计划，然而最终的结果却令人大失所望。

斗争的开始

从我记事开始，就被人说"长得胖"。我还记得那时从学前班回家后，家里给我准备的晚餐是日清泡面、通心粉配芝士、麦当劳的儿童欢乐餐。因为那时我家刚从菲律宾移居美国，母亲只知道给我准备快餐吃，因为在菲律宾，负责给孩子准备餐食的是女仆和保姆，而母亲并不怎么会烧饭。此外，她还是一个全职妈妈，负责照料四个孩子的饮食起居。因此，我觉得我不应该为此后发生的种种责怪她。

我还隐约记得，大约三四岁的时候，我被母亲带去看医生。那本是一次［常规］体检。令母亲惊讶的是，医生告诉她我比正常体重高出了 4 磅。也就是说，我在 4 岁小小的年纪时，我的体重竟然就有了医学意义。从那一刻起，我一直在与我的体重苦苦做斗争。母亲［遵从］医生的建议，开始限制我摄入垃圾食品和甜食。我六七岁时，曾一［度］很馋 MM 豆。因此，我打开了食物储藏柜，拿了一包 MM 豆上楼，而楼上是不让吃东西的。最终，我还是招认了那天的所作所为，母亲很生气。她现在告诉我，她那时限制我的饮食也许恰恰导致我童年时期体重一直增加，而她一直为此深感自责，因为她认为，如果她没有听取医生的建议，如果她允许我随意吃甜食，那么我可能就不会总是馋那些不该吃的东西，我也就不会天天偷嘴、日日增肥了。

节食接连失败

那次体检后的几年里，我超重的情况越来越严重了。我不觉得自己肥胖，只是觉得自己丰满。医生的减肥建议并不起效，故而她直接规定了我每餐该怎么搭配：四分之一蛋白质，四分之一碳水化合物，其余二分之一只能吃蔬菜。听到医生的规定后，我反而更馋嘴了。一旦开吃，我就停不下来。我只是一个小孩子——哪里知道那么多，母亲也未能随时监管我的饮食，因为那时我上了小学，母亲也重入职场，我家雇佣的新保姆还很热衷于给我准备各式各样的食物的。

我 8 岁那年，我的父亲觉得他自己体重过重了，因而父亲连同圆润的祖母、外祖母一起，开始执行"蔬菜汤节食法"（我的肥胖基因就是从他们身上遗传来的）。蔬菜汤的做法是，将白水煮的、令人提不起胃口的蔬菜打成糊状，做成貌似美味的食物。父亲试图劝导我也加入，但蔬菜汤太难吃了，难吃到我想哭。于是，我把培根的碎屑偷偷丢到蔬菜汤中，却被哥哥发现了，他还说我是个骗子，于是，我忍不住哭了出来。就在那时，父母决定不再令我小小年纪就不得不严苛地节食。

短暂的胜利

九岁十岁的时候，我情窦初开。可从没有任何一个男孩对我说："我也喜欢你。"我肥胖，这是我需要纠正的问题。因此，10 岁那年，我决定开始节食。我开始尝试一种只吃饼干和喝水的减肥法。我不吃早餐，早上只喝点水。那时，祖母搬到了亚利桑那州，父母离异了，母亲搬了出去。再也没有人给我准备午餐了，所以我给自己准备午餐。我的午餐就是 6~8 块饼干。晚餐时我会正常进食，以便掩藏自己正在节食的事实，以防有人说我的做法很不健康。没有人注意到我在节食——就连父亲和兄弟姐妹也没注意到。

从十一月到次年一月，我减掉了 15 磅。我还记得每次称体重［发现自己又］轻了几磅时心中的喜悦。及至三月，我又减掉了 10 磅。那时，人们开始［注意到］我瘦了，还会因此称赞我。到了 2001 年春季，我已经开始穿 2 码的衣服了，那是我最瘦的时候。有生以来，我第一次像妈妈和姐姐一样苗条。我一直是勤奋努力的好学生，我却没为此感到自豪。但当我减掉 30 磅的体重时，我才引以为豪。那是一种极其美好的感觉，我变得很是自信。那个学年——五年级——接近尾声的时候，我终于感到满意了，因为开始有男孩子喜欢我了。从那时起，直至高中二年级，我都很苗条。然而，我是靠饿肚子来获得自信的，这真让我感到恶心。在我保持纤瘦的那几年里，我总是很注意饮食，以防再度发胖。

"幸福肥"

［上了］高中，我开始在社交和学习中间找到了平衡。我在这两方面都很自信，因而我很开心。到了高一末和高二初时，我开始慢慢增重。及至高三，我的体重增加了 15 磅。高一那年，我的体重为 130 磅，到了高三，已经增至 145 磅。那一年，我和现在的男朋友开始交往，他令我十分开心。他让我感到自己很美丽，因而我就没那么太担心自己的外表和体重了。我们都很喜欢美食。因此，我们约会时总会出去吃大餐。我基本上不再控制自己的饮食了。

［高三］毕业舞会前夕，我的体重已经达到 150 多磅了。那时，我和

妈妈一起去买舞会礼服，我们选中了一条绝美的裙子，那条裙子哪里都好，只是我穿起来稍微有点紧。母亲不情愿地买下了那条裙子，并且建议我尝试"流食减肥法"。之后的两三天，我基本上只喝无糖的冰镇茶饮，脾气变得暴躁易怒。毕业舞会那天，礼服合身极了，[但] 此后，问题 [就来了]。

我重新开始了正常饮食，但此前的饥饿减肥令我的身体变得很不正常，我的体重急剧增加。高三那年的暑假，我 165 磅重，高四快结束时，我的体重又增加了 30 磅。即使我并没有过量进食，可是体重还是在增加。如今，我已经升入大学三年级，这些年，我的体重在 185～200 磅徘徊。

目前，我 195 磅重，5 英尺 4 英寸高。我觉得自己挺胖的，但还不至于患上肥胖症。按照 BMI 值，我属于肥胖 [我的 BMI 值为 33.5]，但我尽量不去认为自己一定得符合某种规定的标准。我骨架一直都挺大的，我对此根本无能为力。我有很多地方值得自己引以为荣，但我必须承认，我并不以自己的身材为傲，但我也没想好到底要不要为了减肥付出努力。

节食导致的长期肥胖

珍妮佛的案例揭露了当今减肥法明显的局限性。尽管医生和父母为了她的体重问题付出了数年的努力，常规的减肥法对珍妮佛却毫无作用。为了维持正常体重，她不得不时刻监控体重，一直采取饥饿式节食。然而，这种方法却适得其反，因为她稍微多吃一点，体重就会迅速增加，而且增速远比采用饥饿节食法之前要快得多。由于体重不断变化，她的身体似乎开启了饥荒模式——新陈代谢水平降低，且拼命积累能量、囤积脂肪。如果上述推断属实，那么珍妮佛长期断断续续的节食行为可能导致她不再可能减肥成功。也就是说，节食似乎令珍妮佛患上了长期肥胖症。她的母亲因深信"父母可以控制孩子的体重"这一身体迷思而愧疚不已，这披露了母亲的一段心路历程：让女儿远离垃圾食品实际上却导致她对垃圾食品的渴望变本加厉了。即使母亲的这种想法是真实的，但也不是导致孩子体重问题的主因。想搞清珍妮佛体重过重的原因，应该去考量基因（来自父亲家族的）因素和节食的生物学因素，而这两个因素都因为体重问题被归咎于个人而被忽略了。

致命的肥胖症

接下来，我将讨论两则有关中年人的案例，一位是父亲，另一位是姑姑，他们都很肥胖，并患有严重的肥胖症并发症。正是在这种情况下，他们的健康问题接踵而来，因而"减肥计划"能否成功就变得至关重要了。对于很多一次次尝试减肥却又不断失败的人来说，减肥手术可能是最后的希望了。2010—2012 年初，"1－800－变－瘦"[1] 这一减肥机构仿佛承包了南加州的广告牌（以及公交车广告、邮箱广告、电台广告），它宣称，lap－band 胃束带手术是最便捷、最经济、最保险的减肥手段。[2] 然而，对此手术的风险却无任何警示。从手术前后的对比照和对手术费用可负担性的承诺来看，这些广告的目标群体显然是有色人种的蓝领阶层。尽管《洛杉矶时报》曾曝光已有 5 位病人死于失败的减肥手术，但那些没看到此报导的人必定会觉得这一减肥手术是便捷、经济、安全的手段，可以用以解决肥胖症所带来的健康问题和社会问题。不管怎么样，苏珊娜——本节案例的主人公之一——反正是接受了此项减肥手术，以期解决困扰她终生的肥胖问题。

身体公民主义失灵

这个令人心痛的故事的主人公是一位白种商人，家住奥兰治县，收入

---

[1] 1－800－变－瘦：即 1－800－Get－Thin，总部位于美国加州，是一家减肥机构。
[2] 具体历史见 Hiltzik，2013。

颇高。在他 40 岁出头的时候，为了缓解生活上的创伤，他开始暴饮暴食。他的家人和朋友很为他日益加剧的肥胖担忧，尽心竭力地劝说他要对自己的健康负责。然而，他并没听取这些建议，反而过度消沉，愈发走向自我毁灭了。

从我记事以来，父亲就是超重的。我上小学时，无论父亲工作有多忙，都会陪我玩耍。我们常常去社区俱乐部，打排球、打篮球或是游泳。当然那时父亲还较年轻，身体也还健康，体形也不错。父亲临近 40 岁时，其体重开始逐渐增加，最终，他的 BMI 值落在了"肥胖"的范围。

危机不断

目前，父亲是一家保健品公司的总裁和老板。他以前还掌管着 4 家健康食品店。在我小学即将毕业时，他的健康食品店开始陷入危机。随着大型连锁健康食品店的涌现，父亲的健康食品店在商业竞争中落了下风，最终，他名下的 4 家健康食品店全部倒闭了。父亲因此饱受打击，他的体重问题很可能就是由此产生的。我记得的不多，但母亲告诉我，父亲常常熬至夜深，精打细算，试图维持他的生意。压力过大加上睡眠不足导致父亲开始试图用暴饮暴食来缓解压力。我记得有好几次早上醒来，满心期待吃过我最喜欢的甜麦片再去上学，然而却发现，原本九成满的麦片盒已经空了。我明明记得剩下了一块生日蛋糕，想充作餐后甜品，可是发现那块蛋糕在夜间已被人偷食一半。偶尔，我们会质问父亲是不是他干的，但父亲一次次地否认，于是，母亲、姐姐和我再也不问他了，我们在心里却认定那就是他干的。

随着父亲名下的一个公司摊上官司，再加上祖父突犯心脏病，父亲的进食障碍愈演愈烈。几年后，他的母亲又患了重病［需要住院治疗］。这些［变故］更加剧了他的压力，使他愈发依赖进食［来解压］。父亲熬至深夜才睡，因此他可以想吃多少就吃多少，而无须担心会有人当面揭穿他。每次去医院看祖母，有时会一天两三次，他就又有理由饱餐一顿。餐厅供给的油腻、油炸食物也加剧了父亲的体重增加。[与此同时]，他还在大吃大嚼[夜宵]。

拒绝一切关心

父亲并不承认他患有"暴食症"，也不承认自己吃得太多，更不承认自己超重。全家没有一个人知道父亲的确切体重。因为害怕我们得知他的真实体重，父亲甚至不让我们看他的"驾驶证"。除非万不得已，他拒绝看医生；如果有人说他有问题，他也听不进去。家人都知道，医生曾告诉父亲他超重了，且面临多项健康危机。然而，父亲却置若罔闻。他承认自己的体重有点重，但[坚称]自己完全健康。如果有人对他的体重表示担忧，那么他通常的反应并不是[置之不理]，而是说自己开了一家营养品公司，他本人也在吃各种维生素和健康补品，因而无须其他帮助。

随着父亲的体重不断增加，很多关心他的人都前来劝说他减肥。从前，只有母亲（母亲最终也放弃了劝说）、祖母（祖母仍然坚持劝说）、祖父、叔伯会劝他减肥。最近，非直系亲属乃至父亲的密友、同事、祖母的朋友、邻居甚至父亲时常光顾的餐厅的服务员都开始劝他了。似乎提醒父亲体重问题的人越多，[父亲感到的压力就越大，]他就越想逃避这不如意的现实。而进食是他唯一的发泄手段。他拒绝承认问题，拒绝为自己的行为负责。他非但不去寻求帮助，而且还将最爱他的人推开。

没能对症下药

这一案例呈现了完全的身体公民主义是如何展开行动的，然而，它却并未达到预期的效果。这位父亲，把食物看成唯一能保护他免于跌入情绪深渊的保护网，仿佛只有暴饮暴食才能挽救他的性命。一些原先帮助他的人（包括这篇文章的作者）也开始感到无能为力，对他丧失了信心，责怪他没有担当责任，还把爱他的家人推开了。身体公民的逻辑似乎是这样的：如果他们的劝说失败了，一定是被劝说者有错；被劝说者是很糟糕、不负责任、基本已经无可救药了。他们似乎没有意识到被劝说者更深层次的情绪问题导致他无法听进去他们的劝说。

这位父亲的悲惨经历凸显了身体公民主义手段的重大局限性，身体公民只关注体重问题，然而体重问题有时不过是难以承受的情绪创伤的外在体现罢了。当人们承受的压力过大时，会本能地选择暴饮暴食，因为食物——尤其是高脂肪、高糖的食物——无论在生理上还是在心理上都具安抚作用。这位父亲最根本的问题出在情绪上，而非体重上。如果他身边那些满怀关切的身体公民不针对他的体重喋喋不休，而是表达对他的同情和理解、帮助他平复情绪，或是鼓励他去看心理医生，体重问题说不定就解决了。然而，他们却把全部注意力放在父亲的体重问题上，加重了他减肥的压力，不光导致父亲越发想逃避问题，而且还加剧了他的社会孤立感、增加了父亲最终罹患体重相关疾病的风险。在这个令人不安的案例中，身体公民主义适得其反，给这位父亲雪上加霜。

苏珊娜姑姑：差点丧命

在南加州，身体公民文化如火如荼，陌生人之间的说教式"肥胖谈"相当常见。如果被评判者刚好减肥失败，且已经积累了数年的自我厌憎情绪，陌生人无意间的评语很可能让他们采取过激行为。这个案例的主人公是苏珊娜。苏珊娜是墨西哥裔美国人，中产阶级，是我的一名学生的姑姑。为了解决婚姻和其他生活问题，她在绝望之下选择了减肥手术。

生活失控

2009 年 9 月中旬，我的姑姑苏珊娜来到了长滩市附近一家医院的急诊室，她说不清明确的病因，只愿说是因着一个［很糟糕的］错误。四个月前，也就是在五月份，她做了一个手术，原因是她沮丧、超重、厌倦了疲愈感。她做的是胃束带手术，以求过上"正常的"生活，她认为，这是挽救自己婚姻、事业和精神状况的唯一办法。在过去的五年里，她的生活是一团糟，而她把自己犯下的所有错误都归咎于体重增加。

2009 年初，姑姑的医疗保险批准她做胃束带手术，因为她的 BMI 值为36，还有高血压病史。❶ 医生也立刻同意她做手术。她的第一次手术计划在五月下旬进行，医生说，那不过是一个"显微镜辅助下的微创手术"。当姑姑从麻醉中清醒过来时，她说感觉自己像是吃了一顿大餐，非常想吐。这种感觉在此后的四个月中一直持续不散。当她九月份去看急诊时，她的体重已经减轻了 100 磅，且严重脱水、营养不良、感到饥饿。她的体重仍在下降，毫无稳定下来的趋势。她告诉医生，她每餐只吃一勺汤，如果多吃，就会呕吐。

这个故事更令人心痛的是在手术之前，她的体重已经在减轻。2008年，[她] 报名参加了一个舞蹈班，在享受跳舞之乐的同时，她已经在逐渐地减重并增加肌肉。然而，有一天，她外出购物时偶遇了一名男性，她说，那人看起来"至少得有 500 磅"重，那人告诉她，以她的体重，应该买脱脂牛奶。这件事摧毁了她。一个快赶上她两倍重的人却觉得有资格批评她的身材以及她选择吃什么。第二天，姑姑就预约了一名做胃束带手术的医生，同月，她的胃就缩小了。

小肠—Y 字形吻合术

她接受了小肠—Y 字形吻合术，这是最常见的一种减肥手术，也是最不易导致营养不良的减肥手术。然而，这个手术对姑姑来说却是灾难性的。她被切除了过多的肠道，胃比应有容量小了大约 25%。在手术过程中，肠道的一小部分被留在了胃里，与胃部组织紧密相连。这就是她总是

---

❶ 在这篇文章后面的部分，作者介绍了姑姑的初始体重为 240 磅。姑姑的身高为 5 英尺，因此她的 BMI 值应当为 46.9。尽管这位侄子算错了姑姑的 BMI 值，但并不影响叙事。

有饱腹感的原因，留在胃中的那一小部分肠道会在内稳态的作用下令她呕出多余食物。姑姑身高 5 英尺，原先的体重为 240 磅。到了 9 月末，她只有 130 磅了。

此后，她又接受了三次手术，试图将胃扩充至恰当容量。然而，三次手术均以失败告终。接下来的三个月里，她频繁出入医院。及至 2010 年 1 月，她的体重下降至 87 磅。医生判断，她的生存概率已很渺茫。2010 年 2 月，加州最顶尖的胃束带外科医生主动联系了姑姑，提出可以帮忙修复她的胃功能。绝望之余，姑姑不情愿地答应了，而那位医生确实成功了。后来，我查阅了给姑姑主刀的各位医生的档案，发现只有最后那名外科医生是接受过显微镜手术专业训练的。其余的医生只是参与了周末训练班。最终，姑姑的胃容量达到了正常，体重维持在 125 磅。她虽达到了自己的目标体重，但却付出了巨大的代价。为了追求完美的体重，她受尽折磨，差点付出生命。

苏珊娜：瘦了，却不健康

"严重肥胖"，还患有高血压，苏珊娜姑姑简直是减肥手术的不二人选。在上述案例中，身体公民主义发挥了应有的作用——通过公开羞辱的方式——然而效果却并不理想，因为手术差点导致苏珊娜死亡。即使她真的能够终其一生遵守严苛的术后饮食要求以维持其较低的体重，数次手术失败的经历也给她遗留了严重的营养不良和其他健康风险，而当初令她下定决心接受手术的情绪状况问题和婚姻关系问题却仍未解决。

此外，苏珊娜姑姑的案例还揭露了在体重问题上我们的文化取向存在的其他问题。其一，社会文化大肆宣扬急功近利的解决办法。那段时间，铺天盖地的减肥手术广告都宣称这是一种既经济又简便的手段。于是，尽管许多人觉得通过手术减肥过于激进，但在广告的影响下，选择减肥手术似乎变成了一项正常的决定。其二，苏珊娜姑姑的案例也揭示，当生活出现问题，人们往往把问题归咎于体重，并认为只要体重降低，问题就能够迎刃而解——这种念头的后果还没有引起足够的重视。如果苏珊娜从解决情绪状况问题和婚姻关系问题——而非体重问题——入手，她可能已经开始恢复了。其三，我们的文化如此憎恶肥胖，以至于肥胖者被敦促要不惜一切代价减肥。在美国社会，相比作为一个肥胖者要付出的情绪、社会和经济的代价，减肥手术的风险被认为是微不足道的。苏珊娜的案例显示，手术引发的后果可能远比肥胖症更可怕。

"贫困区没有身体公民"

美国疾病控制与预防中心（CDC）的网站上有一幅地图，将美国 50 个州标以不同颜色，以示该州肥胖情况的严峻程度，从红色、橙色、金黄色到深蓝色、蓝色、浅蓝色，严峻程度依次递减。依据 BMI 值，肥胖问题最突出的州是密西西比州，那里有 34.6% 的居民属于肥胖；而问题最轻微的州是科罗拉多州，那里仅有 20.5% 的居民属于肥胖。❶ 加州的肥胖率为 25%，属于肥胖问题较轻微的州——虽比科罗拉多州的情况严重，但比密西西比州好得多。尽管以州为单位探讨美国的肥胖问题意义并不很大，因为即使在同一州内，不同地区的情况也相去甚远——但这幅地图还是传达了很重要的信息，即体重并不仅仅由个体努力程度决定，它还与个体身处的文化、经济、政治背景紧密相关，因为这些背景决定了个体能够为身材和健康付出多少努力。

在本书的研究过程中，我发现居住在关注体重、自我感觉 "健康" 的地区——比如南加州——的美国人总在幻想着将自己居住在经济落后地区的胖亲戚接到加州就可以治愈他们的肥胖症。他们相信，将肥胖者从致胖环境中拯救出来，教会他们南加州的体重管理哲学，他们就会变成高尚的

---

❶ 为 2011 年的数据，来自疾病控制与预防中心，www. cdc. gov/obesity/data/adult. html（2014 - 07 - 15）。

身体公民，即使在回到原籍之后，也将一直按照南加州的方法行事。本节的第一个案例就讲述了发生在这样一个家庭的故事：他们将住在俄亥俄州克利夫兰市（俄亥俄州的肥胖率很高，达到了29.2%）的亲戚接到了自己家，以期让她学会如何控制体重，从而帮助她提高生活品质。这一手段奏效了——然而好景不长。第二个案例的主人公是佩德罗，他在洛杉矶的一个贫困的少数族裔聚集地长大。在阐释贫困与肥胖的关系上，佩德罗的故事是本书中最具代表性的案例。佩德罗的经历揭示，贫困是肥胖的温床；穷人并不会将体重管理失败归咎于贫穷，而会归咎于自己。

拯救西尔维：加州疗法

西尔维18岁，是一位非洲裔美国人，家在克利夫兰，家境相对贫寒。在姨妈的劝说和母亲的赞同下，她搬到了圣地亚哥，在姨妈那里住了三年，而姨妈此举的目的是想将她培养成一个符合南加州标准的身体公民。

不健康的成长之路

西尔维是我的表妹，［家住克利夫兰］从5岁就开始与体重做斗争。西尔维的妈妈卡拉和我的姨妈谢丽尔是姐妹。谢丽尔比我更清楚，西尔维所处的恶劣社会环境、不良的饮食习惯以及运动的缺乏对其生活的影响。及至西尔维上高二时，她的学习很糟糕，常常逃课，不交作业，以至于没办法按时毕业。然而，她的社交活动却丰富多彩。她和一批要好的朋友一起喝酒、开派对——尽管他们还没达到法定的喝酒年龄。

在克利夫兰的黑人群体中，体重问题一向很是常见。每次暑假，当我去克利夫兰做客时，都会发现许许多多的亲戚和邻居是"超重"或"肥胖"的。克利夫兰是一个慢节奏、沉闷的地方，与我所熟悉的南加州截然不同。西尔维的母亲卡拉也有体重问题，然而她却并不约束自己的女儿，

甚至没注意到，女儿的体重在飙升，其饮食习惯也极不健康。卡拉和丈夫
的工作都很忙，还要照顾一对患自闭症的双胞胎儿子，这对双胞胎比西尔
维年龄小，也确实需要父母更多的关怀和照顾。看到西维尔过多的社交和
糟糕的学习成绩情况，谢丽尔和卡拉一致认为西尔维需要换个环境，才能
解决她的成绩问题和健康问题。2008 年暑假，西尔维 16 岁，她搬到了圣
地亚哥，和姨妈一起住。

南加州疗法

　　谢丽尔患有肌肉萎缩症，但如果有合适的 [器械]，她乐意四处活动。
然而，谢丽尔知道家里还是需要一个帮手，西尔维又急需一个改变。超重
令西尔维有些 [自卑]。有时，我也在想，或许正是因为她自卑，才会急
于从别人身上——主要是从新老朋友身上——寻求认可。如果朋友叫她一
起玩，或者一旦有什么活动可以令她人缘更旺，她就会愿意加入。

　　2009 年秋季，姨妈坚持要带西尔维去体检，体检结果显示，西尔维患
有非酒精性脂肪性肝炎，也就是 "脂肪肝"。医生警告她，如果情况得不
到改善，[将来] 会导致严重的健康问题。为此，姨妈给西尔维制定了严
格的节食方案。姨妈不再给西尔维吃炸鸡，而是给她准备烤鸡、清蒸蔬菜
等高蛋白、高纤维、低脂、低胆固醇、低钠的食物。西尔维用了 6 个月的
时间减掉了 30 磅，在此期间，她一直吃健康的家常菜，进行轻微的晚间运
动：有时是在小区里散步，有时是在房间里举杠铃。

回到克利夫兰

　　2010 年，谢丽尔和卡拉同意让西尔维回克利夫兰过暑假——这是给她
的奖励，因为她的学习成绩大幅提高，还成为了学校唱诗班的积极分子。
西尔维当然兴奋异常。不幸的是，这次回到克利夫兰对她本已在健康和社
交等方面取得的进步而言却不是什么好事。或许她确是个无可救药的孩

子，因而她极易受到同龄人的影响。当暑期结束，她又回到圣地亚哥时，她不再做运动，又开始吃高脂肪食物、快餐以及不健康的食物。姨妈感到很是惊慌，试图劝说她重新［恪守以前］的［节食］方案，但都无果。现在（2011 年初），西尔维快 19 岁了，她曾减掉的 30 磅不仅全部长了回来，体重甚至还增加了 15 磅。现在，她的体重已经快达到 280 磅了。迄今为止，她还没去复诊过脂肪肝的发展状况。

　　两个月前，西尔维接到了弗吉尼亚州立大学的《录取通知书》。谢丽尔和我都明白，如果不是身处圣地亚哥令她的生活方式发生了巨大转变，她根本不可能被弗吉尼亚州立大学录取。我们都很为她的健康状况担忧，也都希望她能重新开始健康生活，否则她又要为疾病困扰了。然而，她已经成年了，［从现在开始］她必须为自己的健康状况和生活状态负责。

《双母记》还是《双城记》？

　　这是一个扣人心弦的案例，笔者是西尔维的一位家住南加州的表姐，她的叙述体现了典型的身体公民主义，即将注意力集中在肥胖症的个人责任和父母责任上。在这个故事里，西尔维之所以体重过重，是因为其父母不负责任。此外，西尔维的朋友也对其造成了不良影响。在其表姐看来，家住圣地亚哥的姨妈谢丽尔可以给西尔维提供南加州的减肥疗法帮她把体重减下来。不出所料，搬到圣地亚哥后，西尔维奇迹般地瘦下来了。然而，当她一回到克利夫兰就被打回原形；西尔维的减肥成果不仅前功尽弃，而且其体重甚至创了新高，达到 280 磅，脂肪肝问题也仍未得到解决。

　　除了案例中已经点明的（或暗指的）道德评判（不负责任的父母、负责的姨妈、恶劣且罪有应得的女主人公），另一个值得深思的要点是，这个表姐在强调个人对健康行为和健康状况负有全部责任的时候，却没有看到卡拉"糟糕的家教"和西尔维的"不负责任"可能是她们所处的大环境所致，而非她们所能掌控的。官方的人口数据显示，卡拉和谢丽尔所处的根本是两个世界：一个是贫穷，另一个是富裕。2010 年，克利夫兰的家庭收入中值是 27349 美元；而圣地亚哥的家庭收入中值是 62480 美元。在克利夫兰，仅有 13.1% 的成年人拥有学士及以上学位；而在圣地亚哥，这个数据是 40.8%。克利夫兰的居民大多为非洲裔（黑人占 53.3%、白人占 37.3%），而圣地亚哥的居民大半是白人（白人占 58.9%、黑人占 6.7%）。❶ 尽管案例中没有点明社会环境和经济水平对人们的肥胖问题和健康状况的影响，但我们不难看出，卡拉之所以被诟病为不负责任，其实说明了两个地方的悬殊差异：克利夫兰教育资源短缺、工作机会匮乏，因而是肥胖症的温床；而圣地亚哥有着优越的社会和经济特权，给人们创造了成为高尚身体公民的机会——且人们还会以此津津乐道。作者的故事有一定道理，但忽视了社会结构对肥胖问题的影响，这实际上是把肥胖归咎为贫困者自己，让读者无法了解需要采取怎样的社会改革才能帮助西尔维们避免肥胖问题和降低身患慢性疾病的风险。

绝不是懒

佩德罗 23 岁，尼加拉瓜裔，在洛杉矶的威洛布鲁克地区长大，那里的居民有三分之二是拉美裔，三分之一低于贫困线。佩德罗的案例显示，在经济困难和文化劣势的共同作用下，贫困的孩子会变成肥胖的孩子，肥胖的孩子会变成肥胖的成年人，最终变成肥胖的父母。我对佩德罗进行了一次访谈，并根据访谈录音将佩德罗的经历按照时间顺序进行了整理，得到了这篇文章。

"大胖子"

我生于威洛布鲁克，那是洛杉矶县管辖下的一片非建制地区，12 岁的时候，我家搬到了相距不远的唐尼市。那就是一片贫民窟，聚居着许多拉

---

❶ 数据来自美国普查局，http://quickfacts.census.gov，2013-08-05。

美裔人。我的母亲是尼加拉瓜裔，父亲是亚美尼亚裔。我自从上了高中就
一直住校，因为父亲和妹妹挤在一室一厅的公寓里，那里没有我的容身之
地。母亲被人构陷，已经蹲了 10 年监狱。因此，我基本没人管。我现在和
女友以及襁褓中的儿子住在一起。

我自小就超重，块头很大。四年级时，我的体重大约是 160 磅。母亲
从前带我和妹妹体检时，医生总是对我说："你知道的，你是个胖子。"他
是用西班牙语说的，用的是"gordo"一词。[笔者询问，医生是否告知了
他的 BMI 值，] 他并没说我的 BMI 值是多少。我那时还年幼，母亲应该也
没听懂——她的英文水平很低。那位儿科大夫是埃及裔，他的西班牙语说
得也很糟糕。我们的体重总是经常被提及的问题，我们常常检查血糖什么
的。我猜这是为了诊断糖尿病或糖尿病前期，因为我们有这个家族病史。

那时，我并不怎么在意自己的体重问题。上了初中，体育课老师每周
都会要求我们在规定时间内跑完半英里。我因为块头大，总是超时。我运
动量最大的时候是暑假，[因为] 我总是骑着自行车到处去玩。初中毕业
时，我的体重还算可以。上高中后，我就不做任何运动了，[因为] 我患
上了哮喘。我自己也正好不想运动。我喜欢上弹吉他和音乐了。此外，父
亲也不愿意我放学后留在学校。他们希望我尽可能多在家呆着。

一天吃掉 4 个热狗

我上高中时最瘦，每天放学回家都会吃掉 4 个热狗，因为那是最容易
做的。然而我也还好，没怎么长胖。我吃的当然并不健康，我猜想这是因
为除了这 4 个热狗，我吃得并不多。白天的时候，学校提供的午餐总是分
量很少。[其他] 同学都会买点别的东西吃，但我却因为没有零花钱，所
以学校给什么，我就吃什么。

大学入学时，我的体重很正常。之前的那个暑假，我稍微长胖了一
点，因为我那时在一家星巴克打工，所以每天的饮食都在星巴克或塔可钟
解决——在我上班的路上就有一家塔可钟。那时我的体重大约是 190 磅，

我觉得还不错，然而当大二接近尾声的时候，我的体重就达到了230磅左右。[佩德罗身高5英尺6英寸，那时的BMI值为37.1，属于"严重肥胖"。] 在这里很难吃到健康食物，除非自己做饭，可是我又懒又忙。因此，[我] 总吃速冻食品。大三的时候，我吃得比较随便，往往一天下来只吃一碗米饭和一个赛百味三明治，几个月后，我的体重下降到了200磅。我感觉好极了，试图维持这个体重。如果你想看，我可以找到那时的照片。我有很多自己的照片，这有点可笑，但我拍那么多照片是有原因的。我常常给别人展示这些照片。我把它们存在 [手机里] 是因为我需要它们的鼓舞；我需要知道自己在外表上的可能性——自己的潜质。如果 [不是这些照片]，那么我就常常会感觉糟糕透顶。

在过去的一年半里，我的体重飙升了70磅 [BMI值达到43.6]。我接受了一个膝盖手术，以修复健身时不慎受伤的半月板，这件事令我前功尽弃。受伤六个月后，我才做了手术，因为我没有保险。那段时间，我只好卧床休息，倍感沮丧，因为我无法锻炼。后来，我的膝盖又受伤了，那是不到一年前的事，于是我又接受了一次手术。我现在连慢跑都难。我以前特别喜欢四处跑步——那是我的兴趣。可我现在不得不把运动一事搁置一边了。我为此很是恼火，因为我知道自己瘦下来是什么样子。我也在尝试吃健康食物，尝试吃小分量食物。我正在看心理医生，这个问题也是我们谈论的话题。

没钱买水果和看营养专家

儿子刚出生那整整一周，我和女朋友一日三餐都吃快餐！我们完全没有做饭的时间。[笔者询问他是否知道什么是健康食物，他说，] 我当然知道什么食物是健康的，初中和高中都有健康课，课上总讲如何进行营养搭配。因为营养搭配知识听得太多了，以至于现在我一听就会想："我知道你会讲些什么。"谁都知道水果和蔬菜对健康有好处，但水果却不是总 [能吃得到] 的。我们不常买水果，因为水果很容易腐烂，我们也记不起来吃。或者不如说，是因为水果不便宜，我们才没法天天买。现在我们靠政府发放的"食物券"过活——事实上，目前是靠WIC❶ 提供的免费食物过活——而这些补助都是很有限的。

人们说我现在的身材看起来挺好的，但我知道我可以变得更好。现在，我很容易陷入这样的情况："哦！这些'玩具总动员'主题的饼干看起来不错，买一盒吧。"我本想一天吃一两块，这不算太多，毕竟4块的热量加起来也不过140卡路里而已。可是就在上周，我就说："它们看起来可真不错。"于是，我就一口气吃了16块。我为此感到内疚万分。然而，上周末的时候，女朋友的母亲给我们带了些炸鸡，我却又吃了好多。炸鸡很油腻，我感觉自己上周的所作所为简直是自毁长城。这就是我现在的状态。我确实付出努力了；我并不是懒惰。很多人都有这样的偏见：认为超重的人就是因为太懒惰了。但事实并非如此。我一直在努力。我的体重曾经也只在200～230磅，也曾减掉70磅，我减肥成功过。但是我的生活总不能一直围绕着减肥转吧［我还得学习、照顾新生儿］。可是别人也有很多事情要忙啊，他们却没像我一样胖。

肥胖者会觉得自己不正常。肥胖者会觉得——我不知道别人是不是这样——但我确实觉得我有错。如果我在独居的状态下节食，那么我至少可以把体重控制在一个合理的范围内，比如220磅或者230磅左右，而不是我［现在］的270磅或者260磅重［BMI值为42～43.6］。但对于现在的我来说，减肥真的很困难。我不知道自己该怎么做。最近，我想过去看营养专家，但我得自付一小部分费用。以我目前的经济情况，10美元都算大钱。

我很难真正进行节食，因为我和女友都没有多少钱，所以我们去买食物的时候，只能买我们俩想吃的。我们常吃的是速冻派、橘子鸡，且每次下厨都会直接用掉整包速冻食品，这往往大于我们俩的正常食量，但我们还是会全部吃光。女友总是说："我想减肥，我觉得自己好胖。"我说，那咱们就拿出行动来减肥吧。然而，一到做饭、吃饭的时候，我们还是一如

---

❶ 即"女性、婴儿和儿童特殊补助计划"，由美国农业部运行。

既往，把体重管理忘在了九霄云外。对我们来说，有东西吃真好，以至于我们忘掉应该计算卡路里了。

不可能完成的任务

佩德罗的经历赤裸裸地披露了社会经济地位低下对体重的影响。他身边高尚的身体公民（尽管这其中不包含父母，但不乏医生和老师）一直都在试图引导他，然而在赤贫面前，鼓励和夸赞都不再有用。佩德罗成长在一个贫穷的环境里，他的父母不仅没有帮助他养成健康的饮食习惯和运动习惯，而且似乎还将体重过重和糖尿病基因遗传给了他。佩德罗知道什么食物是健康的，然而却无力支付，即使买得起，他也没时间烹饪。所以，他只好吃那些高脂、高糖和高盐的食物，那些食物不光令他增重，而且还损害了他的健康。他想去咨询一下营养专家，却承担不起需要自付的一小笔费用。他想锻炼，但哮喘和两次手术令他无法正常运动。与此同时，他的体重不断攀升，直至"病态肥胖"，令他非常沮丧、困惑。

然而，佩德罗不光要受到肥胖和疾病的困扰，而且还要被羞耻感和愧疚感折磨。即使佩德罗批判了肥胖即懒惰的观点，但他还是内化了身体公民主义的部分说辞——体重问题应该归咎于他自己；多吃了些不健康食品就意味着他是个很糟糕的人。佩德罗和前文出现的肥胖者一样，都觉得自己生来就不太正常，但他没搞明白自己究竟是哪里不正常。他也深深地感到自卑无能，以至于只能依靠回顾自己的旧照片来缓解。如果佩德罗的案例可以代表边缘人群的生存现状——很多证据已如此显示——那么，身体公民主义理念确实已经传播到了贫困者中间，但却毫无成效，也无法起效，因为减肥和健身需要时间和金钱，而这二者都是贫困者负担不起的。

体重问题归责的局限性

　　本章的案例让我们看到，对那些面临极大健康风险的肥胖者所实施的身体公民主义手段的结果是令人不安的。无论有多少好心的家人和朋友自告奋勇地来教导、敦促、劝说体重过重者减肥，均无功而返。相反，几乎所有的案例都证明这个手段适得其反，弊大于利。厘清为什么每个人的努力都失败的原因可以帮助读者认清，在当下的现实生活中减肥手段的局限性。

　　珍妮佛和伊斯塔的自我民族志显示，为了引导肥胖者减肥，身为身体公民的家长和医生会采取责骂和制订"节食运动计划"等手段，然而，肥胖者在生理和心理上都会排斥这些手段，从而导致身体公民的种种努力事倍功半。珍妮佛和伊斯塔显然都遗传了父母的"肥胖基因"，单从生理上来说，正常身材可能已经是她们无法实现的梦想了。此外，心理因素也在推波助澜。身体公民项目为了引导体重过重者减肥，将"肥胖且卑劣"的标签强贴到他们身上。如果肥胖者是个年幼的孩子，那么此举会造成难以预料的灾难性后果。伊斯塔就是这样一个女孩：她觉得父母给她贴的这个标签以及给她定下的种种约束实在难以忍受，因此，当她找到了真正尊重她的朋友时，就立刻给自己重新贴上了"肥胖但优秀"的标签，并彻底放弃了减肥。另一个被贴上这种负面标签的女孩，珍妮佛，为了摆脱它，采取了危险的节食方式。当她开始对那些被禁止的食物产生渴望时，她采取了不诚实的手段偷吃，于是，她的体重越来越重。经过数年断断续续的节食，珍妮佛和伊斯塔的体重都不减反增。

　　在两个有关中年人的案例中，身体公民所做的努力也被证明无济于事。在那位通过暴食逃避生活压力的父亲的案例中，尽管他的身边不乏关切的身体公民，但他们的"体重谈"却令这位父亲愈发抵触。他们越喋喋逼人，父亲就越置若罔闻，使他面临着与家人疏远甚至生活失控的风险。在苏珊娜姑姑的案例中，来自陌生人"善意"的建议导致姑姑采取了极端的减肥手段，最终差点失去性命。身体公民主义在这两个人身上都失败了，因为它没能解决导致他们体重增加的根本原因，即生活的诸多压力和生活压力引起的情绪问题。社会问题常常被当作医学问题，因此生物医学的"治疗"是不对"症"的，也就不可能奏效。

西尔维和佩德罗的案例显示，身体公民主义在他们身上根本没用，也不可能有用，因为它解决不了根植在贫民窟的食物短缺、经济贫困和社会边缘化问题，在这些问题的制约下，贫困者根本不可能遵从高尚的身体公民的要求，去追求以"健康为中心"的生活方式。在西尔维的案例中，她居于南加州的姨妈实施的"身体公民主义计划"一度很是成功，但西尔维一回到原先的居住环境就前功尽弃了。至于佩德罗，在他幼年时期，因文化水平低下、社会境遇困难、经济情况紧张等现实问题，老师和医生的建议就是空中楼阁。尽管只有中产阶级和上层社会才有条件追求苗条、健美的身材（尤其是那些又无肥胖基因的），可是关于肥胖症的主流话语却对阶层影响的残酷现实闭口不谈。恰恰相反，主流话语大肆宣扬个体责任，还将贫困者的体重问题和健康问题归咎于他们自己。西尔维的经历是通过他人转述的，所以我们无从得知西尔维对那些指责是如何感受的。佩德罗在注重健康的南加州长大，将体重问题看作自己人生中又一次失败，认为自己活该受社会排斥。除了肥胖症和相伴而生的健康威胁，他还要承受他人的指摘和自我责备。

既然身体公民主义手段对最关键的群体——面临严重健康危机的肥胖者——毫无成效，是否应该退一步，思考一下"肥胖歼灭战"的意义何在？

第四部分

现状如何？

第十章

社会正义和"肥胖歼灭战"的终结

在如今的社会，一句［刻薄］话就足以摧毁一个孩子的一生。这本书必须号召人们做出改变。

——考特尼，来自马萨诸塞州剑桥市以及

加利福尼亚州圣地亚哥市，2014 年 4 月过去 15 年来，美国人一次又一次听到官方的肥胖症论调——肥胖症是正在威胁全美的流行病，大家都必须投身于抗击肥胖的大规模运动中来。在这里，我与其质疑这个官方的论调，不如把它放在一边，从人性的角度谈谈"肥胖歼灭战"是如何运行的，造成了怎样的影响。公共卫生数据不仅简单明了，而且看起来似乎也极透明，但其下却隐藏着复杂的抗争，本书收录的自我民族志恰好可以披露这些不为人知的个体抗争。本书收录的自我民族志披露了一目了然、看似透明的公共卫生数据下掩藏的复杂抗争。在本书结束的最后一章里，我先对前几章的民族志文章和对其的分析进行总结，并据此探讨我们应该采取什么行动来开创一个新的未来：后"肥胖歼灭战"时期。

身体公民主义及其意外后果

我先从美国新近开展的抗击肥胖运动谈起——它是如何萌芽的，如何在纤瘦崇拜和肥胖厌憎的文化潮流中发展壮大的，随着这场运动的深入，如何吸收了我们文化中最尖刻的标准：对肥胖的无比仇视和认定"肥胖就是卑劣、纤瘦就是高尚"的道德观。抗击肥胖运动不光是建立在对肥胖的憎恶上，还反过来加深了它。随着越来越多的社会部门被动员加入抗击肥胖运动，这场公共卫生运动迅速上升为不断扩张的多部门联合的"肥胖歼灭战"。正是在这个历史背景下，我学生的民族志文章开始讲述他们的生活故事，而他们的故事勾勒了本书的主线。

从他们的民族志文章中可以看出，这些年轻人在一个到处都是严格的身体公民的环境中长大，这些身体公民都试图努力把他们培养成为成功的、苗条的、健美的美国人。无论是在私人场合如家里或家庭聚会上，还是在公共场合如学校或商场里，乃至在社交媒体网站上和互联网上，他们几乎每时每地都能听到"肥胖谈"：所有人——包括他们自己——都在对别人的身材品头论足。年轻人一长胖，关切的身体公民就立刻采取运动，首先是信息性"肥胖谈"——分享节食和运动的秘诀，并通过赞扬或隐晦侮辱的方式告知他们有多胖。人们都知道贬损会带来有害的后果，事实也确实如此，但这些自我民族志显示，赞美也有同样的作用，诸如"你瘦了，你看起来真棒！"这种评论——这类评论是如此常见，以至于其作用往往被人们忽视——也会催生体重焦虑、引发激进的减肥尝试，在这点上，赞扬和贬损具有同样的威力。说教不奏效时，忧心忡忡的身体公民就会进行更具侮辱性的"肥胖谈"，试图用羞辱的方式帮助人们下定"为健康做出转变"的决心。这些民族志中出现的身体侮辱令人震惊——有贬损性的标签，如"婊子""肥胖""丑陋的一坨屎""臃肿的大肉坨"，还有恶意的行为，譬如向肥胖女孩扔垃圾，或为强调体重过重的危险性而装出心脏病发作的样子。

这样对待超重者和肥胖者当然是很恶毒和残忍的，但本书的最新研究结论发现：它们是受到文化认可的。南加州人似乎是这样认为的：既然肥胖症已成为全国性流行病，且每个人都应该对自己的体重负责，那么那些没能控制住体重的人就是不负责任的、自私的，是害群之马，活该被嘲笑、被谴责、被训斥。肥胖论（显然）是被科学支持的，因而似乎具有某种权威性，这就给了欺凌者底气，使得他们认为，无论用怎样的方式去管教这些不顺从者都理直气壮。尽管被欺凌者的女性密友可能会在私下里给予她们安慰，但值得注意的是，在公开场合，没有人愿意为他们挺身而出。被欺凌者只能独自默默承受。正如斌的哀叹："我那些该死的亲戚们就让我一个人承受着。"人们认为，这样的羞辱不仅是正当的，而且还是有益的，因为这样可能令肥胖者最终看清问题，从而下定决心、痛改前非。从那些自我民族志中可以清晰地看出，在美国文化中，身体欺凌是普遍存在的，被广为认可的，甚至是备受鼓励的。

体重降几磅，代价很高昂

尽管社会各方付出了巨大努力、消耗了无数资源，身体公民主义手段——将肥胖的责任主要归于个人和社会——并没有实现这场运动的核心目标。本书的受访者中确实有寥寥几位成功减肥且并未反弹——起码在成书前并未反弹——但他们是例外。绝大多数超重者的减肥尝试都屡屡失败，他们虽倍感挫折却仍继续减肥。还有一小部分是处于危险边缘的减肥者，他们确实成功地减了重——但为此他们采取了激进的减肥实践，这给他们的健康造成了极大的危机。人数最少的是自称健康狂热者，他们把锻炼当作生活的重心，才得以让自己的体重维持在正常范围内。而那些面临极大健康危机的极度肥胖症患者非但没能减肥成功，有些人的体重甚至不减反增——尽管他们身边的优质身体公民做出了各种努力。为何身体公民主义失效了？因为令他们发胖的原因并不是懒惰和放纵，而是错综复杂且根深蒂固的情绪问题、生理问题和经济问题，但这些问题仅通过身体公民的劝诫是无法解决的。

前面的章节已经披露了"肥胖歼灭战"采取的对抗肥胖的手段造成了一些无意为之但令人心痛的后果。本书收录的那些触目惊心的自我民族志揭露，"肥胖歼灭战"几乎已经将所有稍胖的人都变成了痴迷于节食、运动、体重的主观肥胖者——这其中包括许多只是稍微超重的人，他们也认为自己肥胖，并将肥胖看作自己的核心身份，他们朝乾夕惕，一心想摆脱这个羞耻的自我身份。他们之所以如此，并不是全出于对苗条和魅力的渴望，而是出于恢复"健康"的一种迫切需要来避免社会谴责。肥胖者被认为是有污点的人，不配拥有朋友，因而肥胖者最终被社会孤立。肥胖还会导致精神创伤，这是因为肥胖者会遭受年复一年的言辞侮辱，责怪他们懒惰、丑陋、不负责任、不配作为美国社会的一分子。让如此多的人感觉自已很糟糕也许对美国的资本主义制度有好处,但对美国社会的健康和幸福却绝非是好事。

自我感觉肥胖并将肥胖当作自己的核心身份的不仅仅是体重过重者。在无孔不入的"肥胖谈"影响下,就连拥有医学上正常和社会上认可的体重的年轻人也开始认为自己有发胖的风险。他们一旦开始畏惧肥胖,就变成了潜在的主观肥胖者,就会围绕体重管理重新安排自己的生活,以避免那可怖的命运。在所有受访者中,因身材超瘦而产生的体重苦恼也有过之而无不及。这些极瘦的人总是被评判为"虚弱""怪异""厌食",让他们也开始觉得自己瘦得病态——瘦得有身体缺陷,因而无法被社会接纳——他们为了改变现状会付出一切努力。自我民族志显示,无论胖瘦,几乎每个人都是某种意义上的主观肥胖者。

此外,体重已经俨然成为了社会关注点,所有人都将健康看作至高无上的信条,耗费了大量的精力精细地规划饮食和运动方案,以期得到苗条、健美的身材。简言之,美国已经变成了一个健康主义社会,"肥胖歼灭战"起到了推波助澜的作用。然而,正如自称"健康狂热者"的杰德和莎拉的经历表明,健康主义对我们的健康不一定有好处。即使真的存在"最佳的"或"完美的"健康状态——一位评论家所谓的"健康妄想"——健康主义者不惜一切代价盲目地追求着这个目标,他们恪守严苛的生活规则,采取极端的身体实践,这本身也会危及他们的健康。(Skrabanek,1994)现今的健康主义极其倚重在互联网上流传的有关节食、营养和运动的科普知识,认为"专家"所言一定是客观、有益的;然而,事实却远非如此。健康主义者自以为是在科学规划生活,然而,他们所信奉的建议可能是由假专家提出的,这些假专家不过是在假借科学之名兜售自己的一家之见——通常还有他们自家的商业产品,其中不乏是危险产品。真可谓危机比比皆是。此外,过度关注健康会模糊掉其他的人生目标,于是,健康主义者摒弃了其他的身份和其他的理念——但这些身份和理念是成为一个优秀的美国人必不可少的。杰德和莎拉的案例是比较极端的,但其他受访者也大多秉承不同程度的健康主义信条。当人们纷纷变为体重崇拜者，只关注减肥，而不去关注学习、事业、家庭以及如何造福世界，那他们作为人的价值也降低了。

以青少年儿童为目标对象存在无形的风险

如今，抗击肥胖运动的公共代言人就是米歇尔·奥巴马，她发起的 "让我们一起动起来" 运动激起了极大的热情。前第一夫人和小朋友一起打篮球和做园艺的照片极具感染力，并传达这样的信息：我们必须从娃娃抓起，培养他们健康的生活习惯——他们会受益终生；我们应当给小朋友的母亲和其他照看者提供必需的知识和手段，以保证他们给孩子准备健康的食物，鼓励孩子加强锻炼。

"让我们一起动起来" 运动遵循公共卫生的惯常做法，对黑人和西班牙裔人社区的高肥胖率给予了极高的关注，并大肆宣传身体迷思——宣称年轻人的体重是可以被他们自己及其父母控制的，因此问题的关键在于他们对健康实践的无知和对体重问题的不负责任。❶ 正如奥巴马在 2013 年面向全美最大的拉美裔促进会发表的演讲所言："我们需要再接再厉，将肥胖问题当作存在于我们社区的严重问题。我们必须……开始质疑那些会影响到我们的孩子的健康的行为和想法。"❷ "让我们一起动起来" 运动似乎认为，少数族裔的儿童（以及他们的母亲）对有关健康问题的信息知之甚少；只要给予他们良好的教育，他们就会健康饮食、坚持运动。在某些地区，这种情况确有可能；然而，这类信息几乎是无处不在——在学校、医生的诊所、电视和互联网上的流行文化里——我很难想象哪里会没有这些信息。在加州，孩子们已经过度接触这类健康资讯了，然而，这样的知识并没有给他们带来健康。前第一夫人应该会见佩德罗——他自小就对 "水

---

❶ 见 www. letsmove. gov（accessed July 26, 2014）.
❷ 引自 Satchfield, 2013.

果蔬菜好"的概念耳熟能详,但由于经济条件不允许,他无论过去还是现在做了年轻的爸爸,仍然没办法健康饮食、坚持运动。本书收录的自我民族志无一支持这一观点:无知和懒惰是儿童肥胖症的主要原因。

来自南加州的证据表明,我们对针对儿童的"肥胖歼灭战"应该抱担忧——甚至恐慌——的态度。之所以青少年儿童受到的伤害是最严重的,是因为他们在思维上和身体上都尚未成熟。儿童很容易受到社会评判的影响,尤其容易受到负责监护他们成长和生活的权威人士的影响。儿童对来自同龄人的规范和评判也很敏感,因为他们最大的愿望就是融入集体,做一个"和其他人一样的正常"人。自我民族志显示,儿童尤其脆弱,因为小小年纪就被贴上"肥胖"标签所造成的精神创伤会持续一生。这样的创伤累积成为肥胖人士的身份的一部分。即便他们不再肥胖,担心看上去肥胖和重新变胖的恐惧时时困扰着他们。如今的年轻人是在"肥胖歼灭战"中长大的,他们被灌输这样的观点:肥胖是一个严重的国家问题,保持苗条、健美是他们的职责,如果他们失败了就意味着他们不是优秀的人,也不是合格的美国人。本书中出现的年轻人是在"肥胖歼灭战"中成长的第一代——他们是父母倾注了大量心血一手培养出的健康、有社会价值的下一代,医生要诊断并预防他们患上与体重相关的疾病,学校要为他们创造减肥的友好环境。来自他们照顾者、同龄人和大众文化不断重复的"肥胖谈"将年轻人变成了主观肥胖者;这种肥胖身份进入他们的自我意识之中,使他们很难想象用其他方式来衡量自己的生活和人生价值。

尽管这些年轻人一生承受着巨大的反肥胖压力,但是他们的心声却没有被公众听见——无论是在把他们指定为"肥胖歼灭战"的对象方面,还是"肥胖歼灭战"对他们的自我意识和日常生活造成了什么影响方面。因此,这项记述他们自我民族志的研究更具价值,因为这让我们听到了他们的声音。我学生讲述的故事中有些是极其令人心酸痛楚的。谁能忘得了安玛丽的遭遇呢?——她本是一名出色的篮球运动员,精力充沛,对生活充满自信,然而七年级的某一天,学校的护士宣布她超重了，她从此觉得自己是个彻头彻尾的胖女孩，为自己的身材极度担心。又有谁能忘掉杰森的坎坷呢？作为一名出色的手球运动员，他在三年级就可以打败五年级的对手，却终因不堪忍受因身材瘦削招致的欺凌而放弃了这项运动。还有极其纤瘦的玲，她的家人认为她在心理和生理上都过于赢弱，恐怕应付不来读研的压力，因此强令她放弃自己的理想。有多少年轻人的生活和梦想因此被打碎——类似的案例数不胜数。所有这些人生创伤都被强加到青少年儿童身上——这又是为了什么呢？显然，为的是健康。然而，冷嘲热讽与横加干涉大多数时候并没有提高孩子的身体健康水平（因为几乎没有孩子能够减肥成功），却反而影响了孩子的心理健康和情绪健康。对于身材不符合文化标准和医学标准的人来说，"肥胖歼灭战"毁灭了他们的梦想、扰乱了他们的生活。他们不再和朋友一起玩耍，而是把大量时间花在上网查找减肥手段、节食和运动上，他们会和自己的身材进行无休止的斗争。这种对体重的过度关注也应该纳入当下有关肥胖症的讨论中。

身心伤害

"肥胖歼灭战"非但没有帮助人们减轻体重，事实上，它反而给人们造成了伤害：不光肥胖者，还有所有体重"不对"的人（即 BMI 值不正常的），都在试图纠正自己的体重——本书大多数受访者都是如此。伤害的方式多种多样，包括"饥饿减肥法"，过量运动和减肥药物对身体造成的生理伤害。造成的伤害也包括心理伤害，也就是说，一种令人不安的情况会成为可能：被大众文化、某些运动的教练和众多医生所大力提倡的严苛节食法会导致人们不知不觉地陷入重度进食障碍。这些威胁美国人身心健康的风险已经根植于我们消除肥胖症的方法里。"肥胖歼灭战"大力鼓动人们减肥，又没有提供有效的方法，而且还污名化减肥失败者，这就导致人们采取极端危险的方式进行身材管理。

　　我调研的年轻人完全没有意识到他们所面临的风险。他们不断地被告知节食、运动、减肥、保持苗条对他们的健康有好处，却从未被告诫这类实践的局限性和危险性，于是，他们积极地进行减肥实践，坚信自己是在为健康而努力。对他们大多数人而言，进食障碍和过度运动都是常态，是他们和他们朋友的一种生活方式罢了。"肥胖歼灭战"无意间导致了饮食失调、并令其常态化，且"肥胖歼灭战"极为关注减肥相关信息，因此很可能加剧了年轻人的进食障碍情况。

　　"肥胖歼灭战"还会对社会关系造成伤害。围绕体重问题的争吵会伤害母女关系，母亲的唠叨令女儿感到愤怒、受伤、被本应无条件爱她的人抛弃。如果父母给子女制定了严苛的体重标准，还要求他们都务必达到这些标准，就可能导致家庭的破碎，因为体重无法达标的孩子可能会选择离开家庭。李家的"再见，艾比"这样的案例虽不多见，但也提醒我们这种令人痛心的情况会有发生的可能。亲密关系中的肥胖侮辱——尽管尚无统计数据，但显然相当常见——对受害者和关系本身都会造成伤害，尤其是如果这种侮辱是长期和偏激的；本书收录的两个案例就是最好的佐证。

　　"肥胖歼灭战"对母亲尤其不友好。母亲本身就已经压力重重，却被赋予了一系列崭新的艰巨任务，如果没能完成，她们就不能算是"好母亲"。现有的批评是根据对"肥胖歼灭战"提倡的话语所做的研究得出这个结论的。本书通过自我民族志佐证了这一结论。尽管我们并没有直接听到母亲的心声，孩子们的文章也足以令我们窥见母亲的窘境。她们必须负责将全家培养成苗条、健美的身体公民，然而，她们却没有得力的工具帮助她们完成这项任务。如果她们失败了，就要遭受批判、侮辱和指责——对她们横加指责的不光有千篇一律的政府官员和孩子的医生和教师，甚至还有她们的朋友和亲戚。我的研究显示，每个母亲都受制于这些期许和批评。母亲除了要承担孩子的体重问题所带来的压力，而且还得为自己的身材忧虑。倡导团体家庭赋权和进食障碍关怀协会（FEAST）认为，父母，尤其是母亲，并非进食障碍或饮食失调的始作俑者，然而她们却背上了这

个"黑锅"，根本无力挣脱。❶

我收集的自我民族志中，父亲常常是缺席的（即使提到父亲，也大多出现在"父母共同负教养责任"的情况中），体现了父亲对孩子的体形没有责任的普遍看法。显然，这完全是不真实的，父亲对孩子的体重是有影响的：首先，孩子的体重与父系基因有关；其次，父亲的所作所为会对家庭环境造成影响；再者，父亲对成功的定义也会影响到孩子——如此种种，不胜枚举。即使在父亲的影响很鲜明时，父亲所扮演的角色也很少被提及。最明显的例子是赛思和杰森，他们因身材瘦削产生了无数烦恼，然而他们的父亲在他们那个年纪也很瘦削。这两位父亲默默地同情他们饱受煎熬的儿子，却无一人曾为儿子发声，反驳对儿子的体重指手画脚的母亲或其他亲朋好友。人们似乎觉得，父亲的知识和经验没什么借鉴意义，只有母亲才有权干涉孩子的体重。父亲的确还是有一个专项任务：母亲必须为孩子的饮食负责，而父亲则担负为孩子制定运动计划并督促孩子执行的责任。父亲的这种行为并非源于文化期待，因为我们几乎找不到证据说明父亲因没能尽到督促孩子运动的职责而遭到指责的；父亲之所以这样做，很可能是因为一些男性因他们为孩子的健康尽了一份力而沾沾自喜，并希望自己因扮演了"尽职的父亲"的角色而得到社会认可。总体来看，在孩子的体重问题上，父亲显然不如母亲要紧，这进一步加强了母亲应该而且也有能力控制孩子的体重的臆断。

重新考虑得失？

主流话语强调肥胖症给国民健康水平和国家经济增添的负担。然而，反肥胖运动对个体造成的情绪、社交、身体和亲密关系的伤害却无人关注。事实上，这方面的代价甚至从没被考虑过，所以公众和决策者也都没

---

❶ 见 http：//members. feast – ed. org（accessed July 26，2014）.

看到这些代价。本书呈现的 45 篇案例以及本研究收集的另外约 190 篇文章提供了确凿证据：目前采取的"肥胖歼灭战"方式正在对我们的心理、我们的亲密关系、我们的家庭，尤其是我们的年轻人造成了真实、可量化的伤害。以"抗击肥胖"为名，"肥胖歼灭战"令个人和家庭都承受了令人难以置信的伤痛。如果这些代价可以被量化和统计出来，那么我们会怎么做？我们会觉得这样的代价可以被接受吗？如果"肥胖歼灭战"造成了这么大的代价，而肥胖症问题却仍毫无好转，那么我们又会怎么做？我们会如何评说呢？

体重的社会因素：性别、种族、社会阶层

自我民族志还显示，讨论体重问题必须把性别、种族和阶层等因素考虑在内。

谢丽尔，看看莎杰达的经历吧

肥胖曾经是一个女性主义话题，这点在心理学家苏茜·奥尔巴赫 1978 年的著作里已有过讨论。然而，当今"反肥胖运动"的官方话语对性别问题几乎保持沉默，把肥胖视为一种与性别无关的"机会均等的疾病"。根据 2011—2012 年的数据，年轻男性和年轻女性的"超重率"和"肥胖率"几乎持平，男孩的"超重率"（15.3%）略高于女孩（14.4%），但男孩的"肥胖率"（16.7%）略低于女孩（17.2%）。（Ogden 等，2014）可是这些统计数据不能告诉我们，体重过重对男孩子意味着什么——是否也会跟女孩子一样让他们情绪受到打击。来自加州的自我民族志对性别因素给出了相当有力的结论。这些结论指出，虽然统计数据上肥胖的性别比例持

平，可是肥胖仍然是——或被认为应该是——一个女性话题。尽管男孩也会遭受恶劣的肥胖侮辱，他们也确实因此饱受情绪创伤，但是他们都无一例外地能最终走出被嘲弄的困扰并拒绝接受"胖男孩"的标签。因为男孩的价值主要是依据个人成就来评判的，也因为男孩不太依赖别人的观点来形塑自我意识，所以男孩——比如斌——能够摆脱自己因为是个胖子而低人一等的感觉。这些发现与英国学者李·F. 莫纳汉的结论是一致的。在英国，体重过重的男子可以有各种方式给自己塑造一个被社会认可的男性形象。（Monaghan，2007；Monaghan 与 Malson，2013）在加州，女孩和男孩也许遭受的肥胖羞辱种类相同、程度也相仿，可是女孩却无一例外地接受了"胖女孩"身份，自我感觉很糟糕。尽管女孩在学业、体育等领域都已经取得了进步，但是她们的个人价值还是要由外表衡量。莎杰达等受访者写道，即使她们实现了不少个人成就，但她们的自我感觉仍旧糟糕，就因为她们的身材壮硕。如此不断地和公开地强调苗条对健康和被社会认可的重要性，"肥胖歼灭战"实则在损害女孩的自尊心。20 年前，内奥米·沃尔夫在她的著作《美貌的神话》❶ 一书中就曾给出类似的结论。（Wolf，1991）如今的女性主义大师，如谢丽尔·桑德伯格却在告诉年轻女性，只要"向前一步"就能成功，然而她们根本不明白体型对女性的重要性。（Sandberg，2013）

当然，这也并不意味着男孩就不必为体重问题所困，我们还记得体重过轻给他们带来的困境，而他们的这种困境也因为"肥胖歼灭战"不断强调体重问题而加剧。我们遇到的过瘦者都承受着巨大的煎熬，但过瘦的男性尤其痛苦，因为做一个"真正的男子汉"（以及一个优秀的身体公民）必须体格强壮、肌肉凸显。为了逃避喋喋不休的指责声，也为了缓解自卑感，所有身材过瘦的男子都会竭尽所能地增肌。可是他们都没能真正成功——有些体重甚至还下降了——这导致他们承受了巨大的痛苦，然而，因为担心被称为"娘娘腔"，他们又无法公开表达这些痛苦。虽然瘦削的

---

❶ 本书英文原名《The Beauty Myth》。

男性人数不多，但是因为他们往往集中于某一大族裔中，所以他们面临的问题值得引起更多的重视。

族裔也分好坏？打破刻板印象

亚裔据说可以保持纤瘦，进而帮助缓解美国的肥胖问题，故而存在"优秀的亚裔"这种刻板印象，然而事实果真如此吗？有关体重与族裔的统计数据确实支持这种观点，但自我民族志却讲述了不同的故事。不同于其他族裔家庭，亚裔家庭的家教模式相当传统，秉承"尊敬权威、勤劳刻苦、严格家教"的价值观。在传统家教的基础上，不同的亚裔家庭会在不同程度上融入"美式"家教风格。对于那些住在亚裔聚居地的家庭来说，父母对孩子身材的要求尤其严苛，他们制定的标准甚至比基于明星身材形成的主流文化标准更为严格（其实就是苗条）。华裔、越南裔、韩裔文化尤其要求女性要像杨柳一样苗条。他们之所以会秉承如此极端的标准，一来可能是因为亚裔文化相信事在人为；二来可能是因为他们坚信，要想在美国社会出人头地，就必须得比白人更努力、更优秀。南加州有许多亚裔聚居地社区，在这些亚裔社区中，亚裔家庭之间关系紧密，体重达到规范的标准是衡量个人和家庭成功与否的重要标志。家庭之间会就孩子的身材进行激烈的比较和竞争。同样激烈的肥胖羞辱也会指向家有体重过重孩子的父母。这就解释了为何亚裔家长——尤其是生活在亚裔聚居地的家长——都是高度警惕的优质身体公民，他们无比希望孩子身材苗条（至于是否"健美"倒没那么重要），以至于他们管教体重问题的方式往往倾向于侮辱性。亚裔父母采取的体重管理手段是最为高压和权威式的。在全社会开展的"肥胖歼灭战"通过激化肥胖憎恶，给这种文化推波助澜，不仅为少数族裔的父母通过羞辱孩子的方式激励他们减肥的行为提供正当理由，而且还为其创造出全新的文化话语，鼓励他们这样做。

尽管依据美国主流文化，许多亚裔已经算是苗条了——这也是刻板印象的由来——但依据他们自己族裔的文化，他们的身材仍不够苗条，因此，他们的父母不断要求子女变得越来越苗条。在许多家庭中，体型问题是造成亲子关系紧张的原因之一。亚裔家长几乎不知道他们出于好意的行为竟会无意中给子女造成了多大的创伤。儿女对此的反应各不相同——有些选择默默顺从；有些虽愤愤不平却被迫配合；有些叛逆抵抗；在极少数情况下，也有儿女公然抵制。然而，最终的结果却大多相似，即儿女承受了巨大的情绪压力，然而，在基因、生理状况或是致胖环境的影响下，他们中的大多数还是无法达到父母的要求。本书收录的自我民族志显示，年轻的亚裔子女承受的与体重有关的最大痛苦就是不仅丢自己的脸，而且还丢了父母的脸。本书中有关关系破碎的六个案例中有四个都发生在亚裔家庭中。学生们的文章也佐证了前文提出的观点——"铁腕家教"并不会令孩子顺从和成功，恰恰相反，孩子们会心怀怨恨、充满敌意，情绪受到极大伤害。（Kim 等，2013）

认定亚裔人苗条而幸福的刻板印象忽视了亚裔年轻人为变瘦所承担的极端压力，也忽视了并非所有亚裔美国人都能轻轻松松保持苗条。令人震惊的是，本书六个有关"肥胖"的案例中，有五个案例的主人公都是来自东亚或东南亚的（其余一个来自南亚）。❶ 此外，也有不少亚裔美国人过于纤弱。根据本书收集的自我民族志，亚裔相比于其他族裔，在生理上倾向于更矮小、苗条。西班牙裔、中东裔、非洲裔或白种男性中不曾有一个因过瘦而烦恼，但很多亚裔男性却存在这种困扰。此外，身材瘦不一定意味着健康，因为亚裔更容易囤积脂肪，且他们的脂肪常常囤积在腹部，而腹部脂肪对健康造成的威胁是较大的。（Deurenberg，Deurenberg – Yap 和 Guricci，2002；Despres，2012）总而言之，本书的自我民族志显示，"亚裔身材更优秀"的说法站不住脚。就像"模范少数族裔"超级成功的刻板

---

❶ 本书并非为了得出此结论而刻意这样选择案例。本研究收集的所有文章呈现相同的族裔模式。

印象一样,"苗条亚裔"超级健康的刻板印象也很片面,并且树立了一个几乎无人能及的、虚假的完美形象。

我们没有足够有关非洲裔和拉美裔美国人的案例,因而无法对"糟糕的黑人"以及"糟糕的西班牙裔"的刻板印象给予评判。然而可以肯定的是,并无证据表明他们对肥胖以及不在意节食、锻炼可能导致的健康后果不了解。❶ 然而,我们还是可以看出一个趋势。在这些家庭中,父母对孩子的体重问题一般持相对宽容的态度,即使父母鼓励孩子减肥,一般也会采取一些有助的方法,如鼓励孩子参与运动,或通过轻度节食实现缓慢、稳定的体重下降。在有一些案例中,拉美裔母亲为了保护女儿免遭白种女孩和亚裔女孩因肥胖羞辱所受到的伤害,会告诉女儿,无论她们的体型如何,她们都很美,也会拒绝接受医生给女儿贴上的"超重"标签,因为她们"不想让女儿受那种罪"❷。事实证明,这种做法绝不是无知的,恰恰相反,这种在处理孩子体重问题时所采取的谨慎、克制的做法比激进的做法更明智,因为后者大多会导致孩子遭受情绪伤害甚至生理伤害。

不同阶层的优越和苦痛

从本书的自我民族志得出的结论中,毋庸置疑的就是体重与贫穷和更广义上的阶层或社会经济水平之间的紧密关系。佩德罗的凄惨经历(以及西尔维的)尤为清晰地呈现了社会边缘化和经济困难如何会导致超重,以及这种情况如何还会传递给下一代。案例显示,无论贫富,每个人都会受到"肥胖歼灭战"的警告——它们无处不在,不可避免——几乎每个人都希望能够苗条而健美,但只有少数人可以实现这一愿景。佩德罗是一位经

---

❶ 对这些问题更详尽的论述请见 Greenhalgh 与 Carney,2014。

❷ 见 [SC 162,163,190,219],这些案例未被摘录在本书中,但被用于数据统计的样本。

济情况困难的少数族裔，他正是抗击肥胖运动的重点关照对象，但"肥胖歼灭战"给予他这类人的帮助却只是告诫他们要做到"饮食健康，多多锻炼"，但忽略了更现实的问题——经济状况和社会结构限制，这些限制使得他无法做到"饮食健康，多多锻炼"，因此，抗击肥胖运动根本无法帮助佩德罗们减肥。相反，却令他们觉得自己无能，无论对自己、对家庭还是对国家而言都是一个"废物"。

同时，中产阶级的后代——本书大部分受访者来自这个家庭背景——想当然地认为自己的经济状况足以支持优质身体公民所需的一切，他们的抱怨集中在缺乏毅力、生活面临压力或是肥胖基因。而对那些来自特别富裕家庭的人来说，他们面临的问题又有所不同——他们对身材有如此严苛的期许，以至于只有投入大量的时间和金钱才能实现这种期许。然而，在出身中产阶级或高收入家庭的年轻人中，有些却根本没意识到自己生而高人一等，甚至还因自己的身材沾沾自喜，蔑视那些身材不好的人。这就是阶级的力量在美国的体现——它虽然造成了巨大的社会、身材和道德上的差别，但它却是隐形的，不为大家所见的。

医学的社会影响

我尚未就公共卫生和医学的作用展开讨论，但健康专家的影响不容小觑。正是这些领域的各路专家（为行文简便，我以"医学界"代指）首先提出肥胖症是一种全国性危机，于是打响了这场全国性的"肥胖歼灭战"。为此，医学界不断将体重过重与疾病挂钩，给超重者和肥胖者贴上了"有缺陷""病态"的标签，并把这些病症——连同他们对这些病症的理解、定义和治疗——统统归属于医学范围本身。

聚焦儿童

医学界尚无针对这些健康状况的安全、有效、长期的治疗手段，因此责任落到了儿童的肩上，以期预防下一代的肥胖情况。❶ 然而，医学界在对抗儿童肥胖问题上也缺乏可靠手段。在编写有关儿童肥胖症的临床诊疗指南时，专家们只能依据揣测和想象的医学道理——大体上就是控制饮食、加强运动——而寄希望于真正有效的疗法在不久的未来就会被发现。治疗手段的选择不多，可是达到肥胖控制的希望不减，医学界也就进一步鼓动了身体迷思，即人们可以掌握自己的体重，父母能够成功地监管孩子的体重。医学界广泛使用 BMI 值，因为计算 BMI 值的方法非常简便。此外，因儿童的健康实践不只由家庭左右，许多社会机构也有很重大的责任，卫生官员于是发起了这场让全社会几乎所有部门都发挥作用的抗击肥胖运动。

对社会公正性的质疑

所有这些在当时看来也都无可厚非，毕竟，公共卫生运动的发起往往也是基于一知半解和乐观的猜测的。然而，15 年过去了，新数据已经出来了，现在是评估结果的时候了。当我们将目光聚焦在"肥胖歼灭战"对青少年儿童所造成的个人影响时，社会公正性的问题就凸显出来了。本书呈现的案例中有许多描述了自我的饱受煎熬，医学本身无意间

---

❶　美国联邦公共卫生总监 Satcher 在 2001 年发出的"行动起来"的呼吁中概述了减轻美国所有年龄段肥胖情况的策略（美国联邦公共卫生办公室，2001），及至 2003 年，公共卫生总监 Carmona 在国会的发言中已将关注点转移到了"儿童流行性肥胖症现象愈演愈烈"（Carmona，2003，2004）。

造成的情绪和生理创伤以及亲密关系和家庭关系的破裂。据此,本书著者认为,"肥胖歼灭战" 制造了严重的社会不公。将三分之一的青少年儿童和三分之二的成人划为 "生理上不正常" 和 "病态",然而医学界却并无安全、可靠的疗法能帮助他们减肥,让他们变得 "健康" 和 "正常",这本身就是不公正的。自我民族志揭示,将如此多的年轻人诊定为 "患病的" 却缺乏有效手段 "治愈" 他们,很可能导致这些年轻人感觉自己是有残缺的,不可能成为优秀的、有价值的美国人,会不顾一切地追求减肥这一近乎不可能的目标。考虑到大多数人的体重问题都应归咎于生理、基因及/或环境原因——这些都远非他们自己所能控制的,并且,医学对此也无能为力——给肥胖者贴上贬损性标签,却提不出有效的治疗就显得愈发不公了。

临床医学也同样遭到质疑

公共卫生领域医药领域的多个部门已经从 "肥胖歼灭战" 获益,然而,对于全美近 90 万名临床医生而言——尤其是初级保健医生和家庭医生,情况却并不太妙❶,因为他们需要与自己体重过重的病人打一场旷日持久却几乎毫无胜算的战役。减肥本就千难万难,还会引发强烈的负面情绪,因此,"肥胖歼灭战" 带给医生的大多是挫败感。事实上,许多调查表明,保健医生觉得自己没有能力治疗肥胖症,并认为自己的努力无效、徒劳,没有任何成就感。(Puhl 与 Heuer,2009)肥胖者对医学界及其对肥胖的治疗产生了极大的负面情绪。在加州,许多儿童都极恐惧去医生那里做普通的体检,生怕医生计算自己的 BMI 值并对自己进行道德说教,更怕医生说自己超重且不健康,并给出一系列令人厌烦的减肥建议,以供医生和父母参考。许多肥胖的成年人经历的诊疗方式令他们感到颜面扫地,因

---

❶ 数据为 2010 年美国有行医执照的医生 (Young et al. , 2013)。

此决定不再去看医生（Fikkan 与 Rothblum，2011）；但体重过重的儿童却没有这样的选择。如果年幼的病人是如此害怕"肥胖谈"，以至于排斥去看医生，又何以与他们建立起良好的医患关系呢？

本书收录的自我民族志显示，BMI 值是一种简便但有缺陷的工具，它在临床实践中引发了数不胜数的问题。诚然，本书出现的医生中有几位对BMI 值持审慎态度，他们对孩子的整体健康情况做出自己的判断，而不是只看孩子较高的 BMI 值。这种对 BMI 值采取小心谨慎的态度却是相对罕见的。无论是出于对抗击肥胖症的热情还是出于无知，受访者笔下的大多数医生都遵循官方推荐的做法，诊断 BMI 值偏高的儿童为"不健康的"，并据此实施治疗。然而结果却往往不尽如人意。在这部书里，我们见到了不少年轻人，他们的自我身份受损，童年生活不快乐，生活受到打击，都是因为医生刻板地运用漏洞百出的 BMI 量表。

这其中暗含着另一种不公，即医学界鼓励年轻人多运动（这是对的），但如果他们因运动变得身材壮硕、肌肉发达，却又（错误地）将他们诊断为"超重且病态的"。赖安就是一个极好的例证。像赖安这样肌肉发达的运动健将，被误诊为"不健康、超重"以后，便无法再去信任那些"穿白大褂的人"，认为医生妄断身体状况。依据希波克拉底誓言，医学应当"以不损害病人为第一准则"，然而，在被误诊的运动员的案例中，妄贴"病态、超重"的标签导致了医源性损害，导致亚力克西斯等健壮的年轻人因 BMI 诊断引起的对身体的焦虑而患上了焦虑症。在安玛丽的案例中，医生的诊断结果令她对自己真实的健康状况产生深深的迷惘，她甚至开始质疑自己是否真的了解自己的身体状况。

对这些年轻人来说，与医生的接触让他们感觉自己无能为力，最终削弱了他们管理自己健康水平的能力。许是因为过瘦总比超重好，一位年轻的受访者（塞思）虽被误诊为"体重病态地过轻""疑似厌食症"，最终得以走出他的诊断结果，看到贴给他的标签是存在漏洞的——尽管这种觉醒是直到他身份被损坏后才发生的。当使用的诊断工具产生如此多的错误诊断时，医生就会丧失信任、可信度和权威。前文出现的年轻人几乎无一对医生持无所谓的态度，那些就医体验不好的受访者会对医生产生警惕心、甚至敌意。而患者的戒心和疑心不仅对医学界不利，而且对患者本人的健康也是有害的。

学校体检制度存在问题

学校改革是"抗击肥胖运动"的一个关键部分，全美的学校也都积极予以配合。尽管只有少数几篇民族志提到了学校午餐菜单和自动收货机上的一些改变，但是有大量的民族志文章提到了学校的健康测试以及这些测试给 10 ~ 12 岁的孩子造成的极大伤害——这些测试告诉这些孩子他们"很不健康"，因为他们的 BMI 值"很糟糕"，而此前他们从没听说过 BMI 这个衡量标准。在他们的案例中，BMI 值都被当作衡量肥胖与否的唯一标准，诊断是由受过医学训练的专业人士做出的，而孩子和父母都认为这些专业人士做出的判断是有科学依据的。测定 BMI 值其实就是在对孩子进行比较和分级，并试图以此建立起一个全新的、权威性的、"科学的"评判标准，以区分学生的优劣、判定他们身为美国公民是否合格。BMI 值有问题的孩子会认为自己不是正常的、健康的人。红色的数字让他们觉得自己与同龄人不同，甚至低人一等，标志着他们必须做出一些自己不喜欢的、剥夺童年欢乐的改变，还会引发他们的身材焦虑，这种焦虑会困扰他们整个青少年时期。年轻人之所以要付出这些代价，只是因为学校需要测定、跟踪学生的 BMI 值，这真的值得吗？BMI 值并不能完全、准确地反映健康水平，那么，这些信息对学校来说真的那么必要吗？学校行政人员究竟知不知道"糟糕的 BMI 值"会给学生带来极大的苦恼，甚至可能在一瞬间就毁了学生原本快乐的生活？

如果一句论断就足以毁了孩子的生活，
我们应该如何应对？

本研究揭示，我们的社会不留余地地攻击体重过重的身材和体重过重者，其后果就是"肥胖歼灭战"令美国人付出代价出于对社会苦痛和社会公正的考量，应该号召终止这场战争。学术界一般不会愿意基于自己的社会分析而对现实政策做出结论，本人也是如此。然而，读过本书草稿的每一位读者都表示，他们想知道：现在怎么办？怎样才能改变现状？考特尼是哈佛大学的学生，她在南加州长大，因此对此书深有同感，她认为，这部书应该成为行动的号召。因此，我决定破例，来分享一些看法。

许多领域都已经开始反对处理肥胖问题的主流方式。其中，来自学术界——包括肥胖研究、进食障碍研究、心脏病学、流行病学/卫生统计学等领域——的反对在本书中都已经有所呈现。在文化层面，也逐渐出现了一些变化。一些略丰满的女性开始频繁出现在电视节目上，如 HBO 电视连续剧《衰姐们》的女主角莉娜·邓纳姆，以及 FOX 首播的情景喜剧《明迪烦事多》的女主角明迪·卡灵。诸如 Pinterest、Jezebel 和赫芬顿邮报等网站上开始出现了肯定肥胖和以肥胖为傲的图片和帖子。自从 2014 年以来，纽约、伦敦、巴黎相继举办大码时装秀，主流文化开始越来越接纳肥胖时尚。胖熊群体❶公开宣扬，体型宽大（且多毛）的男同性恋者在身材和性方面都有吸引力。类似的变化还有很多。

这些改变都很振奋人心，但我们还需要做出更多改变。关于肥胖的科学研究确实很重要，应当继续进行，但在我们的社会中盛行的"肥胖歼灭战"，尤其是对体重过重者的欺凌必须停止了。为什么我们需要做出这种

---

❶　这里指一种男同性恋群体，一般身材壮胖、体毛旺盛。

根本的改变呢？我将给出八点理由。头三条理由已经在本书做了详细的讨论，但它们也是其他学者基于大量数据和分析多次讨论过的。

● 虽然对肥胖的科学研究取得了巨大的进展，但"肥胖歼灭战"却是建立在远未对肥胖的原因、后果和有效治疗办法等最基本的问题给出答案的科学上的。正如首席专家理查德·L. 阿特金森在 2014 年末举办的一次重要的肥胖症研讨会上所说的，"我们对肥胖症一无所知"。（Atkinson，2014）科学家还需要更多时间。

● "肥胖歼灭战"无助于降低成人肥胖率或预防儿童肥胖症。

● "肥胖歼灭战"加剧了性别、阶层、族裔、体重等方面的歧视和社会不公。

本书的研究还发现：

● "肥胖歼灭战"会对个体、心理、亲密关系、家庭乃至整个社会造成伤害。

● "肥胖歼灭战"令所有人——包括肥胖者、纤瘦者，以及介于两者之间的——都可能遭受情绪伤害、社会伤害和生理伤害。

● "肥胖歼灭战"对人造成的惨痛代价超过它可能带来的好处。

● "肥胖歼灭战"正在营造一种更为刻薄的文化。

● "肥胖歼灭战"给医学领域带来了伦理挑战。

显然，终止"肥胖歼灭战"是一项艰巨而复杂的任务。要厘清从何下手都是一个难题。但是，我们还是可以采取一些积极的步骤。这些步骤当然应该包括与承诺帮助我们抗击肥胖的商业公司去重新制定社会契约。因为我从事的研究不与美国商业界打交道，所以我把对这个问题的讨论留给别人去做。❶ 我能够提出来的解决方案是通过改变文化风气来挑战"肥胖歼灭战"中的性别歧视、种族主义和社会阶层问题。此外，肥胖症在医学诊疗上也应发生变革，即减少肥胖症与健康水平的联系。接下来，我将给出六条更为具体的建议，它们旨在解决本书提出的一些主要问题。我提出

---

❶ 有帮助的资料请见 Simon，2006；Nestle，2007；Guthman，2011。

这些建议是希望能抛砖引玉,为进一步的探讨和辩论奠定基础。

- **公开身体迷思的真相**

本书中大多数创伤都源于人们笃信身体迷思为科学真理。我们应当将这种简便测定法的局限性公之于众。我们应当将基因和环境对肥胖症的重要性公之于众,也应将节食等的局限性公之于众。我们应该把科学出版界和网络博客都动员起来将身体迷思的真相公之于众。

- **除非出于监测、筛选、研究的目的,禁止使用 BMI 值这一标准**

大家都知道 BMI 值有严重缺陷,但是大家仍继续使用它,甚至滥用它。我们应该严格限定 BMI 只能在规定的范围内使用。如果一定要使用 BMI,务必牢记它的局限性。在医生的诊所里,BMI 值应该与其他测量肥胖的指标结合起来使用,应该侧重评估病人的整体健康状态,而不是 BMI 数值。

- **确保 BMI 值测试保护了学生的隐私权**

学校可能仍旧需要测定学生的 BMI 值,以追踪 BMI 值的总体变化趋势,但应当保证测定过程能够保护学生的隐私权,以免他们遭受羞辱。测定过程应当具备私密性,测定结果不应以 BMI "报告单"的形式直接邮寄到学生家中。

- **建立"零肥胖谈"区**

我们应当学习那些规定"不准讨论身材问题"的夏令营(Krueger,2014),建立零"肥胖谈"(FTF)区,在这里,不光应当禁止体重侮辱,还应当禁止体重赞扬。这样的环境可以令人们意识到体重在美国社会受重视的程度,还可以给人们一个建立全新人际关系的机会,从而促进大文化环境的转变。

- **在全国范围内开展"反肥胖欺凌运动"**

本书反对利用污名和羞辱的方法促使减肥。本书给出了大量证据,证明这样的手段不光无效,而且还具有伤害性,对众多受害者造成了一生无法消弭的创伤。那些口出侮辱之言的人不光不应当被鼓励,反而应当遭到鄙弃!我们应当建立一种新的人权,保护人们免受体重欺凌,我们应当开展一场全国性的运动，打击无处不在的肥胖羞辱和肥胖欺凌。

- **改造"让我们一起动起来！"**

我们应该继续开展这个广受欢迎的运动，但把重点放在关注孩子的健康、锻炼和全面发展状况。我们应当继续重视健康食物和趣味运动，但也应当以此为武器来抗击肥胖欺凌来教导孩子体重并不那么重要，来培养一种更兼容的文化，让孩子们对各种身材体形的人都富有同情心。我们应该把这场运动推广到所有族群，而不仅仅是非洲裔和西班牙裔；我们也应该鼓励父母双方都参与进来。如果说"90"后是在"肥胖歼灭战"中长大的第一代，他们的生活被"肥胖歼灭战"所主宰甚或摧残，那么，在"让我们一起动起来！"的帮助下，2010年以后出生的孩子则是在"后肥胖歼灭战"时期长大的第一代。对于他们而言，我们希望体重不再是衡量健康水平和个人价值的标准，他们在采取健康的生活方式同时，也明白人们的身材大小各不相同，各种不同都有其独特的美。

附　录

自我民族志的额外学分奖励：日常生活中的体重、节食、BMI 值（获得两个学分）

如果学生提交一篇个人陈述，针对在课堂上讨论过的有关体重的问题记述一段个人经历或熟人（如家人、密友）的经历，就可以获得额外 2 个学分。课堂上讨论过的一切问题都可以被选作主题。写作目标是阐述这些问题是如何影响人们的生活的；写作方法是选择一位遭受严重影响的主人公，描述该问题是如何影响他/她的生活的。或者，你们也可以围绕发生在主人公身上的某一特殊事件展开论述。写作目标是完成一篇细节丰富的记述：描述主人公的感受、言行，对他人的影响，主人公与家人之间的争执，这些争执对主人公生活的影响，等等。此类个人细节越多，故事就会越丰满。

文章的主题自拟，只要围绕节食、体重、肥胖、干瘦、肥胖的医疗化、减肥手术、减肥项目、BMI 等主题即可。尤其欢迎有关 BMI 值的文章——关于 BMI 值是如何影响人们的生活和自我感知的。我对主人公为男性的文章尤为感兴趣。

我鼓励你们写一篇这样的文章，因为本课程研究的问题对我们所有人都会产生个人层面的影响。我希望可以为你们提供一个机会，让你们得以反思，对于你们最重要的人来说，这些事情在他们的生活中意味着什么。文章会被上交给教授，并将得到绝对保密。除非得到你们的明确许可，其他人不会看到你们的文章。

文章长度应控制在 3~5 页，双倍行距。（如果你们愿意，也可以多于 5 页。）第一页要注明你们的名字、学生证号、邮箱地址，也要注明文章主人公的族裔、成长地及文章描述的事件的发生地。请给你们的文章起一个标题。标题可以帮助读者梳理思路，将注意力集中在主题上。文章应在 3 月 3 日（周四）之前上交。请将文章交给老师。

创造优质的身体公民：调研结果

表 A.1 体重焦虑（%）

A. 你经常为自己的体重感到忧虑吗？	女性	男性
几乎无时无刻不忧虑	17.2	6.8
大多数时间都忧虑	39.8	23.1
偶尔忧虑	37	40.2
几乎从不忧虑	6	29.9
合 计	100	100
B. 你认为自己：	女性	男性
实在太胖了	7.9	3.4
有点胖	43.8	28.2
还可以	42.3	47.9
有点过瘦	5.1	16.2
过瘦	0.4	4.4
拒绝回答	0.4	0
合 计	99.9	100.1

注：数据来源于 2010 年和 2011 年学期初的调研（共计 470 名女性和 117 名男性参与了该调研）。

表 A.2　BMI 意识（%）

A. 你第一次知道自己的 BMI 是在什么时候？	
小学（4~10 岁）	4.5
初中（11~13 岁）	38.6
高中（14~17 岁）	36.3
大学（18 岁及以上）	13
拒绝回答	7.7
合　计	100.1
B. 谁第一次令你关注到了 BMI 值？	
医生	18.3
父母、亲戚	4
老师	52.4
自己ª	8.3
朋友	5.2
两个人或多人	2.5
其他	2
拒绝回答	7.3
合　计	100

注：数据来源于 2010 年和 2011 年学期初的调研（601 名学生参与了调研）。

a 回答"自己"的受访者通过网络、杂志、电视等突击得知了自己的 BMI 值。

表 A.3　医生对 BMI 值的态度（%）

是否有医生告诉过你，你应该关注自己的体重或 BMI 值，并为将它们保持在正常水平做出努力？

	女性	男性	共计
是	19.8	14.8	19.1
否	70.7	77.1	71.6
拒绝回答/不确定	9.5	8.2	9.4
合　计	100	100.1	100.1

注：数据来源于学期初的调研（共计 341 名学生参与了调研，其中包括 273 名女性、61 名男性，另外 7 名学生性别不详）。

表 A.4　父母对孩子体重的关注（%）

A. 你的父母是否曾因你的体重问题批评或责备你？

	女性	男性	共计[a]
是	62.3	37.7	57.5
否	37.4	62.3	41.9
拒绝回答	0.4	0	0.6
总　计	100.1	100	100

B. 在你成长的过程中，父母是否关注他们自己的体重？

	母亲	父亲
是的，经常关注	24.8	5.9
是的，有些关注	43.2	25.4
不怎么关注	31.4	66.7
拒绝回答	0.7	2
合　计	100.1	100

注：问卷 A 的数据来源于学期初的调研（共计 341 名学生参与调研，其中包括 273 名女性、61 名男性，另外 7 名学生性别不详）；问卷 B 的数据来自 2011 年学期末的调研（共计 303 名学生参与调研）。

a 因参与调研的女性远多于男性，所以数据仅供参考。

表 A.5　节食（%）

A. 上一个秋天，你有没有节食？如果有，你采取了哪种方式进行节食？

	女性	男性	共计
有；相当严苛	16.5	13.1	15.5
有；计算卡路里	6.2	1.6	5.3
有；不吃早餐、中餐或晚餐	5.9	1.6	5
有；其他方式	2.6	4.9	2.9
有；两种方式及以上	8.1	6.6	7.6
无节食	58.6	70.5	61.3
不确定；拒绝回答	2.2	1.6	2.3
合　计	100.1	99.9	99.9

B. 你是否曾经节食？

	女性	男性	共计
是	67.4	44.3	63
否	32.6	55.7	37
合　计	100	100	100

注：数据来源于 2011 年学期初的调研（共计 341 名学生参与了调研，其中有 273 名女性，61 名男性，另外 79 人性别不详）。

表 A.6 运动（%）

上个秋天，你一周运动几次？	女性	男性	共计
3 次及以上	22.7	39.3	25.8
2 次	20.5	8.2	18.2
1 次	9.9	18	11.4
无常规运动计划	46.2	31.2	43.4
其他	0.7	3.3	1.2
合 计	100	100	100

注：数据来源于 2011 年学期初的调研（共有 341 名学生参与调研，其中 273 名为女性，61 名为男性，另外 7 名学生性别不详）。

表 A.7 是否相信身体公民文化的核心信条（%）

A. 事实上，每个人都可以通过既安全又有效的方式控制自己的体重；能否将体重控制在正常范围完全取决于自己的意志力。

	女性	男性	共计
同意	53.5	62.3	54.8
不确定	17.6	9.8	16.7
不同意	28.9	27.9	28.5
合 计	100	100	100

B. BMI 值是一个可靠的、科学的、有效的测量体脂率的指标，它适用于一切人，不论体型、族裔等差异。

	女性	男性	共计
同意	25.6	34.4	27.3
不确定	27.8	39.3	30.5
不同意	46.5	26.2	42.3
合 计	99.9	99.9	100.1

C. 如果家人或朋友超重了，我们有责任告诉他们我们已经注意到了这一点，并给他们提出关于节食、运动和其他可能帮助他们减肥的建议。

	女性	男性	共计
同意	41.8	50.8	43.4
不确定	33.7	24.6	24.6
不同意	24.5	24.6	32
合 计	100	100	100

注：数据来源于 2011 年学期初的调研（共计 341 名学生参与调研，其中有 273 名女性，61 名男性，另外 7 名学生性别不详）。